非处方药监管科学

杨悦　主编

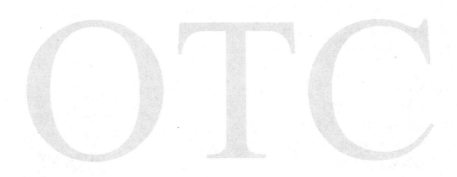

OTC

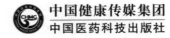
中国健康传媒集团
中国医药科技出版社

图书在版编目（CIP）数据

非处方药监管科学 / 杨悦主编 . — 北京：中国医药科技出版社，2023.7
ISBN 978-7-5214-3791-1

Ⅰ . ①非… Ⅱ . ①杨… Ⅲ . ①药品管理—监管制度—研究—中国 Ⅳ . ① R954

中国国家版本馆 CIP 数据核字（2023）第 038073 号

责任编辑 高雨濛
美术编辑 陈君杞
版式设计 也 在

出版 **中国健康传媒集团** | 中国医药科技出版社
地址 北京市海淀区文慧园北路甲 22 号
邮编 100082
电话 发行：010-62227427 邮购：010-62236938
网址 www.cmstp.com
规格 710×1000mm $^1/_{16}$
印张 29 $^3/_4$
字数 580 千字
版次 2023 年 7 月第 1 版
印次 2023 年 7 月第 1 次印刷
印刷 三河市万龙印装有限公司
经销 全国各地新华书店
书号 ISBN 978-7-5214-3791-1
定价 **120.00 元**

获取新书信息、投稿、
为图书纠错，请扫码
联系我们。

编 委 会

序

专业诊疗与自我健康护理是维护个人健康的两种互补性手段。而非处方药是自我健康护理的必备要素，使用非处方药等进行自我诊疗也称为自我药疗。在人口老龄化，慢性病成为影响健康的主要因素的情况下，自我健康护理和使用非处方药等进行自我药疗可以促进公众健康，减轻专业诊疗资源不足的压力，降低医保费用负担。自我健康护理能力和非处方药的使用能力也是公众健康素养提升的重要标志。

每个人是自己健康的第一责任人，已经成为全社会的共识。健康中国建设需要提升个人和社会的健康促进和健康理念，普及和传播健康知识、诊疗知识，提高健康素养，使每个人具备自我诊断小病小恙和使用非处方药的能力，并在需要时主动寻求医药专业人员的帮助和指导，促进人人掌握照护自己健康的必备技能。

非处方药是与处方药相对而言的称谓，顾名思义是指不需要医生开具处方，患者可以自行购买使用的药品。非处方药的使用并不排斥医生、药师等专业人员的指导，在某些非处方药使用中药师的指导和支持尤为重要。非处方药之所以可以不依赖于医生处方，是由其安全性相对较高，用于诊断的疾病和病症容易进行个人判断决定的。

处方药与非处方药分类管理是基于风险的分类监管。非处方药是长期使用相对于处方药安全性更高的一类药品。非处方药基本上都是由处方药转化而来。最初阶段往往是由处方药批量遴选非处方药，首先要确定某些可以自我诊断和治疗的疾病或者病症，进而遴选可以个人应用的安全性更高的成分，并允许这些成分进行特定条件下的复方组合，最后设定应用条件并标准化说明书内容。随着处方药的不断上市，非处方药也可以通过特定的程序由单个处方药转化而来。如果某些药品在上市初始阶段就能符合非处方药的安全性属性特征，非处方药也可以直接申报上市。

非处方药监管是一个国际化的议题，也是 WHO 自我药疗健康倡议和监管指南的核心议题之一。无论是发达国家，还是发展中国家等都非常重视处方药与非处方药的分类管理工作，为非处方药建立了区别于处方药的独立监管路径、程序和要求。为了为自我药疗提供更多的非处方药选择，部分国家为非处方药建立单独的专论或者标识标准，基于风险较低的监管考虑简化注册要求，优化转化程序，促进处方药非处方药创新发展。对于非处方药的监管，除了必须具备安全性和有效性要求之外，更加注重满足不同人群的用药需求，在用药适宜性、便利性、个性化方面允许进行创新性的设计，更适合儿童、老年人以及有特殊需求的患者的自我诊断和自我用药选用。

非处方药的监管科学是一项具有专属性的议题和研究领域。非处方药的安全性、有效性、质量的评估必须符合其安全性更高的特点，对适宜性、便利性、个性化给予充分的监管灵活性考虑，为非处方药的创新留下应有的空间。

本书是一项系统的基于全球视角的非处方药监管科学研究专著，涵盖中、美、欧、加、澳、日六个国家或者地区的非处方药监管历史回顾、分类、注册管理、上市后监管等内容。所涉及的监管科学新工具包括适用于非处方药的专论或者标准，处方药与非处方药分类和注册路径选择的决策树工具等等。本书以全球视角，建立非处方药区别于处方药监管的底层逻辑，即在药品长期使用安全性、有效性较为确定的基础上，探索创建可以作为非处方药使用的应用条件和说明书要求，特别注重说明书的患者理解力研究和个人使用研究等人为因素的评价，以便确保非处方药不依赖于专业诊疗即可合理地安全使用。

本书是清华大学药学院监管科学团队基于一项系统研究的成果展示，也是某些实践经验的总结。谨以此书献给关注非处方药创新和行业发展以及监管的读者。本书的出版恰逢新修订的《药品注册管理办法》（2020 年版）建立非处方药直接上市路径之际，也正当《处方药与非处方药分类管理办法》修订之时，希望本书的出版能够为监管机构、行业和企业提供一些非处方药研发和监管的新思维、新思路，为非处方药监管制度、路径和程序的优化提供有益的帮助！

清华大学法学院教授

王晨光

2023 年 7 月于北京

目　录

附件

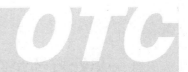

第一章
概述

pre-19th century
自我健康护理是主要的医疗保健模式

19th century
专业诊疗服务兴起，自我健康护理陷入低谷

20th century 70-80s
社会环境和疾病谱改变，医疗资源稀缺，自我健康护理再次兴起

1970
世界专有药品制造商协会更名为世界自我药疗产业协会（WSMI）

1977
世界卫生大会通过阿拉木图宣言，提出"2000年人人享有初级卫生保健"的全球战略目标

1981
世界医学会在"患者权利宣言"中强调自我健康护理的责任

1999
WSMI和国际药物联合会发表了题为"负责任的自我药疗"联合声明

2000
WHO发布《用于自我药疗的药品监管评估指南》，建议发展中国家实施药品分类管理

一、非处方药是自我健康护理的必备要素

（一）自我健康护理的发展

在人类的历史上，最初阶段医疗保健的主要模式是基于家庭和小型社区的患者自我健康护理（self-care）。从 19 世纪开始，伴随着科学和医学的迅速发展，诊断、手术和药物等领域取得巨大进步，医疗保健的模式发生了革命性变化，越来越多的人选择专业诊疗服务。大约在 20 世纪 60 年代，疾病治疗几乎完全依赖专业诊疗，自我健康护理陷入低谷。

在 20 世纪 70 年代至 80 年代，全球范围内发生的一些重要变革，为"以患者为本、支持自我健康护理"的医疗保健体系建立奠定了基础[1]。

随着社会和经济的发展，人们的生活方式随之发生变化，慢性疾病逐渐取代传染性疾病成为人类死亡和残疾的主因。同时，许多国家先后遭遇人口老龄化问题，专业诊疗模式受到极度稀缺的医疗资源挑战，各国卫生健康支出飙升，国家财政负担加重。一些国家逐渐意识到通过更好的自我健康护理可以减少慢性疾病的致病因素，逐渐重新重视自我健康护理。

许多国家的卫生政策逐渐从完全依赖专业诊疗服务转向支持自我健康护理，人们的健康责任观念也从依赖医疗专业诊疗转向自己对健康负责。通过各种提高健康素养，倡导自我药疗宣传教育，鼓励人们自我诊疗轻微的健康问题，小病小恙不再占用稀缺的医疗卫生资源，医护等专业人员可以专注于最需要治疗的疾病诊疗，从而降低了国家的医疗卫生服务和支出负担。

1970 年，世界专有药品制造商协会联合会更名为世界自我药疗产业协会（World Self-Medication Industry，WSMI），倡导将药品分为处方药和非处方药两类，该协会致力于促进非处方药产业发展。1975 年，世界卫生组织（World Health Organization，WHO）欧洲区域办事处召开了关于个人在初级保健中作

1　Global Self-care Federation. *The Story of Self-Care and Self-Medication, 40 years of progress 1970-2010*, 2010.

用的第一次国际研讨会，主题是"自我健康护理"。1977 年，世界卫生大会通过了阿拉木图宣言，提出"2000 年人人享有初级卫生保健"的全球战略目标。1981 年，世界医学会在"患者权利宣言"中强调自我健康护理的责任。

在 20 世纪 90 年代，各国逐渐意识到，人们在管理或治疗大部分疾病时并不总是需要医药专业人员的支持，自我健康护理已经可以满足需要。自我健康护理和自我药疗对社会和经济的贡献逐渐取得国际共识。1998 年，WSMI 和国际药物联合会（International Pharmaceutical Federation，FIP）强调药师在自我药疗中的作用。

1998 年，WHO 给出的自我药疗的定义是"个人选择和使用药物（包括草药和传统产品）治疗自我识别的疾病或症状。自我药疗是自我健康护理的一个要素"。1999 年，FIP 和 WSMI 将自我药疗定义为患者自行使用非处方药[1]，并共同发布了倡导"负责任的自我药疗"（responsible self-medication）的联合声明。

2000 年，WHO 发布了《用于自我药疗的药品监管评估指南》[2]，向发展中国家建议实施处方药与非处方药分类管理模式。2004 年，WHO 又通过了《关于预防心脏病、卒中、糖尿病、癌症和肥胖相关疾病的膳食、运动和健康的全球战略》。2005 年，WHO 出版物《预防慢性病》关注全球非传染性疾病发病率上升的问题，倡导主动预防和控制，提倡自我药疗。2005 年，WHO 和 WSMI 合作编写了名为《预防心脏病和卒中，不要成为牺牲者，保护自己》的手册，作为预防心脑血管疾病的消费者指南，包含对疾病的简单解释和实用的自我药疗建议。

在 21 世纪前十年，慢性病给卫生体系造成的巨大负担引起广泛关注。澳大利亚、英国、美国等国家开始探索拓展更多处方药转换为用于治疗慢性病的非处方药的可能性，提倡提高公众健康素养，倡导自我药疗，建立"协作护理"模式，并在必要时由医疗保健专业人员向患者提供必要的用药指导和咨询服务。

1　FIP and WSMI. *Responsible self-medication.Joint Statement by the International Pharmaceutical Federation and the World Self-Medication Industry,* 1999.

2　WHO. *Guidelines for the regulatory assessment of medicinal products for use in self-medication,* 2000.

2006 WSMI 自我健康护理与自我药疗声明

1. WHO 定义的健康不仅是没有疾病，而且包括躯体健康、心理健康、社会适应良好和道德健康。医疗保健体系和医疗保健专业人员无法单独为社区人群维护健康状态；要实现健康目标，需要通过自我护理来顾照个人健康。

2. 自我健康护理包括健康的生活行为，如避免健康风险、充足的体育锻炼、适当的营养、保持精神健康以及有判断力地、合理地服用药物，包括处方药和非处方药。自我护理产品对于个人十分有用，无论是希望接受医疗保健专业人员监督还是自己进行预防性护理治疗常见小恙。所有影响健康的因素都可以在医疗保健专业人员的支持下，对个人健康和人群健康做出重大贡献。

3. 现在比以往任何时候对良好健康状态和疾病病因的决定因素均有更好的理解，自我健康护理对健康的贡献得到了很好的理解并可以付诸实践。

4. 个人有权利也有义务单独或共同参与卫生保健规划的制定和实施。因此，个人对自己的健康既有责任也有权利，医疗保健专业人员具有支持和鼓励个人自我健康护理行为的绝对优势地位。

5. 随着疾病流行病学特征从以传染性疾病为主转变为以非传染性疾病和功能失调为主，自我健康护理更加重要。疾病谱的演变将要求医疗保健服务从专注于提供"疾病服务"转向提供疾病预防和管理服务。自我健康护理，包括自我药疗，实际上构成了现在和未来医疗保健的基本组成部分。事实上，自我保健产品的使用已经是自我健康护理的广泛实践的组成部分。

6. 有判断力地使用自我保健产品，包括在正确的时间针对正确的适应症，以正确的方式使用正确的产品。既包括使用自我保健产品治疗常见病，也包括使用自我保健产品帮助降低疾病风险。自我保健产品具有专门为消费者设计的产品和标识内容，并且是经过批准认为是安全有效的。自我药疗是自我健康护理的广泛实践的组成部分。政府机构、医疗保健专业人员和自我药疗产品供应商面临的挑战和机遇是如何为有判断力的自我药疗建立适当的规则框架。

7. 一个充分鼓励自我健康护理的国家有望拥有更加健康的人口，并能够将稀缺资源重新配置到优先领域。当下的机会是将自我健康护理发展成为健康领域的一项基本的核心投资，而不仅仅是一种支持性的机制。即使（或许尤其是）在资源最为匮乏的环境中，自我健康护理也应当发挥重要作用。

8. 现在，一个国家的人口健康与经济表现之间的密切关系得到了更好的理解。对健康的投资应当被视为一项极好的投资，因为短期和长期均有回报。

（二）非处方药监管的发展

自我健康护理中非常重要的一环是患者使用非处方药进行自我药疗。非处方药作为自我健康护理的必备要素，可为公众提高健康意识和卫生保健实践提供支持，被认为是一线治疗以及公共卫生和医疗保健体系的基础。

我国于1997年提出建立处方药与非处方药分类管理制度，1999年发布《处方药与非处方药分类管理办法》（试行），并开始遴选发布非处方药目录。2002年，建立非处方药直接申报上市路径，2004年，建立处方药与非处方药的转换路径。

美国在全球最早开展处方药与非处方药分类管理探索。早在1951年，针对当时除麻醉品以外的成瘾性药品和有潜在危害的药品缺乏足够监管的问题，以及药品销售和调配中医生的地位和作用不明确的问题，美国对处方药进行了法律界定，规定处方药必须凭医师处方调配使用，标识上必须标注"仅可凭处方购买"。相对而言，标识上没有相关标注的即是非处方药。针对一些已经上市的老药药效学评价缺失的问题，美国于1972年开展了非处方药审评项目，建立了非处方药的遴选标准，对以往上市的700余个活性成分按照26个治疗类别分类评价，根据评价结果，将一部分非处方药撤市。1974年，为另一部分符合标准的活性成分建立了专论，符合专论条件的非处方药上市程序简化，不符合专利条件的非处方药则需要经过审评程序才能上市。

日本在1967年《关于批准生产医药产品的基本政策》建立了医疗用医药品（处方药）和一般用医药品（非处方药）的分类管理制度。1969年正式启动一般用医药品许可标准制定工作，规定上市申请中"无需提交临床研究结果等数据资料即可上市"。1979年，建立了医疗用医药品与一般用医药品的转换路径。

加拿大1985年《食品药品法》规定了处方药清单制度，凡经过审评途径上市的处方药均纳入清单管理。不含清单内活性成分的药品属于非处方药，同时建立了处方药清单更新程序以及处方药转换为非处方药的常规路径。1995建立了较低风险非处方药上市的专论或者标识标准简化注册程序。不符合专论和标识标准的非处方药需要经过上市前评估。

澳大利亚 1989 年《治疗产品法》即建立了治疗产品的注册和登记路径，均适用于非处方药。2013 年，建立非处方药专论和符合专论的非处方药简化注册程序。

欧洲于 1992 年建立欧共体指令层面的处方药界定标准，1998 年在技术指南中提出了处方药与非处方药分类管理的原则。

非处方药监管科学，始于处方药与非处方药的类别划分。应当从非处方药定义和界定标准出发，深入理解非处方药区别于处方药的本质属性，为非处方药建立区别于处方药的监管路径，优化注册管理和上市后监管，提高监管效率。

二、什么是非处方药

（一）非处方药的定义

非处方药是指不需要凭医师处方，消费者可以自行判断、购买和使用的药品，按照药品标识及使用说明就可自行使用。这类药品的生产、配送和销售的主要意图是使得消费者在适合的情境下主动选择使用，并自己承担用药的结果和责任。为了确保适合自我药疗，供消费者阅读的说明书应当通俗、简明地传递用药的获益和风险信息，非处方药企业通常会设计适宜的包装、规格，以及说明书、用药指导、用法说明或其他附加文字资料等标识信息。

非处方药在某些国家被称为 "over-the-counter-drug，OTC"，简称非处方药。有人把 over-the-counter-drug 理解为"柜台发售的药品"，这种理解是不准确的。over-the-counter 是买卖双方直接交易的意思，非处方药的称谓源自欧美等实施医药分业的国家，意指摆放在柜台外，不需医师处方或者药师指导，消费者可以自行选购的药品。

（二）非处方药与处方药分类管理

非处方药是与处方药（Prescription Drug；Ethical Drug；Receptor X，Rx）相对而言的概念。处方药必须凭执业医师或执业助理医师处方才可调配、购买和使用。国际上，处方药英文缩写是 Rx，它由 R 和 X 二个字母组成，R 是 Receptor 的第 1 个字母，表示给患者（接受者）之意，X 表示处方的内容。非处方药则没有把医生开具处方作为用药的前提。

药品按照处方药和非处方药进行管理，意味着两者的法律地位不同。处方药属于审评、使用受到严格监管的药品范畴，而非处方药的监管则相对灵活和简化。处方药与非处方药分类管理是基于药品对于患者用药风险的差异，而逐渐形成的区别于处方药监管的路径、方法和要求。一方面，监管机构根据掌握的药品活性成分、疗效和安全性以及临床使用的充分信息，对于其中安全性较高的品种，采取与处方药不同的监管方式，如采用按标准管理（国外的专论管理）、处方药与非处方药转换路径上市。另一方面，非处方药更接近于普通商品，非处方药的研发更关注消费者的偏好需求，如口味多样，给药方式简易方便，说明书简单明了、通俗易懂，警示语突出醒目、避免误用，并给予消费者明确的用药指导，便于患者自我判断选购，提高用药的依从性和用药感受。含有新活性成分的药品通常应当首先以处方药身份上市，后经过临床使用证明其安全性良好，使用方便，可经过药品监督管理部门遴选、转换或者审评后，作为非处方药使用。非处方药的特点是其成分已经具有较长时间的使用经验，用于治疗的疾病或者症状对于消费者来说完全可以自行诊断。在使用方面看，非处方药给药途径简单，给药方法简便易行，且副作用少、安全性相对高。在不需要专业医生诊断和指导的情况下，非处方药大多用于多发、常见且不危重疾病的自我诊治，主要起到缓解、减轻、辅助治疗等作用，往往不是出于治愈疾病的目的，常见的非处方药适用的病症包括感冒、咳嗽、消化不良、头痛、发热、过敏等。

瑞典卫生经济学研究所表明，将更多处方药的活性成分转换为适合自我药疗的非处方药将带来明显的健康获益。非处方药可为人们提供健康净收益。

处方药转换为非处方药可以减少就诊次数和处方量，从而降低医疗保健支出。根据研究结果，处方药转换后就诊次数可能下降15%~24%，处方可能减少6%~70%[1]。

非处方药与处方药有时并不能截然分开，存在"双跨"类别的情形，其部分适应症是处方药，部分适应症则是非处方药。"双跨"的药品在适应症、剂量和疗程不同的情况下，将患者难以自我诊断用药的情形仍作为处方药，某些适应症则作为非处方药。具有这种双重身份的药品大约有1000多种，占到我国非处方药药品总目录的1/5，化学药中以消化系统和解热镇痛类药物居多。例如阿司匹林具有解热、镇痛、抗风湿、抗血小板聚集等适应症，其作为非处方药的适应症为解热、镇痛，且用于解热只准许在3天内服用，用于止痛只准许在5天内服用。其作为处方药适应症为用于治疗风湿、类风湿关节炎以及心血管疾病等，根据疾病情况，有的可长期服用。

WHO认为，作为非处方药应当至少满足以下三项标准[2]：①活性成分方面：预期剂量下的活性成分应当具有较低的固有毒性（例如，没有生殖毒性或与人类使用相关的遗传毒性或致癌性，除非这种危害可以通过标识内容予以解决）；②预期用途方面：预期用途应当适合自我诊疗。产品的使用不会过度延误疾病的诊断和治疗；③产品属性方面：产品不应具有使其不受欢迎的属性。例如，不应当有不利的不良反应特征，需要医生监测药物治疗过程，具有依赖性或者滥用的重大风险，或者显示出其他需要限制使用的特征，如可能出现与常用药物或食物的相互作用，导致严重不良反应。

如果一种新的化学实体或者处方药符合上述三项标准，以下特征可能更有利于考虑向非处方药的转换：①该产品的使用范围已经足够广泛或者用量足够大；②该产品作为处方药销售的时间不低于5年。具体到某种药品作为处方药上市销售多长时间才适宜考虑转换，在不同的国家中差异较大，例如在欧盟范围内无时限规定，新西兰规定时间为3年，日本规定时间为6年，而菲律

---

1 Global Self-care Federation. *The Story of Self-Care and Self-Medication, 40 years of progress 1970-2010*, 2010.

2 WHO. *Guidelines for the regulatory assessment of medicinal products for use in self-medication*, 2000.

宾规定时间长达 10 年；③在上市销售期间，该产品的不良反应未引起人们担心，且发生率无显著增加。

由于历史的原因，每个国家实行药品分类管理的历史有较大差异。美欧等发达国家实施药品分类管理的时间较长，但基本上都是从处方药中遴选出更安全的品种，实行灵活的差异化管理。我国对处方药的分类管理可追溯至 20 世纪 80 年代，有关部门便已开始着手研究药品分类管理的相关工作。药品实行分类管理的目的是保障人民用药安全有效，推动医药卫生制度改革，减少不必要的医疗资源浪费，增强人们自我健康护理、自我药疗意识，促进药品合理使用。

处方药与非处方药虽然实行分类管理，对两种具有不同法律地位的药品质量标准、生产和质量管理要求、上市后监管的要求却是基本一致的，非处方药的监管要求并未降低。处方药与非处方药的监管差异主要体现在注册、是否凭处方使用、广告以及是否允许网上销售等方面。

（三）非处方药使用中的各方角色

在非处方药的使用过程中，消费者必须自己承担某些在专业诊疗服务中由医生承担的职责，包括准确地识别症状、理解治疗目标、选择药品、确定适当的剂量和给药方案、考虑个人病史、禁忌症、伴随疾病和合并用药，积极监测治疗反应和潜在的不良反应等。

为了安全、有效地使用非处方药，药师的作用不可或缺。一方面，患者通过非处方药标识、警示信息、个人既往经验、媒体和广告以及医务人员提供的建议辅助自我药疗。另一方面，当面临选择困难时，药师应当能为消费者提供自我药疗用药品的正确和安全使用建议。因此，在药师的培训和实践中，必须将非处方药使用指导考虑在内。

此外，互联网等现代传播媒介也为非处方药信息的获取提供了新的可能，成为在自我药疗中传播正确使用非处方药信息的新媒介。处于不同社会经济、教育背景以及不同国家的人们，获取非处方药信息的机会存在显著的差异，针对不同国家特定文化背景设计，经过充分验证具有可读性的标识有助于减少非处方药使用中的理解障碍。

　　自我药疗的社会和经济效益表现为消费者基于自我诊断并主动选择最适情境下的适宜用药。消费者进行自我药疗的症状或疾病通常是对患者的困扰程度足以需要进行药物治疗，但是又不值得前往医院或诊所看病的情况。仅在该症状或疾病对自我用药治疗没有效果，症状仍在持续或者加重时，才会寻求专业人员的医疗帮助。因此，良好的自我药疗应当为患者提供说明书中声明的疗效，在标识中标注的适应症、规格和剂型，可以将自我药疗的范围和持续用药时间控制在安全限度内。即使以较长的持续时间、较高的剂量使用或者与说明书中的建议用法略有差别时，仍具有可以接受的安全性。此外，非处方药可以提供更广泛的药品可及性，更多的治疗选择，便利、经济、直接、快速地获得治疗，在自我保健中发挥积极的作用。良好的自我药疗还可以节约医疗资源，减少不必要的医疗资源挤占，降低医疗保健支出，减少个人病假等旷工的损失。

三、从全球市场看非处方药

（一）全球非处方药市场

　　医药行业是"永不衰落的朝阳行业"，随着经济发展、环境变化、人口老龄化进程的加快，全球医药市场规模逐年扩大。中国是仅次于美国的全球第二大医药市场。2016~2021 年，全球非处方药市场的销售额逐年增长，从 1030 亿美元增长到了 1239 亿美元，全球非处方药市场约占药品市场份额的 9% 左右（图 1-1 至图 1-3）。

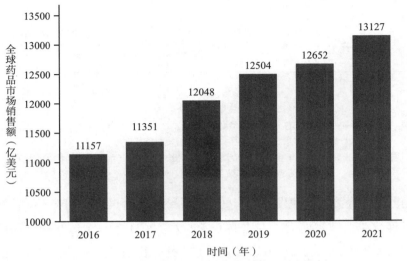

图 1-1　2016~2021 年全球药品市场销售额
资料来源：根据 Statista 数据库整理

2016~2021 年，全球非处方药市场销售额的增长率受到新冠肺炎疫情等的影响，在 2020 年存在短暂的下滑（图 1-2），整体年平均增长率为 3.81%。

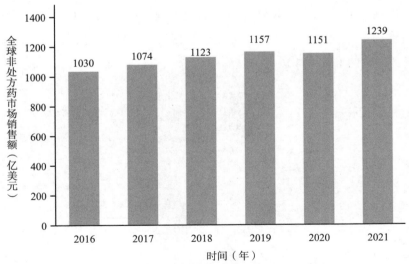

图 1-2　2016~2021 年全球非处方药市场销售额
资料来源：根据 Statista 数据库整理

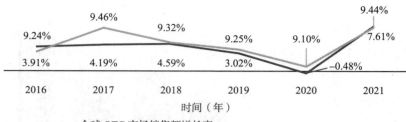

图 1-3　2016~2021 年全球非处方药市场增长率及其占全球药品市场的比率

资料来源：根据 Statista 数据库整理

随着电商经济的快速发展，非处方药的终端零售渠道正朝着多元化的方向不断发展，线上销售渠道所占比例不断扩大。2021 年，全球非处方药线上销售渠道的销售额占 26.2%。虽然线上渠道非处方药销售呈现显著增长，但在未来一段时间，线下渠道仍然是非处方药销售中最主要的渠道。

（二）我国非处方药市场

2020 年，我国在全球非处方药市场销售额排名中位列第二位，仅次于美国，超越日本。我国的非处方药市场销售额为 211.46 亿美元，占全球非处方药市场的 17.1%（图 1-4）。

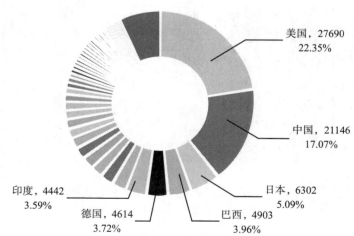

图 1-4　2020 年全球非处方药市场销售额情况（单位：百万美元）

资料来源：根据 Statista 数据库整理

根据中国非处方药物协会数据，截至 2021 年 12 月，中国已上市非处方药以药物品规统计共有 4788 个，其中化药 1041 个、中成药 3747 个，数量占比分别为 21.74%、78.26%。

中国非处方药市场规模占整体医药市场的 15%，年复合增长率为 3.3%。2020 年，线下零售药店（含 O2O）为非处方药的主要销售渠道，占比 56%；其次是医疗渠道（含医院和私立医院、门诊、诊所及公办民营的卫生室、社区服务站等第三终端），占比 36%；线上直接面向消费者的销售渠道（B2C）占比仅为 8%，但是增速迅猛。

四、从健康需求看非处方药

（一）针对个人健康护理个性化的健康需求

药物研发是基于公众尚未满足的治疗需求。患者对非处方药用药的需求是整体用药需求的重要组成部分，但是长期以来公众对非处方药产品的多样化需求似乎被忽视，这很大程度上是由于公众和监管机构对非处方药存在某种误解。一种误解认为，非处方药都是老药，已经上市多年，非处方药没有创新；另一种误解则认为，已经上市的药品数量太多，非处方药品种多会造成供给过剩。这两种误解实际上是未能真正理解非处方药的研发创新并非简单重复，而是基于患者需求的个性化创新，是真正满足多样化需求的创新，消费者选择非处方药是基于其过硬的质量和品牌，特别是其满足患者需求的特别的、独一无二的"设计"。此外，非处方药的研发创新和上市会带来已上市产品的更新换代和消费升级，部分落后产品将自动退出市场。众所周知，在药品市场上，药品批准文号数量并不等同于在售药品数量，大量药品由于市场竞争而逐渐自行退出市场。产品更新换代和消费升级在任何行业都会存在，在非处方药行业也不例外，允许非处方药的研发创新和不断上市，会有利于非处方药的更新换代，促进行业发展。

近年来，药品监管政策优先领域聚焦在严重危及生命的疾病领域和临床急需的产品研发创新。2015年，药品审评审批制度改革以来，《国务院关于改革药品医疗器械审评审批制度的意见》（国发〔2015〕44号）对防治艾滋病、恶性肿瘤、重大传染病、罕见病等疾病的临床急需新药实行特殊审评审批制度。《关于深化审评审批制度改革鼓励药品医疗器械创新的意见》（厅字〔2017〕42号）对治疗严重危及生命且尚无有效治疗手段疾病，以及公共卫生方面等急需的药品医疗器械，可附条件批准上市。药品审评审批制度改革关注的重点主要是处方药的需求。

伴随着我国医药卫生体制改革的不断深化，人民生活水平不断提高，人们对健康的需求逐渐多元化。世界各地的人们已经有数千年的自我健康护理的经验。个人、家庭和社区可以在有处方或者没有处方的情况下治疗、预防疾病，维护健康以及促进康复的能力早已形成。随着新产品，信息技术的创新发展，人们获得医疗保健，照顾自己和他人的方式和能力也在发生变化。自我健康护理或护理产品与现代信息和科学技术相结合，既包括高质量的非处方药、医疗器械，也包括新近出现的健康监测和诊断工具以及数字化产品，这些产品既可以在卫生保健机构内提供，也可以在家庭或其他护理场所提供，既可以有医药专业人员的支持，也可以完全依赖个人的判断和经验。

自我健康护理干预是个人健康意识的觉醒，是个性化需求的识别与释放，是对个人和护理人更大的自我决策权的有效使用，在自我健康护理中，公众不断提升个体自主性和健康素养，深度参与健康管理的全过程。

个人健康护理所体现的个性化需求不仅仅在于有药可用，更在于用药人群的特殊性、专属性，关乎用药者的使用感受、体验和依从性。例如，对于婴幼儿，药品的剂型适宜性和口味的多样性就是尚未满足的治疗需求，那些供成人使用的片剂和胶囊、口味苦涩的颗粒剂不适合儿童使用。对于患有糖尿病和高血压的老年人，自我健康监测工具，便于吞咽、不含糖或低糖制剂就是尚未满足的治疗需求。对于传统的感冒、过敏等病症，传统的给药途径是口服和注射，如果改成更方便使用的外用贴剂、鼻喷剂等，则可以满足一部分不喜欢或者不适合内服和注射途径给药的患者需求。

在医疗卫生专业诊疗服务不可及的时候，个人健康护理可以提供重要的补充和替代。新型冠状病毒大流行更能体现出自我健康护理的重要性。在医疗机构医疗资源面临紧缺，门诊或者急诊、住院条件有限或紧缺的情况下，非急症患者选择进行自我健康监测和用药干预，以便缓解疾病和病痛、维持健康，使用非处方药进行自我药疗变得十分常见。即使国家医疗卫生服务系统受到冲击，在医疗卫生机构或者医药专业人员服务无法提供或者短缺的情况下，高质量的且基于循证的自我健康护理和干预可以提供重要的替代解决方案。

（二）由疾病治疗转向健康管理的健康需求

2016 年，中共中央、国务院印发《健康中国 2030 规划纲要》，将健康提高到国家战略高度，以"共建共享、全民健康"作为健康中国的战略主题，强调要以人民健康为中心，坚持预防为主，推行健康生活方式，减少疾病发生，强化早诊断、早治疗、早康复，实现全民健康。提出到 2030 年，人民健康水平持续提升，人民身体素质明显增强，2030 年人均预期寿命达到 79.0 岁，人均健康预期寿命显著提高。

为防治慢性病，降低居民负担，提高期望寿命，国务院于 2017 年印发了《中国防治慢性病中长期规划（2017—2025）》，提出坚持预防为主，加强行为和环境危险因素控制，强化慢性病早筛查和早发现，推动由疾病治疗向健康管理转变。倡导"每个人是自己健康第一责任人"的理念，促进群众形成健康的行为和生活方式。构建自我为主、人际互助、社会支持、政府指导的健康管理模式，将健康教育与健康促进贯穿于全生命周期，推动人人参与、人人尽力、人人享有。鼓励公众使用非处方药进行自我药疗、不断提高健康水平。

使用非处方药进行自我药疗是健康管理的重要途径。伴随着中国经济的快速增长，人民生活水平不断提升，2021 年全国居民人均可支配收入 35 128 元，同比实际增长 8.1%[1]，居民消费水平的提高和公众健康管理意识的增强为非处方药行业市场需求提供良好的经济基础。随着经济发展，生活水平提高以及医疗保健体系不断完善，人类寿命在延长的同时各种慢性疾病也在急剧的增加，加上严重的人口老龄化问题也对诊疗服务模式变革提出了迫切的需求。健

1　国家统计局.《2021 年全国年度统计公报》.

康管理的重点是慢性非传染性疾病的预防和风险因素控制。健康管理的公共理念是病前主动防，病后科学管，其最终目标是防大病、管慢病、促健康。随着我国居民慢性病发病率上升、健康管理意识提升，自行选购非处方药防大病、管慢病、促健康的行为变得越来越普及，消费者的健康管理习惯逐渐养成。

可以说，全社会的健康观念正在由"以治病为中心"向"以人民健康为中心"转变，自我健康护理、自我药疗的便捷性，防未病、降低疾病发生率的社会价值也逐步被消费者和社会广泛应用和接受。非处方药作为自我健康护理的重要干预措施，经历了长期临床使用，被证实疗效确切、质量可控，是普通公众也可安全使用的药物，是临床治疗和预防用药的重要组成部分。非处方药在提高自我药疗、便捷接受有效治疗、降低就医成本等方面发挥着重要作用，非处方药的用药需求随着人们健康素养的提升，自我保健意识的觉醒，多样化的、逐渐升级的用药需求将持续稳定增加。

（三）降低医保负担，利用有限资源获取最大健康效益的需求

2021 年，基本医疗保险基金（含生育保险）总支出为 24011.09 亿元，全国通过省级医药集中采购平台网采订单总金额 9573 亿元，占基本医疗保险基金总支出的 40%[1]。近年来，非处方药的医保支付问题引起社会的广泛关注，从国家医保局和各地医保目录调整的趋势看，非处方药被调整出基本医疗保险用药目录的趋势比较明显。国家医疗保障局对十三届全国人大三次会议第 7705 号建议的答复（医保函〔2020〕80 号）中指出，为适应临床医药科技的进步和参保人员用药需求的变化，先后开展了 5 次大规模医保目录调整，国家医保目录药品数量从 1535 个增加到 2709 个 [2]。在历次调整中，相关部门始终高度重视参保人员的基本医疗服务用药需求，在用药保障方面，不断扩大医保用药范围，提升保障水平。初步统计，2019 版目录中已有非处方药 500多个，占医保目录较高比例，基本满足了人民群众安全规范用药的需求。对于

---

1 中国国家医疗保障局.《2021 年医疗保障事业发展统计快报》.
2 《国家医疗保障局对十三届全国人大三次会议第 7705 号建议的答复》医保函〔2020〕80 号.

非处方药，很多国家未纳入医保范围。2020 年 7 月，国家医保局印发了《基本医疗保险用药管理暂行办法》，明确基本用药管理坚持保基本，坚持专家评审，适应技术进步等基本原则，对医保药品目录的调整，调入调出条件等作出了明确规定。对于已经在《国家基本医疗保险、工伤保险和生育保险药品目录》（以下简称《药品目录》）中的非处方药，符合条件的可继续保留，同其他药品一样按照现行医保政策进行管理；属于《基本医疗保险用药管理暂行办法》第九条规定的调出品种范围内的非处方药，则按程序退出。同时，考虑到基本医保的承受能力等因素，明确规定《药品目录》原则上不再新增非处方药药品。但是临床医师根据病情开具处方、参保人员购买与使用药品不受《药品目录》的限制，不影响患者临床用药需求。

北京市医疗保障局与北京市人力资源和社会保障局联合印发《关于公布本市第一批调出非国家医保药品目录药品品种的通知》（京医保发〔2020〕24 号），自 2020 年 10 月 1 日起，第一批调出药品发生的费用不再纳入本市基本医疗保险、工伤保险和生育保险支付范围。北京市第一批调出非国家医保药品品种总计有 224 个，其中西药品种有 136 个，中成药品种有 88 个，涉及桑菊感冒口服液、感冒退热颗粒等一批非处方药。2020 年，青海省医保药品目录调出国家重点监控药品和上年度药品采购平台未招采使用的药品共 129 个品种，从 2021 年 1 月 1 日起停止医保、工伤保险报销，涉及小儿氨咖黄敏颗粒剂、复方小儿退热栓、龙胆泻肝口服液等众多非处方药。从 2023 年 1 月 1 日起停止医保、工伤保险报销支付，涉及大山楂丸、十全大补丸、利咽解毒颗粒等一批非处方药。

在医保红利褪去后，与处方药相比，非处方药将在零售终端直面消费者，有巨大的尚未满足的需求，显现出更多的一般消费品的特征，与普通消费品的销售模式更为接近，其需求大小取决于消费者的偏好和支付能力，产品市场潜力巨大。

（四）常见病多发病的个体化用药需求

处方药的用药人群是症状相对比较严重、无法自行诊断和干预疾病的患者，处方药的使用依赖于医生诊断并开具处方，医生必须要有执业场所，患者获得药品必须经过医生的处方，实际获取药品的途径是在线下实体医院或者线上网络医院。

非处方药的用药人群则是那些患者常见病、多发病，一般为轻微疾病、自限性疾病的患者，这类疾病可以康复或者自愈。非处方药的使用目的一般不是治疗或者彻底治愈，更多的是缓解症状和不适，用于不太严重的轻微病症，或日常多发病和已确诊的慢性病，药品适应症明确，易于患者掌握，凭经验就能正确选择药物进行自我药疗，而且疗效确切，起效迅速，治疗期间不需要经常调整剂量，经常使用也不会引起疗效降低。

非处方药的大治疗类别主要为感冒咳嗽类、镇痛类、维生素与矿物质剂、肠道治疗与消化类、皮肤治疗类和其他类。从全球情况看，感冒咳嗽类非处方药的市场销售额最大，2021年占全球非处方药市场的30.4%，镇痛类占21.7%，维生素与矿物质占17.0%，肠道治疗与消化类占14.3%，皮肤治疗类占12.6%。

患者对非处方药的需求更具有差异化特征，如特殊口味偏好、给药方便、局部作用、起效迅速，患者体验好等。

（五）老年健康管理的刚性需求

随着我国人口老龄化加剧，庞大的人口基数和快速增长的老年人口数量是我国药品需求持续上涨的主要驱动因素之一。国家统计局数据，2021年65岁及以上老年人口规模达2.0亿人（图1–5），约占全国总人口的14.2%、全球老年人口的25%。"十三五"期间，我国65岁及以上老年人口平均每年约增加640万[1]。我国人口老龄化进程要明显快于其他中等收入国家，并且疾病谱已经开始从传染性疾病向高血压、心脏病、卒中、癌症等慢性非传染性疾病转变。

由于老年人各种器官功能逐渐退化、免疫力下降、生理功能相对较弱等问题，导致老年人慢性疾病患病率较高，常见疾病、轻微疾病均可用非处方药自我药疗，因而，老年人对于非处方药的需求不断增大。

---

1 国家统计局. 中国统计年鉴–2021［M］. 北京：中国统计出版社，2021.

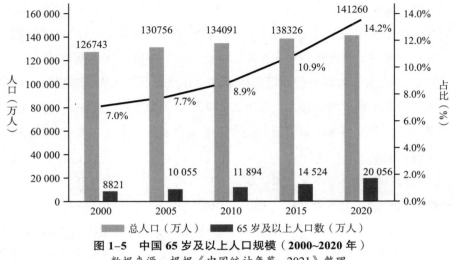

图 1–5　中国 65 岁及以上人口规模（2000~2020 年）
数据来源：根据《中国统计年鉴–2021》整理

在老年病用药方面，老年常见慢性病发病率较高，部分呼吸系统、消化系统等领域慢性疾病，如慢性咽炎、慢性胃病等均需长期使用非处方药。例如，胃烧心反酸时，可以服用一些抑酸剂非处方药。

老年人由于年龄增大体质减弱，是发烧疼痛的常见人群，容易引起全身不适等症状，需常备解热镇痛类非处方药。骨科类疾病也是老年病常见病种，缓解疼痛的骨伤科非处方药也是家庭常备药，常见剂型包括贴剂、膏剂、颗粒剂、喷雾剂等，使用均较为方便。

（六）儿童用药刚性需求

我国儿童人群基数庞大。《关于优化生育政策促进人口长期均衡发展的决定》，提出进一步优化生育政策，实施一对夫妻可以生育三个子女政策及配套支持措施。从第七次全国人口普查数据看，目前 0~14 岁少儿人口占比从 2010 年的 16.6% 提高到 2020 年的 17.95%，儿童人数达 2.5 亿人。中国政府鼓励生育政策的推出使得儿童人口规模有望进一步提高，促使儿童用药需求进一步的提升。

2014 年，《关于保障儿童用药的若干意见》（国卫药政发〔2014〕29 号）提出建立鼓励研发创新机制。根据我国儿童疾病防治需求，借鉴国际经验，逐步建立鼓励研发的儿童药品目录，提升产业自主创新能力，引导和鼓励企业优先研发生产儿童用药。鼓励开展儿童用药临床试验，加强儿童用药临床试验管理，推动临床试验平台建设和研究团队能力建设，提高受试者参与度。

2021年国家药品监督管理局药品审评中心开通"儿童用药专栏"，将儿童用药相关政策法规、指导原则、培训资料等予以集中公开。未来，伴随儿童用药需求增大，以及各项儿童用药利好政策的出台和落地实施，儿童用药需求将进一步得到满足。

儿童是特殊人群，满足儿童需要的非处方药产品，应当有充足的有效性和安全性数据，适应症或者功能主治中应当明确用于特定年龄阶段儿童的治疗。对于儿童复方制剂，各成分的规格要确保适合更多儿童年龄阶段的人群使用。尤其是在治疗慢性疾病时，要尽可能简化处方，以提高患者的依从性。并且要有充足的证据证明复方制剂中的各成分在低剂量时不会有治疗失败和发生耐药性的风险，在高剂量时不会出现毒性。

在儿童用药剂型方面，从儿童用药安全出发，最合适的剂型就是具有灵活性的固体制剂和液体制剂，如片剂可以制成分散片、刻痕片，或者片剂可用于制备液体制剂，如混悬液和溶液。从方便儿童使用出发，咀嚼片、含化片、粉剂、喷雾剂、粉雾剂、透皮贴剂，能够提高儿童用药依从性。适合儿童使用的口服液体剂型包括任何溶液、混悬液或者其他液体制剂，颗粒剂或者粉末可代替口服液。对于需要维持持久血药浓度的药品，可以制成贴剂和透皮给药制剂。另外，为了便于儿童服用，相同的非处方药成分的药品还可以制成多种口味制剂（如水果口味），供家长根据孩子的偏好进行选择。

（七）线上和线下渠道扩充需求

近年来，随着"互联网+"的飞速发展，药品网络销售又一次迎来发展机遇。2017年，国务院办公厅印发的《关于进一步改革完善药品生产流通使用政策的若干意见》明确，推进"互联网+药品流通"，促进线上线下融合发展，推广"网定店取""网定店送"的销售模式。2018年，国务院办公厅印发的《关于促进"互联网+健康医疗"发展的意见》提出，探索医疗机构处方和药品销售信息互联互通。

2019 年，新修订《药品管理法》对药品网络销售作出规定，药品上市许可持有人、药品经营企业通过网络销售药品，应当遵守药品经营的有关规定。药品网络交易第三方平台提供者应当按照国务院药品监督管理部门的规定，向所在地省、自治区、直辖市人民政府药品监督管理部门备案。

随着消费升级和日新月异的用药需求变化，互联网＋药品消费数量及需求将进一步提升。药品零售渠道互联网的介入，一方面改善了实体药店因为距离原因获客难、成本高的问题。另一方面，强化用户对产品价格信息的知悉程度以及获得更佳的服务体验，服务更加公开、透明、高效和专业。在非处方药网络销售中，B2C 模式最为成熟。采用这种模式的企业，以医药电商为切入，延伸在线医疗咨询、健康教育、互联网医院等多种互联网医疗服务。B2C 主要有两种模式：第一种是自营模式，线下设立实体药店，线上销售药品，一般以线上销售收入为主。第二种是通过搭建的第三方平台与连锁药店、外卖平台或第三方配送企业建立合作，提供送药到家服务。非处方药网上销售具有更广泛的需求人群，拥有更广阔的发展空间。

互联网＋非处方药销售的最终目标是满足消费者的需求。在处方药的研发过程中是依赖专业人员根据药品适应症或者功能主治来定义产品的价值，而在非处方药的研发过程中，产品的设计不仅考虑产品本身的基本用途方面，所有与产品相关的内容都会成为消费者价值创造的起点，而不是价值创造的终点，因为消费者需求更加人性化，在购买和用药过程中的便利性、各种感受都应该受到设计者的考虑和关注。例如，非处方药产品更多地关注不同人群的用药体验，包括口味和口感，给药方式的适宜性、用药的便利性、起效的快速性。互联网＋医药不只是一个简单的非处方药线上销售，在与消费者的购买使用与互动过程中，获得消费者的反馈，更好地改进非处方药的设计，利于非处方药产品的持续创新。可以预见到，未来非处方药线上线下的销售活动将更多地融入消费者的互动和价值共创模式，非处方药的消费者需求将进一步被唤醒和扩大。

第二章

我国非处方药监管

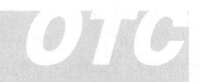

1986
提出药品分类管理的设想

1997
提出建立并完善处方药与非处方药分类管理制度

1999
发布《处方药与非处方药分类管理办法（试行）》
配套发布《处方药与非处方药流通管理暂行规定》
至 2003 年共遴选发布六批非处方药目录品种，含化学药品和中成药共计 4326 个品种

2002
我国建立非处方药直接申报上市路径

2004
我国建立处方药上市后与非处方药转换路径

一、非处方药监管发展历程

1986 年，中国借鉴国际经验，提出了药品分类管理的设想[1]，准备在国内推进试行。1988 年 5 月，在原国家医药管理局的积极推动下，中国大众药物协会成立，即中国非处方药物协会（China Nonprescription Medicines Association，CNMA）的前身，同年加入 WSMI 成为理事会成员。1996 年 4 月 10 日，依据《关于成立制定推行处方药与非处方药领导小组的通知》（卫药发 1996 年第 30 号文），由原卫生部、原国家医药管理局、国家中医药管理局、原总后卫生部、财政部组成了国家非处方药领导小组及其办公室，并下设秘书处及七个工作组开展工作。1996 年 12 月 9 日至 12 日，中共中央、国务院在北京召开了新中国成立以来的第一次全国卫生工作会议，着重探讨了处方药与非处方药分类管理制度的议题。议题的重要成果公布在中共中央、国务院发布的《关于卫生改革与发展的决定》（中发〔1997〕3 号）中[2]，核心内容主要包括：建立并完善国家基本药物制度、处方药与非处方药分类管理制度和中央与省两级医药储备制度。1997 年 1 月，《中共中央、国务院关于卫生改革与发展的决定》提出"建立并完善我国处方药与非处方药分类管理制度"。从 1995 年到 1997 年，原卫生部对"人民大众习惯用药"进行了研究，通过调查问卷及实地采访相结合的方式，进一步明确了建立非处方药制度的必要性、可能性与重要性[3]。1998 年 8 月，原国家药品监督管理局组建后，建立药品分类管理制度是其重要职能。

1999 年 4 月 19 日，多部委联合发布《关于我国实施处方药与非处方药分类管理若干意见的通知》（国药管安〔1999〕120 号），规定我国实施药品分类管理的目标是：争取从 2000 年开始，初步建立起符合社会主义市场经济体制

1　汤华，常路．"小病进药店"不再是少数人的选择——中国推行非处方药管理制度［J］.瞭望新闻周刊，1996（34）：14-18.

2　张鹤镛．实施药品分类管理指日可待——在 1999 年度中国国际非处方药工业展览会暨研讨会上的讲话（摘要）［J］.首都医药，1999（6）：4.

3　邵明立．建立有中国特色的处方药与非处方药分类管理制度［J］.中国药学杂志，1997（11）：21-24.

要求的处方药与非处方药分类管理制度和与之相适应的新的药品监督管理法规体系，再经过若干年的时间，建成一个比较完善、具有中国特色的处方药与非处方药分类管理制度。实施药品分类管理，要从我国社会和经济发展的实际出发，采取积极稳妥、分步实施、注重实效、不断完善的方针；要制定和完善相应政策法规，严格对处方药的管理，规范药品市场，确保人民用药安全有效；要加强依法监督，加大执法力度，做好宣传、普及和培训工作。文件要求要抓紧制定发布药品分类管理的相关法规，根据"应用安全、疗效确切、质量稳定、使用方便"的原则，遴选并分批公布非处方药目录。按照工作的整体部署，分阶段发布相配套的管理规定，选择若干个地区进行试点。此外，还要求开展多渠道、多方式、广覆盖、面向全社会和人民群众的宣传普及工作，使药品研究、生产、经营、使用单位及消费者及时、准确了解有关处方药与非处方药分类管理的政策法规，促进人民群众转变观念，学会依靠药品标识和说明书合理选购并正确使用非处方药。

1999 年 6 月 18 日，原国家药品监督管理局颁布了《处方药与非处方药分类管理办法（试行）》，处方药与非处方药分类管理制度正式建立，对非处方药进行了界定，并依据药品的品种、规格、适应症、剂量及给药途径，对药品分别按处方药与非处方药进行管理。处方药必须凭执业医师或执业助理医师处方才可调配、购买和使用；非处方药不需要凭执业医师或执业助理医师处方即可自行判断、购买和使用。该制度的建立，为后续我国非处方药市场准入机制的构建，提供了可靠的分类标准与良好的政策铺垫。1999 年 12 月 28 日，《处方药与非处方药流通管理暂行规定》配套发布执行。

二、非处方药上市管理制度

（一）六次遴选公布非处方药目录

在建立药品分类管理制度的初期，药品监督管理机构的主要任务是从已经上市的处方药中遴选出非处方药，这一阶段的工作从 1999 年开始，一直持续到 2003 年底。其间，2000 年 3 月，原国家药品监督管理局安全监管司联合中国药学会组织编著了《国家非处方药专论》，该专论最初定位为用于规范非处方药科研、开发、审核、登记及指导撰写非处方药说明书及标识的参考工具书，但在后续的发展过程中，逐渐被目录取代。

第一批国家非处方药（西药、中成药）目录经组织中、西医药学专家，按照"安全有效、慎重从严、结合国情、中西药并重"的指导思想和"应用安全、疗效确切、质量稳定、使用方便"的原则，进行反复遴选、审评并确定，并于 1998 年，以《关于公布第一批国家非处方药（西药、中成药）目录的通知》（国药管安〔1999〕198 号）发布。第一批非处方药目录中，西药 165 个品种、中成药 160 个品种，每个品种包含的不同剂型的品种均为甲类非处方药。第一批目录遴选工作主要组织百余名专家对国内已上市的 9000 多个中、西药品种逐一进行遴选，并且对 21 个省、市直接征求意见，经过对 3800 份意见表和 30 个省、市卫生厅（局）的意见进行汇总分析，经专家审核，遴选出《第一批国家非处方药目录》[1]。

2001 年 5 月 18 日，《关于公布第一批国家非处方药目录乙类非处方药药品名单的通知》（国药监安〔2001〕253 号）从第一批国家非处方药目录中经组织医、药学专家临床评价后确定的第一批国家非处方药目录乙类非处方药药品，共 194 个药品制剂，其中，化学药品制剂 88 个，中成药制剂 106 个。至 2003 年底，我国总计遴选发布 6 批国家非处方药目录，品种数达到 4326 个，其中，中成药 3406 个，西药（化药）920 个[2]（表 2-1）。

在已公布的 OTC 目录中，有一些药品既可以作为处方药又可以作为非处方药，这就是所谓的"双跨品种"。"双跨"药品的界定主要是根据其适应症是否符合 OTC 的适应症或者功能主治的条件。

---

1 国家药品监督管理局安全监管司. 国家非处方药专论［M］. 北京：中国科学技术出版社，2000.
2 夏东胜，李馨龄，程刚，等. 我国处方药与非处方药转换的现状及展望［J］. 中国药学杂志，2005，40（17）：1357-1359.

表 2-1 1999~2003 年我国遴选发布的非处方药目录品种数

时间	批次	化学药品（个）		中成药（个）		合计（个）
		甲类	乙类	甲类	乙类	
1999.06.11	第一批	268	N/A	341	N/A	609
2001.05.18	第一批（在甲类中选出）	N/A	88	N/A	106	194
2001.05.18	第二批	136	69	978	352	1535
2002.09.10	第三批（一）	35	15	117	40	207
2002.11.6	第三批（二）	31	16	280	81	408
2002.11.28	第四批（一）	59	48	142	54	303
2003.01.24	第四批（二）	24	27	192	57	300
2003.03.24	第四批（三）	N/A	N/A	135	55	190
2003.04.29	第五批（一）	N/A	N/A	157	33	190
2003.05.20	第五批（二）	19	17	128	45	209
2003.07.2	第五批（三）	37	35	53	5	130
2003.11.25	第六批	58	26	153	8	245
合计（个）		667	253	2676	730	4326

注：2001 年遴选的第一批乙类 OTC 品种是从第一批甲类 OTC 中遴选的，因此总数中未重复计算。

（二）直接申报注册路径

自 2002 年 12 月 1 日起施行的《药品注册管理办法》（试行）（国家药品监督管理局局令第 35 号，目前已废止），第八章专章规定非处方药的申报与审批管理，明确非处方药是指由国家药品监督管理局公布的，不需要凭执业医师和执业助理医师处方，消费者可以自行判断、购买和使用的药品。

在该试行办法中，规定了 OTC 的直接申报注册路径，即申请注册的药品属于以下情形的，可以同时申请为非处方药：①已有国家药品标准的非处方药的生产或者进口；②经国家药品监督管理局确定的非处方药改变剂型，但不改变适应症、给药剂量以及给药途径的药品；③使用国家药品监督管理局确定的非处方药活性成分组成新的复方制剂。符合国家非处方药有关规定的注册申请，国家药品监督管理局在批准生产或者进口的同时，将该药品确定为非处方药。对于申请生产或者进口已有国家药品标准的非处方药，实际上是按照已有国家标准药品、进口药品的申报与审批规定办理。非处方药改变剂型，但不改变给药途径的，且其制剂符合非处方药要求的，一般不需进行临床试验，但口服固体制剂应当进行生物等效性试验。使用国家药品监督管理局确定的非处方药活性成分组成新的复方制剂，应当说明其处方依据，必要时应当进行临床试验。

2020 年新修订的《药品注册管理办法》规定了处方药和非处方药的分类注册和转换管理两条上市路径。药品审评中心根据非处方药的特点，制定非处方药上市注册相关技术指导原则和程序，并向社会公布。药品评价中心制定处方药和非处方药上市后转换相关技术要求和程序，并向社会公布。

在上市申报路径方面，规定符合以下情形之一的，可以直接提出非处方药上市许可申请：①境内已有相同活性成分、适应症（或者功能主治）、剂型、规格的非处方药上市的药品；②经国家药品监督管理局确定的非处方药改变剂型或者规格，但不改变适应症（或者功能主治）、给药剂量以及给药途径的药品；③使用国家药品监督管理局确定的非处方药的活性成分组成的新的复方制剂；④其他直接申报非处方药上市许可的情形。

从《药品注册管理办法》规定来看，直接申请上市的非处方药主要是对境内已上市非处方药进行仿制和改良型的 OTC 品种、新组成的复方制剂的品种。而新活性成分、在境外以专论路径上市的 OTC 品种等在中国的上市路径可能会包含在上述④的情形当中，但由于情形众多，尚缺乏可操作的注册上市实施路径。

（三）上市后转换路径

《药品注册管理办法》（试行）（国家药品监督管理局局令第 35 号）规定，

不能按照非处方药申请注册的药品，经广泛的临床应用后，方可申请转换为非处方药。经国家药品监督管理局批准的非处方药，在使用中发现不适合继续作为非处方药的，国家药品监督管理局可以将其转换为处方药。

2004 年 4 月，国家食品药品监督管理局发布《关于开展处方药与非处方药转换评价工作的通知》（国食药监安〔2004〕101 号），正式启动转换工作，规定处方药转非处方药的申请范围、工作程序和资料要求，由企业提交资料，药品评价中心审核与专家咨询相结合的转换评价方式。对于长期应用被证实是安全、有效以及质量稳定的处方药，由企业提出转换申请，经药品评价中心对企业申报资料进行评价后确定转换为非处方药。为做好处方药与非处方药转换工作，保证公众用药安全有效，促进合理用药，2010 年原国家食品药品监督管理局发布的《关于做好处方药转换为非处方药有关事宜的通知》（食药监办注〔2010〕64 号）进一步明确了处方药与非处方药之间转化的具体要求与申报规范。评价技术原则参照《关于印发处方药转换为非处方药评价指导原则（试行）等 6 个技术文件的通知》（食药监办注〔2012〕137 号）执行，包括处方药转换为非处方药评价指导原则（试行）；非处方药适应症范围确定原则；含毒性药材中成药转换为非处方药评价处理原则；乙类非处方药确定原则；非处方药适应症范围（中成药部分）；非处方药适应症范围（化学药品部分）。非处方药适应症范围（2012）如表 2–2、表 2–3 所示。2020 年新修订的《药品注册管理办法》也规定了处方药和非处方药的分类转换管理路径，相关技术指导原则和程序仍沿用以往规定。

表 2–2　非处方药适应症范围（化学药品部分）（2012）

序号	类别	纳入范围	排除范围
1	神经科	烦躁失眠、晕动病（或运动病）、疼痛、神经官能症（神经衰弱）、戒烟、眩晕	癫痫、抑郁症、焦虑症、重症肌无力、脑血管病、震颤麻痹、突发肢体麻木
2	骨科、风湿科、外科	疼痛，骨性关节炎，浅表小创伤（溃疡），轻度（浅Ⅱ度及浅Ⅱ度以下）小面积烧、烫伤，消毒防腐，挫伤、肿胀和水肿，抑制疤痕的形成和软化疤痕，术后营养补充	颈椎病、椎间盘突出、风湿、类风湿、静脉炎（辅助治疗除外）

序号	类别	纳入范围	排除范围
3	营养科	营养素的补充，预防营养不良；各种原因引起的营养不足患者的营养补充；糖尿病患者的糖的代用品；用于维生素和矿物质的补充；补充叶酸（限甲类）	
4	呼吸科	感冒（普通感冒及流行性感冒）；咳嗽；咳痰；预防哮喘（限甲类）；辅助治疗	治疗哮喘，支气管炎、气管炎的对因治疗，肺炎、肺结核、肺癌的对症对因治疗，咯血、胸痛
5	消化科	胃酸过多（限甲类）；慢性胃炎（限甲类）；消化不良（限甲类）；肠道感染、肠炎、轻度腹泻（限甲类）；痔疮（限甲类）；肠道菌群失调，肠道菌群失调引起的腹泻和腹胀（限甲类）；便秘；胃肠痉挛性疼痛（限甲类）；水、电解质补充；辅助治疗	胃及十二指肠溃疡、反流性食管炎、急性胰腺炎、卓—艾综合征
6	皮肤科	皮肤瘙痒症；冻疮；轻度化脓性皮肤病、轻度皮肤感染；皮炎；湿疹；手足皲裂；痤疮；癣病（浅部真菌感染）；甲沟炎；除虱；虫咬；酒渣鼻；阳光灼伤（或防晒）；痱子；局部角质增生；手足多汗症、腋臭、多汗；黄褐斑、雀斑及炎症后色素沉着斑；疱疹病毒感染；荨麻疹（风疹块）；头皮糠疹（头屑）；脱发、斑秃；轻度、小面积褥疮；皮肤划痕症；辅助治疗	带状疱疹、异位性皮炎、间擦疹、药物性皮炎
7	妇科	女性避孕（限甲类）；外阴阴道炎（限甲类）；更年期综合征；经前期紧张综合征；痛经	宫颈糜烂、宫颈炎、子宫内膜炎、盆腔炎、萎缩性阴道炎、性病（包括淋球菌引起的阴道感染）、病毒性阴道炎、退乳
8	眼科	结膜炎（限甲类）；结膜充血；缓解因尘埃、感冒、过敏、揉眼、游泳以及眼睛疲劳等引起的眼睛充血、瘙痒、灼热感以及其他刺激症状；沙眼；睑缘炎（细菌性眼睑炎）；睑腺炎（麦粒肿）；睑板腺炎；视疲劳；干眼症；白内障；戴隐形眼镜引起的不适	青光眼、角膜疾病、葡萄膜炎（虹膜炎、睫状体眼等）、假性近视（包括预防假性近视）、急性结膜炎

续表

序号	类别	纳入范围	排除范围
9	耳鼻喉科	外耳道炎；咽炎；慢性单纯性鼻炎、血管舒缩性鼻炎、肥厚性鼻炎（限甲类）；干燥性鼻炎（萎缩性鼻炎）；过敏性鼻炎（限甲类）；发热；鼻前庭炎	中耳炎、鼻窦炎、鼻出血、急性喉炎
10	口腔科	牙痛；口腔黏膜溃疡；牙龈炎；牙周炎；冠周炎；口角炎；改善口臭；牙本质过敏；抑制牙菌斑的形成、日常口腔护理及清洁口腔；慢性唇炎：唇皲裂、脱屑、干燥	龋齿、白塞综合征、牙髓炎、根尖周病、黏膜白斑、扁平苔癣
11	传染病科	寄生虫病：蛔虫病、蛲虫病	除蛔虫病、蛲虫病以外的其他寄生虫病，痢疾、霍乱、伤寒、性传播疾病、结核、肝炎的治疗
12	其他	肥胖	

表 2-3 非处方药适应症范围（中成药部分）（2012）

序号	类别	小类
1	内科	感冒；咳嗽；中暑；伤食；胃痞（胃胀）；胃脘痛（胃痛）；泄泻；便秘；头痛；眩晕；晕动症；不寐（失眠）；郁症；实火症；痹病；虚症
2	儿科	感冒；咳嗽；中暑；厌食；积滞；泄泻；便秘；疳症；蛔虫病；蛲虫病；实火症；遗尿；虚症
3	妇科	月经不调；痛经；月经前后诸症（经前期综合征）；带下病；绝经前后诸症（绝经综合征）；产后缺乳类；产后身痛类
4	外科	疖；水火烫伤；冻疮；痔
5	骨伤科	软组织扭挫伤；颈肩痛；腰腿痛
6	耳鼻喉科	耳鸣；耳聋；伤风鼻塞（急性鼻炎）；鼻窒（慢性鼻炎）；鼻鼽（过敏性鼻炎）；鼻渊（鼻窦炎）；喉痹（咽炎）；乳蛾（扁桃体炎）
7	口腔科	口疮；牙痛；龋病；牙宣（牙周炎）；齿衄（牙龈炎）
8	眼科	针眼（睑腺炎）；胞生痰核（睑板腺囊肿）；流泪症（迎风流泪）、（泪溢症）；时复目痒（春季结膜炎）；慢性结膜炎（非感染性）；宿翳（角膜瘢痕）；圆翳内障；目劳（视疲劳）

序号	类别	小类
9	皮肤科	癣；顽癣（神经性皮炎）；湿疮（湿疹）；热疮（单纯疱疹）；粉刺（寻常痤疮）；风疹块（荨麻疹）；风瘙痒（瘙痒病）；蚊虫叮咬（虫咬皮炎）；鼾黑斑（黄褐斑）；痱子；皲裂疮（手足皲裂）；鸡眼；胼胝；日晒疮（日光性皮炎）；浸尻疮（尿布疹、尿布皮炎）；脂溢性皮炎；油风（斑秃）

注：因篇幅限制，具体的纳入范围和排除范围未写入表格。

近年来，处方药转换为 OTC 的品种数量较少。从 2015 年至 2021 年，共有 31 个西药，144 个中成药由处方药转换为 OTC（表 2-4）。

表 2-4　2015~2021 年中国 OTC 转换情况

西药	数量	占比（%）	中成药	数量	占比（%）
处方药转甲类非双跨	24	53.33	处方药转甲类非双跨	90	59.21
处方药转甲类双跨	4	8.89	处方药转甲类双跨	33	21.71
处方药转乙类非双跨	3	6.67	处方药转乙类非双跨	6	3.95
处方药转乙类双跨	0	0.00	处方药转乙类双跨	14	9.21
–	–	–	乙类转甲类	1	0.66
–	–	–	双跨取消转 OTC	3	1.97
OTC 转处方药	14	31.11	OTC 转处方药	5	3.29
总计	45	100.00	总计	152	100.00

三、非处方药监管制度

（一）标识与说明书管理

非处方药不需要医生处方，患者需要凭借阅读药品说明书正确理解和使用药品。药品说明书对于非处方药的安全和合理使用具有重要意义。非处方药由申请人在提交注册申请时，经国家药品监督管理部门核准，包含药品安全性、有效性的重要科学数据、结论和信息，系用以指导安全、合理使用药品的法定文件。药品批准注册时，经核准的药品生产工艺、质量标准、说明书和标识作为药品注册证书的附件一并发给申请人。

2006年，《关于印发化学药品和生物制品说明书规范细则的通知》《关于进一步加强非处方药说明书和标识管理的通知》《关于印发非处方药说明书规范细则的通知》等文件发布，对药品说明书格式、各项内容书写要求等规范细则提出了进一步明确的规定，目的是要加强药品说明书的管理，规范说明书中各项目的表述，并强调药品说明书应当严格按照药品管理法律法规规定的程序进行审批，没有审批的一律不得使用。在药品说明书项目方面，明确了若干必须注明的项目。例如，化学药品非处方药说明书除符合《药品管理法》的规定外，还增加了非处方药标识、外用药品标识、警示语、作用类别、药物相互作用、贮藏、包装、执行标准等，老年人、儿童、孕妇、哺乳期妇女等特殊人群的特别事项、药物相互作用的提醒义务，要求不良反应、禁忌、注意事项三项国家药品监督管理部门公布的内容不得删减，禁忌、注意事项的内容采用加重字体印刷的要求。

（二）经营和广告管理

1. OTC药品经营管理

（1）经营许可

2017年11月21日，新修订《药品经营许可证管理办法》中规定，从事药品零售的，应先核定经营类别，确定申办人经营处方药或非处方药、乙类非处方药的资格，并在经营范围中予以明确，再核定具体经营范围。

新修订《药品管理法》第五十一条规定，从事药品批发活动，应当经所在地省、自治区、直辖市人民政府药品监督管理部门批准，取得药品经营许可证。从事药品零售活动，应当经所在地县级以上地方人民政府药品监督管理部门批准，取得药品经营许可证。无药品经营许可证的，不得经营药品。

（2）药品销售

①销售条件：依照药品使用的安全性，非处方药可分为甲、乙两类（图2-1）。《处方药与非处方药流通管理暂行规定》自2000年1月1日起开始施行，规定甲类非处方药、乙类非处方药可不凭医师处方销售、购买和使用，但患者可以要求在执业药师或药师的指导下进行购买和使用。执业药师或药师应对患者选购非处方药提供用药指导或提出寻求医师治疗的建议。处方药、非处方药应当分柜摆放。销售处方药和甲类非处方药的零售药店必须具有《药品经营企业许可证》，普通商业企业不得销售处方药和甲类非处方药，不得采用有奖销售、附赠药品或礼品销售等方式销售乙类非处方药。

但是，在药品零售网点数量不足、布局不合理的地区，普通商业企业可以销售乙类非处方药，但必须经过当地地市级以上药品监督管理部门审查、批准、登记，符合条件的颁发乙类非处方药准销标志；此条规定目前已被2017年《药品经营许可证管理办法》和新修订《药品管理办法》中的规定替代，只有取得药品经营许可证才可以经营药品。

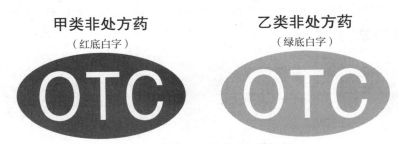

图 2-1　甲类、乙类非处方药标识

②网络销售：在线上销售方面，2005年《互联网交易服务审批暂行规定》规定了向个人提供互联网交易服务的企业只能在网上销售本企业经营的非处方药，不得向其他企业或者医疗机构销售药品。2007年《药品流通监督管理办法》（局令第26号）中规定，药品生产、经营企业和医疗机构不得采用邮售、互联网交易等方式直接向公众销售处方药。2013年，《关于加强互联网药品销售管理的通知》提出药品零售连锁企业通过药品交易网站可销售非处方药。2017年4月，《关于落实〈国务院第三批取消中央指定地方实施行政许可事项的决定〉有关工作的通知》明确提出药品零售连锁企业可以向个人消费者提供

互联网药品交易服务，同时也明确规定互联网交易服务不得超出《药品经营许可证》的经营范围，不得在网站交易相关页面展示、销售处方药以及国家有专门管理要求的非处方药。

《药品管理法》第六十一条规定，药品上市许可持有人、药品经营企业通过网络销售药品，应当遵守本法药品经营的有关规定。疫苗、血液制品、麻醉药品、精神药品、医疗用毒性药品、放射性药品、药品类易制毒化学品等国家实行特殊管理的药品不得在网络上销售。第六十二条规定，药品网络交易第三方平台提供者应当按照国务院药品监督管理部门的规定，向所在地省、自治区、直辖市人民政府药品监督管理部门备案。

2. OTC 药品广告管理

《广告法》（2015 年 9 月 1 日起施行）规定，处方药广告应当显著标明"本广告仅供医学药学专业人士阅读"，非处方药广告应当显著标明"请按药品说明书或者在药师指导下购买和使用"。《处方药与非处方药管理办法（试行）》提出，处方药只准在专业性医药报刊进行广告宣传，非处方药经审批可以在大众传播媒介进行广告宣传。

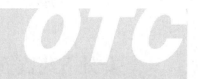

第三章
美国非处方药监管

1938
《联邦食品、药品和化妆品法案》
提出新药定义，要求药品提供安全性数据，建立新药上市前"默示许可"程序

1951
《Durham–Humphrey 修正案》
规定处方药定义

1962
《Kefauver–Harris 修正案》
在药品上市符合安全性的要求基础上增加有效性要求，上市审评从"默示许可"
改为事前审批

1966
对 1938~1962 年间上市药品的有效性开展回顾性审查

1972
建立非处方药审评项目，将一批处方药转换为 OTC，开始建立首批专论

1979
建立针对首批专论的修订的公民请愿程序

1999
针对 1972 年以后在美国上市的非处方药及本土没有上市使用经验的非处方药专
论的建立和修订，建立应用时间和范围申请（TEA）程序

2020
为提高建立和修订专论的效率，建立行政命令（OMO）程序

一、非处方药监管发展历程

（一）十九世纪：弱监管时代

19世纪中上叶，工业革命传入美国，美国食品和药品的生产由传统的手工制造转变为工业化生产。当时美国公众获取药品的途径主要是从药店、杂货店直接购买或者由药剂师调配。联邦政府并未对药品的销售及广告进行监管，任何药品都可以公开售卖和宣传。患者可以在药店甚至杂货店买到任何药品，没有医生处方的限制[1]。

在1820年以前，市面上销售的药品和药剂师给患者配制的药物并没有官方检测标准，直到1820年美国才颁布第一部《美国药典》作为官方检测标准。

在19世纪后期，美国药品市场上存在两类药品：一类是医生使用的、具有治疗作用的药品，称为处方药；另一类是没有医学研究基础的、仅以赚取利润为目的的商业化药品，称之为"专利药"。当时的所谓"专利药"并非指获得专利授权的专利药品，而仅仅指的是一些在药品的配方和制作工艺上保密的药品。这些"专利药"在美国泛滥成灾并造成极大的危害，有些所谓的"专利药"的成分多达六七种甚至四十余种，但是实际上这些成分的效果大都相同，有些成分甚至没有治疗效果[2]；某些"专利药"含有鸦片、吗啡、海洛因等毒品和比例不等的酒精，酒精比例甚至会高达80%，患者服用这类药品很容易染上毒瘾和酒瘾。

（二）1906年《纯净食品和药品法》：禁止掺假及错误标识

1848年6月，美国国会通过了《进口药品法案》，禁止进口掺假药品，但对国内生产的药品监管仍然缺失。自19世纪中后叶到20世纪初，致力于维护消费

---

1 吴强. 美国食品药品纯净运动研究［M］. 武汉：武汉大学出版社，2016.
2 杨悦. 美国FDA职责与权力［M］. 北京：中国医药科技出版社，2018.

者权益的社会活动人士、政府官员、医务人员、新闻工作者、政治家等各阶层人士发起了纯净食品药品运动，旨在促进立法以加强全国范围内的食品药品监管。

　　曾任美国农业部化学局（美国 FDA 前身）首席化学师 Harvey W. Wiley 多次牵头向国会提交纯净食品法提案（Pure-Food Bills）[1]。

　　1906 年 6 月 30 日，美国首部《纯净食品和药品法案》颁布，该法案规定要对"掺假"药品进行严厉处罚，并禁止错误标识的行为，同时法案还授予美国农业部化学局对食品和药品"掺假"行为或错误标识行为进行检查的权力（图 3-1）[2]。

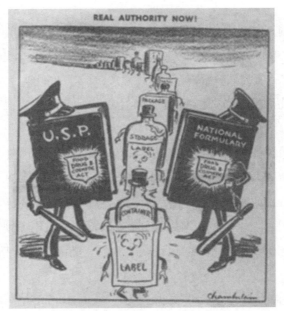

图 3-1　"现在开始真正的监管！"（《纯净食品和药品法案》）[3]

（三）1914 年《哈里森麻醉品法》：禁止药品自由销售的开端

　　19 世纪在美国，药品可以自由购买，服用掺有麻醉品的药品成瘾（即吸毒）的现象愈演愈烈，而医生和药剂师滥开和滥售成瘾药物加剧了毒品的泛

1　FDA. *Harvey W. Wiley: Pioneer Consumer Activist*, FDA Consumer magazine, Jan–Feb 2006.

2　FDA. *Part I:The 1906 Food and Drugs Act and Its Enforcement*, April 2019.

3　USP. *1938 Food, Drug and Cosmetic Act (FDCA)*, Oct 7, 2010.

滥。因此除药品的质量之外，美国社会也开始关注药品的销售和使用行为。

美国最初禁止自由销售和使用的是麻醉品（narcotic）。在社会舆论的呼吁和行业的支持下，1914 年，《哈里森麻醉品法》（*The Harrison Narcotic Act*）[1] 颁布，规定消费者必须凭医生处方购买麻醉品，处方必须保存两年[2]。

（四）1938 年《联邦食品、药品和化妆品法案》：要求提供药品安全性数据

20 世纪以前，对食品药品的监管主要由美国各州政府负责，此时美国国内掺假药品和虚假宣传盛行[3]。1930 年，前身为农业部化学局的食品、药品和杀虫剂组织正式更名为"食品药品管理局"（FDA）[4]。同年美国 FDA 提出修订《纯净食品和药品法案》的提案，包括禁止对药品疗效的错误声称，法案授权美国 FDA 对工厂进行检查以及对产品广告进行监管。

1937 年，美国田纳西州的制药公司 S.E. Massengill 因在上市销售的磺胺酏剂（Elixir Sulfanilamide）中擅自添加有肾毒性的甜味溶剂二甘醇而造成了34 名儿童和 71 名成人的死亡[5]。由于当时的法律存在漏洞，未要求制药企业提供证明药品安全性的试验证据，因此公众急切要求修订相关规定，以防止类似事件再度发生。1938 年 6 月 25 日，《联邦食品、药品和化妆品法案》（FDCA）颁布[6]。

该法案首先将新化学药品定义为"凡在 1938 年 FDCA 法案公布后提出上市申请的任何具有化学成分的药品，其说明书中标注的用途下的安全性和有效性未被有经验的专家普遍认可；或其安全性和有效性已被普遍认可（符合GRASE 条件），但尚未在美国大范围或长时间使用的药品"。

此外，法案规定生产商必须向美国 FDA 提交新药申请（NDA）并在申请

1　翟帆. 二十世纪美国毒品政策的演变［M］. 上海：上海社会科学院出版社，2017.

2　The Harrison Narcotics Tax Act, Pub. L. No.63-223, § 2, Ch. 1, 38 Stat. 785(1914).

3　杨悦. 美国药品监管科学研究［M］. 北京：中国医药科技出版社，2020.

4　FDA. Milestones in U.S. Food and Drug Law［2018-01-31］, https://www.fda.gov/about-fda/fda-history/milestones-us-food-and-drug-law.

5　JEF, AKST. The Elixir Tragedy1937［J］. Scientist, 2013.

6　杨悦. 美国 FDA 职责与权力［M］. 北京：中国医药科技出版社，2018.

中提交药品安全性数据，授权美国 FDA "在安全性试验无法证明新药安全性的情况下，禁止药品上市"。同时美国 FDA 建立了新药上市前通知程序，如果美国 FDA 在 60 天内未驳回 NDA 申请，那么新药生产商就可以上市销售该药品（实际上相当于"默示许可"程序）。法案还禁止虚假陈述药品疗效，设定有毒物质的安全限度，开展生产企业检查。

（五）1951 年《Durham – Humphrey 修正案》：明确处方药定义

在 1938 年 FDCA 实施后，美国药品监管中仍遗留两个未解决的问题：一是对成瘾性药品和有潜在危害的药品缺乏足够的监管；二是医生的处方行为在药品销售和调配中的作用不明确。

这两个问题体现了药品监管中的一个缺陷，即消费者购买药品或药剂师调配药品时，除了麻醉品外（1914 年《哈里森麻醉品法》），没有法律明文规定哪些药品需要凭处方才能够购买使用，即使患者处于无医嘱用药存在潜在的风险的情况下，从药品的标识上也无法判断是否需要医生或药剂师的指导[1]。

由于"磺胺酏剂"事件的先例，在 FDCA 通过后的两个月内，美国 FDA 开始关注那些不应当直接在标识上标示"患者可以安全使用"的药物，要求消费者凭借医师开具的处方购买。随后，美国 FDA、制药行业和医生就处方药和非处方药的定义展开了辩论[2]。

由时任参议员的前药剂师 Hubert H. Humphrey Jr.[3] 和代表北卡罗来纳州的众议院议员兼药剂师 Carl Durham 共同提出对 FDCA 进行修订的《达勒姆 – 汉弗莱修正案》（*Durham-Humphrey Amendment*），又称《处方药修正案》或《Durham 修正案》，旨在解决上述问题。

1951 年，《Durham 修正案》获得通过，修正了 FDCA 的第 503（b）条款，对处方药作出明确的界定，即任何具有成瘾性或者有潜在危害的药品，以及按

1　FDA. The history of Drug Regulation in the United States ［EB/OL］. ［2022–07–01］. https://www.fda.gov/media/74582/download.

2　FDA. *Part III: Drugs and Foods Under the 1938 Act and Its Amendments*, February 2018.

3　Humphrey 在参政前是南达科他州的药剂师，之后任美国第 38 任副总统。

照 FDCA 在新药申请批准时规定仅可凭医师处方分发和销售的人用药品。

处方药必须在执业医师[1]的监督下调配，同时必须在标识中加注"仅可凭处方购买（Rx only）"的字样。

该法还规定，处方必须由执业医师[2]开具，该处方可以是纸质处方也可以是口头处方，或者是对纸质处方复配（refill）或口头转述的处方。医师的口头转述处方只有在药剂师可以立刻记录并存档的情况下有效（图 3-2）。

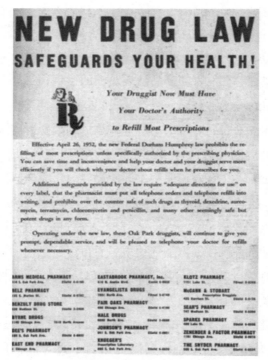

图 3-2　在 1952 年 5 月 1 日版的《Oak Leaves》发布《Durham 修正案》[3]

---

1 在美国和加拿大，Medical/Health Practitioner 和广义上的 Physician 同意，指所有持有专业医学学位的医生。Liscened Practitioner 即执业医师。
2 根据《标准药房法》（1992 年）第 105（y）条款，执业医生（practitioners）指除药剂师外可以开处方和提供药品的人。
3 Oak Park and River Forest Museum. Health Care Reform in 1952［EB/OL］.（1952-04-26）［2022-07-01］. http://oprfmuseum.org/this-month-in-history/health-care-reform-1952.

（六）1962 年《Kefauber-Harris 修正案》：要求提供药品有效性数据

《Durham 修正案》中未提及非处方药，但法律上界定了处方药是必须凭处方调配的药品，处方药的外包装上需要注明"仅可凭处方购买"，非处方药品的外包装标识上没有这个标识，患者可以自由购买并使用。因此，美国成为全球公认的最早立法实施药品分类管理的国家。虽然《Durham 修正案》严格处方药的监管，但是对非处方药销售的监管仍旧缺失。

1960 年，制造商 William S. Merrill 公司委托其在美国的经销商 Richardson-Merrell 公司向美国 FDA 提出将沙利度胺作为镇静剂和止痛剂在美国上市的申请。由于涉及一项特殊适应症——孕妇晨吐，美国 FDA 首席医学官 Kelsey 认为该药的动物安全性数据缺失并且不准确，临床证据对妊娠期使用的研究严重不足[1]，因而拒绝批准该药物在美国上市[2,3]。

至 1962 年，沙利度胺作为新型妊娠止吐药在 46 个国家普遍使用，导致了大约有一万名畸形儿的出生，而美国仅有 17 例因参与临床试验而造成畸形儿的事件[4]。

沙利度胺事件显示 1938 年的 FDCA 仍然存在严重缺陷。FDCA 在当时并没有赋予美国 FDA 制定疗效标准和疗效评估方法的权力，当时规定美国 FDA 若未在申请人发起 NDA 之日起 60 天内拒绝药品上市，药品就可以在市场上销售，造成一些有效性未经证实的药品进入药店和医院时，美国 FDA 也只是无能为力的旁观者[5]。

1962 年 10 月 2 日，国会参众两院一致通过了《科夫沃 - 哈里斯修正案》

1　Mcbride W G. Learning about the Safety of Drugs — A Half-Century of Evolution — NEJM［J］. New England Journal of Medicine. 2011（365）: 2125-2153.

2　NIH. Dr. Frances Oldham Kelsey［EB/OL］.［2015-06-03］. https://cfmedicine.nlm.nih. gov/physicians/biography_182.html.

3　Merrell 公司在向美国 FDA 报送数据的同时，全美 1200 名医生分发了 250 万片反应停大规模试用，服用者超过 2 万人，在当时这是合法的。事件发生后 Merrell 公司火速收回发出的药品，美国还是出现了 17 例海豹肢症婴儿。

4　杨悦. 美国 FDA 职责与权力［M］. 北京：中国医药科技出版社，2018.

5　Morgan D C, Allison S E. The Kefauver Drug Hearings in Perspective［J］. The Southwestern Social Science Quarterly，1964: 59-68.

（ *The Kefauver - Harris Amendment* ），又称《药品修正案》，规定在所有药品上市申请中，在原有安全性要求的基础上增加了有效性要求，要求申请人在药品上市前提交实质性证据证明药品的有效性，审评时限为 180 天，即美国 FDA 应当在 180 天内做出批准新药上市申请的决定。自此，美国的新药上市申请由通知程序（"默示许可"模式）改变为上市前审评程序[1]。

（七）1966 年药效研究实施项目：药品有效性回顾性审查

由于不同时期美国药品上市要求不同，导致当时在美国市场上有三类药品：一是 1962 年以前未经批准即上市的药品被称为"祖父药"（Grandfathered Drugs）；二是 1938~1962 年只基于安全性证据批准的药品；三是 1962 年后基于安全性和有效性证据批准的药品及其仿制品。

与 1938~1962 年间基于安全性证据获批的药品（相当于参比制剂）相比，具有相同的活性成分，但商品名、效力（potency）、剂型、盐或酯不同的药品被称为"相同、相关或类似"（identical, related or similar, IRS）药品[2,3]。当一个药品提交上市申请后，若美国 FDA 认定其为 IRS 药品，则直接纳入"参比制剂"的新药申请（NDA）中，视作与"参比制剂"一同被批准，允许这些 IRS 药物无需经过独立批准即可上市[4]。

1966 年，根据《科夫沃－哈里斯修正案》的要求，美国 FDA 开始与国家科学院（NAS）、国家研究理事会（NRC）合作对 1938~1962 年间美国 FDA 基于安全性证据批准的 3400 余个新药的有效性进行回顾性审查，该审查被称为药效研究实施项目（DESI）。

NAS 与 NRC 按特定的药品类别成立了 30 个专家组，每个小组由 6 名专业人员组成，专家组对每个药品都进行单独评估以确定其有效性。专家组主要从四个方面寻找药品有效性的证据：①药品生产商提交的简报；②直接从药

---

1 杨悦. 美国药品监管科学研究 ［M］. 北京：中国医药科技出版社，2020.

2 USA. 21 CFR 310.6（b）（1）（2009）.

3 Office of Pharmaceutical Quality FDA, *NDA Classification Codes*, November 4th, 2015.

4 FDA. Unapproved Drugs ［EB/OL］.（2021–06–02）［2022–07–01］. https://www.fda.gov/drugs/enforcement–activities–fda/unapproved–drugs.

品生产商处索取的额外证据；③美国 FDA 档案中的信息；④专家组成员提供的相关医学文献。在得出药品是否具有有效性的结论之后，专家组将报告提交给 NAS/NRC，NAS 与 NRC 再将报告提交给 FDA[1]。

DESI 审查药品中包括了 420 种基于安全性获批的非处方药，最终仅有 25% 的非处方药被确认有效[2, 3]。

此后，美国 FDA 将 1938~1962 年间基于安全性批准的新药的 IRS 药品也纳入回顾性审查范围，这些新药及其 IRS 药品被统称为 DESI 产品[4]。美国 FDA 至今仍未完成部分 DESI 产品的有效性评价，根据规定，这些产品仍然可以在市销售直到美国 FDA 完成评价，做出最终判断。

对于审查后被美国 FDA 认定有效的各类药品，需要分别提交不同的补充资料：基于安全性批准的药品需要提交包含有效性证据的新药补充申请（sNDA）；1962 年前上市的 IRS 药品需要提交包含安全性、有效性证据的 NDA；1962~1983 年间完成审查的 IRS 药品需要提交 NDA 或文献新药申请（paper NDA）；1984 年后完成审查的 IRS 药品需要提交 NDA 或简略新药申请（ANDA）。美国 FDA 于 1980 年为创新药的仿制药建立了"文献 NDA"程序。"文献 NDA"是一个完整的 NDA，必须满足与创新药 NDA 相同的所有要求，仿制药生产商可以通过引用科学文献来证明药品的安全性和有效性，替代自行开展临床试验。

DESI 项目之后，针对市场上待审查非处方药数量众多，但所涉及活性成分种类预计很少的情况，如果采取单个品种审查方式，资源占用巨大且审查进展缓慢，为提高审评效率，快速完成审查，美国 FDA 在已有的申请上市路

1 National Academy of Sciences. The Drug Efficacy Study of the National Research Council's Division of Medical Sciences, 1966–1969［EB/OL］.［2022–07–01］. http://www.nasonline. org/about–nas/history/archives/collections/des–1966–1969–1.html.

2 FDA. Over–the–Counter（OTC）Drugs Branch：The OTC Drug Review［EB/OL］.（2015–02–02）［2022–07–01］. https://www.fda.gov/drugs/enforcement–activities–fda/over–counter–otc–drugs–branch–otc–drug–review.

3 FDA. Rulemaking History for Administrative Procedures for OTC Drug Products–Final Rule：Review Procedures［EB/OL］.［2022–03–25］. https://www.fda.gov/drugs/historical–status–otc–rulemakings/rulemaking–history–administrative–procedures–otc–drug–products.

4 FDA. Drug Efficacy Study Implementation（DESI）［EB/OL］.（2022–06–02）［2022–07–01］. https://www.fda.gov/drugs/enforcement–activities–fda/drug–efficacy–study–implementation–desi.

径之外，通过建立非处方药专论路径的方式对非处方药活性成分进行分类评估。适应症、活性成分和标识等符合某个专论要求的药品在美国境内上市无需经美国 FDA 审批，药品生产商只需在生产前登记信息并获得国家药品登记号（NDC）即可生产销售[1]。

目前，FDCA 第 379aa 条款中对非处方药也作出了定义，非处方药是指在美国 FDA 批准新药申请时规定不需要凭医生处方分发和销售的药品，以及未按照 FDCA 第 355 条款提交申请并由美国 FDA 批准的药品，包括通过专论路径上市的药品等其他未经批准上市的药品[2]。

美国药品监管发展关键时间节点及主要内容如表 3-1 所示。

表 3-1　美国药品监管发展关键时间节点及主要内容

时间	法案	内容
19 世纪中上叶	—	药品无需处方，随意售卖
1820 年	第一部《美国药典》	提供官方检测标准
1848 年	《进口药品法案》	禁止进口掺假药品
1906 年	《纯净食品和药品法案》	禁止掺假及错误标识，美国农业部化学局可进行检查，美国开始实质性监管药品
1914 年	《哈里森麻醉品法》	麻醉品必须凭处方购买，不再允许药品自由售卖
1937 年	—	"磺胺酏剂事件"暴发，暴露出药品安全性监管缺失的问题
1938 年	《食品、药品和化妆品法案》	提出新药定义，要求药品提供安全性数据，建立新药上市前"默示许可"程序，禁止虚假陈述药品疗效，设定有毒物质的安全限度，开展生产企业检查
1951 年	《Durham - Humphrey 修正案》	明确处方药定义，处方药必须开具处方才可购买
1962 年	—	"沙利度胺事件"暴发，暴露出药品有效性监管缺失及 FDA 药品审评机制存在缺陷的问题
1962 年	《Kefauver - Harris 修正案》	要求提供药品有效性证明，药品上市从"默示许可"改为事前审批

1　Robert A.Eshelman，屠永锐，严益民，等. 美国 FDA 对非处方药（OTC）的监管 [J]. 中国新药杂志，2013，22（24）：2874-2877.

2　Dietary Supplement and Nonprescription Drug Consumer Protection Act §2, 21 U.S.C. §379aa（2006）.

时间	法案	内容
1966 年	—	药效研究实施项目（DESI）开始，对 1938~1962 年间根据安全性批准的药品进行有效性回顾审查
1972 年	—	非处方药审评项目开始，建立首批非处方药专论
1979 年	—	针对专论的修订，建立公民请愿程序
1999 年	—	针对 1972 年以后在美国上市的非处方药以及在本土没有上市使用经验的非处方药专论的建立和修订，建立应用时间和范围申请（TEA）程序
2020	—	为提高专论体系的运行效率，建立行政命令（OMO）程序，适用于所有建立、修订、删减专论的情况

二、非处方药监管组织架构

2020 年之前，非处方药的审评工作由美国 FDA 药品评价和研究中心（CDER）中的新药办公室（OND）下设的药品第四评估办公室［ODE（Ⅳ）］负责。

ODE（Ⅳ）又按照非处方药的上市路径分别设立了非处方药临床评估部（DNCE）和非处方药法规开发部（DNRD）。

DNCE 负责监管新药申请（NDA）路径上市的非处方药；DNRD 负责非处方药专论（OTC Monograph）的制定和更新[1]。

2020 年 3 月 27 日，美国 FDA 进行了非处方药监管改革，并对下设的非处方药监管组织架构进行了调整。改革后，美国 FDA 内部建立了多层级的非处方药监管组织架构（图 3-3）。

目前，与非处方药监管相关的内部组织架构或外部专家委员会包括：药品评价和研究中心（CDER）、监管事务办公室（ORA）以及非处方药咨询委员会（NDAC）。

---

1 Mark Land. FDA's Division of Nonprescription Drug Products ［EB/OL］.（2017-07-25）［2022-07-01］. https://www.theaahp.org/regulatory/fdas-division-of-nonprescription-drug-products/.

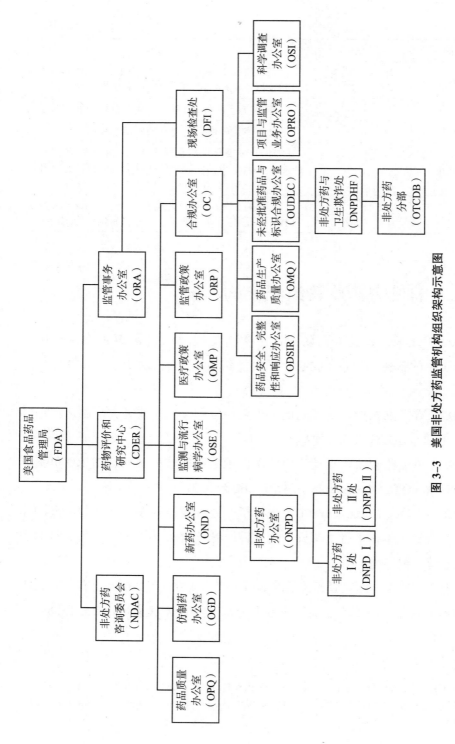

图 3-3　美国非处方药监管机构组织架构示意图

（一）药品评价和研究中心

CDER 规模庞大，承担着重要的药品监管职能，其使命是确保用以改善美国公众健康的药物是安全且有效的。

由 CDER 下设的七个办公室各自负责与非处方药监管有关的职责，分别为：新药办公室（OND）、仿制药办公室（OGD）、合规办公室（OC）、监测与流行病学办公室（OSE）、医疗政策办公室（OMP）、监管政策办公室（ORP）、药品质量办公室（OPQ）[1]。

1. 新药办公室

新药办公室（OND）是 CDER 两大药品审评办公室之一。OND 的使命是确保美国公众能够获得安全有效的药品和生物制剂。OND 负责审评新药申请并做出是否批准的决定；制定指南和政策，以确保审评过程的高效。

（1）OND 负责 OTC 监管的内部组织架构

OND 共有一个直属办公室和八个审评办公室[2]。其中，非处方药办公室（ONPD）负责非处方药审评；直属办公室（the immediate office）负责监督由非处方药处（DNPD）审评的非处方药的开发、审评和专论法规（图 3-4）。

ONPD 又按照审评适应症不同分设非处方药Ⅰ处（DNPD Ⅰ）和非处方药Ⅱ处（DNPD Ⅱ）[3]。非处方药Ⅰ处（DNPD Ⅰ）负责麻醉、成瘾性和止痛、皮肤病、胃肠、神经、肺部、过敏和重症监护、精神病用非处方药的审评。非处方药Ⅱ处（DNPD Ⅱ）负责抗感染药、抗病毒药物、心脏病和肾脏病、牙科、糖尿病、血脂异常和肥胖、眼科、耳科、泌尿科、产科、妇科用非处方药的审评。

---

1 FDA. CDER Offices and Divisions［EB/OL］.（2022-03-02）［2022-07-01］. https://www.fda.gov/about-fda/center-drug-evaluation-and-research-cder/cder-offices-and-divisions.

2 FDA. Office of New Drugs［EB/OL］.（2022-06-24）［2022-07-01］. https://www.fda.gov/about-fda/center-drug-evaluation-and-research-cder/office-new-drugs.

3 FDA. Office of Nonprescription Drugs［EB/OL］.（2021-05-06）［2022-07-01］. https://www.fda.gov/about-fda/center-drug-evaluation-and-research-cder/office-nonprescription-drugs.

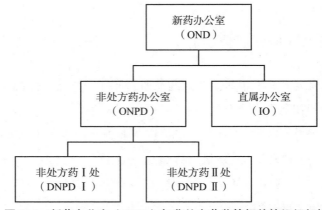

图 3-4 新药办公室（OND）与非处方药监管相关的组织架构

（2）OND 在 OTC 监管中的职责

在非处方药的监管中，OND 承担非处方药审评和非处方药专论制定两大职责。

A. 负责非处方药审评 OND 下设的非处方药处（DNPD）负责非处方药开发和监管，包括对所有非处方药的 IND、NDA 和 sNDA 申请，以及处方药转换为非处方药申请的审评，并将根据需要要求 OND 和 CDER 的其他部门参与审评，开展合作性或咨询性的审评活动，由其他部门为非处方药上市申请材料的审评提供治疗方面的专业知识。

除了 DNPD 外，OND 下设的某个特定主题审查部门（Specific Subject Matter Review Division，SSMRD）也将参与审评。SSMRD 是指 OND 下设的其他 7 个负责不同生理疾病分类药品审评的办公室（表 3-2）。

表 3-2 SSMRD 列表

名称	审评领域
心脏病学、血液学、内分泌学和肾病学办公室（OCHEN）	心脏病学和肾病学、糖尿病、血脂异常和肥胖症、一般内分泌学、非恶性血液学
免疫学和炎症办公室（OII）	皮肤病学和牙科、胃肠病学、肝病学和营养学、肺病学、过敏和重症监护、风湿病学和移植医学
罕见病、儿科、泌尿和生殖医学办公室（ORPRUM）	儿科和孕产妇健康、罕见疾病和医学遗传学、泌尿科、妇产科

名称	审评领域
传染病办公室（OID）	抗感染产品、抗病毒产品、移植和眼科产品
神经科学办公室（ON）	神经病学产品、精神病学产品、麻醉、镇痛和成瘾产品
肿瘤疾病办公室（OOD）	肿瘤产品、非恶性血液学产品、与血液学肿瘤学毒理学有关的问题
专业医学办公室（OSM）	用于基于图像的疾病诊断和监测的药品以及眼科产品

DNPD 负责建立审评 IND、NDA 和 sNDA 的审评小组，根据申请材料的初审结果，确定合适的 SSMRD 与 DNPD 开展联合审评，由 DNPD 与 SSMRD 协作对申请中的不同内容进行审评。

对于非处方药的 NDA 和 sNDA 申请，主要由 SSMRD 的成员审评临床试验的有效性数据和安全性数据结果，DNPD 的成员审评来自消费者行为研究的数据以及来自美国及以外国家的上市后安全性信息（完整分工见表 3-3）。如果 DNPD 审评小组发现了一个没有反映在标识中的严重安全问题，DNPD 审评小组将通知 SSMRD。

B. 负责非处方药专论制定 DNPD 还负责 OTC 专论制定。在专论的制定过程中，需要由合适的科学审评人员审评 OTC 专论中非处方药中的活性成分（API）的安全性和有效性有关的数据，例如：处方药审评部门的医学人员和统计人员协助审评有效性数据；CDER 药理学家协助审评致癌性或其他动物毒理学数据。

因此，DNPD 只作为专论制定的主要负责部门，并非完全独立制定专论，OND 内部其他部门的药品审评人员可能参与制定专论过程[1]。

---

1 FDA. Over-the-Counter OTC | Nonprescription Drugs［EB/OL］.（2022-06-28）［2022-07-01］. https://www.fda.gov/drugs/how-drugs-are-developed-and-approved/over-counter-otc-nonprescription-drugs.

表 3-3　CDER 非处方药审评任务分工 [1]

主题	审评成员
临床有效性	SSMRD*
临床药理学	SSMRD
消费者行为（标识理解力）	DNPD
药品事实标签	DNPD
药理毒理	DNPD
临床安全性 　来自于临床试验 　来自于上市后和消费者行为研究	 SSMRD DNPD
统计数据 　来自于临床试验的有效性和安全性 　来自消费者行为研究	 SSMRD* DNPD

* 某些情况下，上述提交的资料或其中的某些部分由 DNPD 审评（例如防晒剂和防腐剂的模拟研究）。

2. 仿制药办公室

仿制药办公室（OGD）是 CDER 的另一大药品审评办公室。其使命是确保可以向美国公众提供高质量，价格可负担的仿制药。美国 FDA 批准的仿制药处方量约占美国处方数量的 90%，所有获批的仿制药均具有与原研药品相同的质量、规格、纯度和稳定性，仿制药生产、包装和试验场所必须具备与原研药相应场所相同的质量标准。

OGD 与非处方药监管相关的职责为对通过简略新药申请（ANDA）路径提交上市申请的非处方药进行审评 [2]。

1　FDA. *Good Review Practice: OND Review Management of INDs and Marketing Applications for Nonprescription Drug Products*, June 25th 2018.

2　FDA. Office of Generic Drugs ［EB/OL］.（2021-05-19）［2022-02-21］. https://www.fda. gov/about-fda/center-drug-evaluation-and-research-cder/office-generic-drugs.

3. 合规办公室

合规办公室（OC）通过合规策略和基于风险的执法行动，保护患者免受劣质、不安全和无效药物的侵害[1]。

OC 是基于风险的执法和沟通部门，OC 负责：

（1）维护药品场地注册和产品登记电子系统（eDRLS）[2] 的数据库，并确保数据库中的信息是最新和准确的；

（2）通过生产设施检查、产品检测以及其他上市前和上市后的合规行动来监管人用药品的质量；

（3）制定政策和合规策略，确保非处方药和处方药有适当的标识并满足药品审批要求；

（4）协调和实施药品召回，监控并协助解决由于合规问题造成的药物短缺；

（5）为设在境外的美国 FDA 地区办事处开展调查和监管行动提供支持和指导。

OC 目前下设 5 个办公室的部分职能与 OTC 有关，分别为药品安全、完整性和响应办公室（ODSIR）、药品生产质量办公室（OMQ）、项目与监管运行办公室（OPRO）、科学调查办公室（OSI）以及未获批准药品和标识合规办公室（OUDLC）（图 3-5）。

2006 年，美国 FDA 以发布指南文件的形式启动了"未获批准药品行动"（UDI），该行动旨在减少市面上未经过 NDA 或 ANDA 等申请途径上市的药品，并在 OC 中设立 OUDLC 来执行该行动。

美国 FDA 又在 OUDLC 中专门为未批准药物中的非处方药监管设立了非处方药品和健康欺诈处（DNPDHF）及下设的非处方药分支机构（OTCDB）。

1　FDA. Office of Compliance ［EB/OL］.（2022-04-26）［2022-07-01］. https://www.fda. gov/about-fda/center-drug-evaluation-and-research-cder/office-compliance.

2　美国药品生产企业的所有者或经营者必须向美国 FDA 注册其企业的场地，注册人还必须登记在其企业生产的用于商业分销的每种药物。

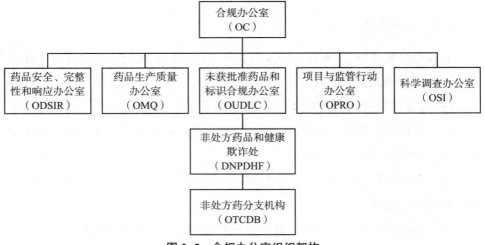

图 3-5 合规办公室组织架构

在非处方药监管中，合规办公室（OC）的职责分为多个层级，在 OC 本身针对所有药品审评与合规的职责之下，不同层级的部门（OUDLC、DNPDHF、OTCDB）又分别有各自专门针对非处方药监管的职责。

（1）未获批准药品和标识合规办公室的职责

未获批准药品和标识合规办公室（OUDLC）负责制定和实施与未经批准的处方药、非处方药、欺诈药品相关的监督活动、合规策略和政策[1]。识别并处理具有欺诈性和危险的药物，并发布消息提醒美国消费者防范危险；评估非处方药的产品成分和标识，以确保符合科学和法律标准；监督 FDA 的药品场地注册和产品登记电子系统（eDRLS）数据库，管理相关的监管和政策问题；公布药品生产场地登记清单（DECRS）和国家药品代码（NDC）目录。

2006 年，OUDLC 建立时，即设置了非处方药品和健康欺诈处（DNPDHF）以打击非处方药领域的欺诈行为。

DNPDHF 的职责是：指导现场检查和调查，并建议、指挥和（或）协调与欺诈性药品和非处方药品有关的案件调查和合规行动（例如，指导 ORA 进行现场检查）；提供与产品相关的执法和诉讼支持和指导；识别并优先考虑对

---

1 FDA. Office of Unapproved Drugs and Labeling Compliance［EB/OL］.（2021-02-18）［2022-07-01］. https://www.fda.gov/about-fda/center-drug-evaluation-and-research-cder/office-unapproved-drugs-and-labeling-compliance.

欺诈性药品和非处方药品采取监管行动，同时制定合规策略以处理不合规行为；审查并制定法规草案，开展执法和外部协作[1]。

非处方药分支机构（OTCDB）负责市场监管，及时有效地从市场上撤除违法的非处方药。

OTCDB 回答公众和行业关于非处方药合规监管状况的问询；制定 OTC 政策；通过提供详细的说明来指导 ORA 地区办事处的执法行动；持续评估药品的成分和标识；识别和评估与非处方药行业的相关问题，并发布问题的解决方案；了解非处方药行业的技术和营销创新以及趋势；采取监管行动以确保非处方药安全、有效，例如：发布警告信及无标题信函、召开监管会议、提出检查请求、发布自愿召回建议、扣押、发布禁令、刑事制裁等信息。

（2）药品安全、完整性和响应办公室的职责

药品安全、完整性和响应办公室（ODSIR）的职责为保护合法药品供应链的完整性。ODSIR 使用基于风险的手段来最大程度地减少消费者暴露于合法供应链以外渠道销售的存在风险的产品[2]。负责领导实施 2013 年颁布的《药品供应链安全法案》的政策和活动；从供应链中撤除缺陷药品；协调合规办公室的活动，以缓解和防止药品短缺；确保药品进出口遵守联邦法律法规。

（3）药品生产质量办公室的职责

药品生产质量办公室（OMQ）根据美国 FDA 检查人员的检查报告和证据评估药品制造要求的合规性。OMQ 制定和实施合规政策，并采取基于风险的行动，以保护美国公众免受市场上掺假药品的侵害[3]。

OMQ 负责制定和实施合规及执法的政策，策划和实施行动；通过警告信和其他手段，努力使严重违反联邦法律法规的接受检查的生产场地合规；与美国

1　FDA. Division of Non-Prescription Drugs and Health Fraud［EB/OL］.（2016-10-28）［2022-07-01］. https://www.fda.gov/about-fda/center-drug-evaluation-and-research-cder/division-non-prescription-drugs-and-health-fraud.

2　FDA. Office of Drug Security, Integrity and Response［EB/OL］.（2021-02-16）［2022-07-01］. https://www.fda.gov/about-fda/center-drug-evaluation-and-research-cder/office-drug-security-integrity-and-response.

3　FDA. Office of Manufacturing Quality［EB/OL］.（2021-02-16）［2022-07-01］. https://www.fda.gov/about-fda/center-drug-evaluation-and-research-cder/office-manufacturing-quality.

FDA 检查人员合作，确保遵循统一的、基于风险的、以患者为中心的合规和执法的政策，并统一行动；评估生产和产品质量问题，以减少和预防药品短缺。

（4）项目与监管运行办公室的职责

项目与监管运行办公室（OPRO）领导和管理与项目管理和流程管理相关的合规办公室（OC）的运营和基础设施[1]。负责管理 OC 的仿制药受控函（controlled correspondence）机制的执行。

（5）科学调查办公室的职责

科学调查办公室（OSI）确保受 CDER 监管的药品和生物制品具有可靠的安全性和有效性证据，并符合上市后的安全性要求。OSI 还确保参与临床试验的个人的权利、安全和福利受到保护。

OSI 与 CDER 的研究可靠性和监测办公室（OSIS）合作，管理美国 FDA 的 CDER 生物研究监测项目合规计划（BIMO CP）。

生物研究监测（BIMO）项目是一项综合性的现场检查和数据核查项目，涵盖所有美国 FDA 监管的临床研究（包括生物等效性试验），以保证对临床试验受试者的监督和保护，以及临床试验数据的完整性[2]，其检查范围涵盖了 OTC 药物。

OSI 负责确保新药非临床和临床研究的研究者、申办方、机构伦理委员会和合同研究组织（CRO）遵守 GCP、遵守良好的生物利用度和生物等效性研究规范和 GLP，以及遵守旨在保护参与临床试验的个人的权利和福利的法规。确保提交给美国 FDA 的临床试验数据的有效性，以支持证明人用药品的安全性和有效性的上市申请。评估申办方对风险评估和减轻策略（REMS）、药品上市后不良事件报告和上市后研究的规定的遵守情况。通过警告信和其他手段，促使严重违反法律法规的企业合规。监测 ClinicalTrials.gov 中提交的注册及研究结果信息的遵守情况，必要时启动合规和执法行动等。

---

1 FDA. Office of Program and Regulatory Operations in Compliance［EB/OL］.（2021-03-02）［2022-07-01］. https://www.fda.gov/about-fda/center-drug-evaluation-and-research-cder/office-program-and-regulatory-operations-compliance.

2 FDA. FDA Bioresearch Monitoring Information［EB/OL］.（2020-12-22）［2022-07-01］. https://www.fda.gov/inspections-compliance-enforcement-and-criminal-investigations/compliance-actions-and-activities/fda-bioresearch-monitoring-information.

4. 监测与流行病学办公室

监测与流行病学办公室（OSE）的使命是在药物的整个生命周期中监测和评估药物的安全性。

OSE 有四个核心职能：药物警戒、药物流行病学、预防和分析用药错误，以及风险管理，并跨多个学科开展工作，以审评药物的安全性。

OSE 负责维护上市后监测和风险评估计划系统，以识别和评估在药物研发过程中未发现的不良事件和用药错误等。OSE 每年评估美国 FDA MedWatch 中提交的约 200 多万份不良事件和用药差错报告，包括所有非处方药有关的不良事件的上市后监测数据和报告。审查药物安全性相关的流行病学研究方案和研究报告；确保申办方在初次批准后开展的上市后研究符合流行病学的最佳规范，并能提供有力的和可操作的证据，以便为监管决策提供依据；获取、管理和分析药品销售和医疗护理数据，以描述美国的药品使用水平和治疗模式；与制药公司合作，尽量减少用药错误，包括与药品标识、包装、设计和专有名称有关的使用错误。

5. 医疗政策办公室

医疗政策办公室（OMP）负责领导医疗政策计划和战略行动的制定、协调和实施。OMP 参与 CDER 不同领域的项目，与美国 FDA 的各中心及利益相关者合作，完善医疗政策，从而改善药品研发和监管审评的流程。

OMP 除直属办公室外，还有医疗政策行动办公室（OMPI）和处方药推广办公室（OPDP）两个下属办公室，其中与非处方药监管相关的是医疗政策行动办公室（OMPI）。

医疗政策行动办公室（OMPI）领导了许多与非处方药相关的行动，例如：非处方药安全使用监管拓展（NSURE）行动，该行动旨在通过创新的科学技术寻找某些药品作为非处方药使用的潜力，以解决临床上某些常见病症或疾病的用药缺乏问题[1]。

1　FDA. Regulatory Approaches for Prescription to OTC Switch［EB/OL］.（2015-07-02）［2022-07-01］. https://web.archive.org/web/20210305025734/https://www.fda.gov/media/93193/download.

6. 监管政策办公室

监管政策办公室（Office of Regulatory Policy，ORP）领导并监督 CDER 制定人用药品监管相关的政策和程序。

ORP 职责范围包括处方药与非处方药。负责提出、制定和审查与人用药品监管相关的法规、指南和其他文件；领导解决 OTC 公民请愿书，如针对 OTC 专论修订或删减的公民请愿书中提出的问题，制定详细答复；对 FDCA 和其他法律、法规以及政策条款提出建议或协助解释；协助撰写新立法提案的意见；为所有信息披露申请提供是否适合披露的总体政策指导、协调和解释[1]。

7. 药品质量办公室

药品质量办公室（OPQ）的使命是确保为美国公众提供优质药品。OPQ 整合了评估、检查、监督、政策和研究活动，以在全球范围内加强药品质量监管。OPQ 支持"One Quality Voice"，在所有国内或国外生产场地以及所有人用药品领域（包括新药和生物制品、仿制药、生物类似药、非处方药和医院制剂）创建一致的、以患者为中心的药品质量计划。OPQ 还鼓励采用新兴技术来提高药品质量并重振药品制造业。

（二）监管事务办公室

监管事务办公室（ORA）的使命是确保消费者能够及时获得安全、优质的产品，保护消费者安全并改善公众健康。ORA 是美国 FDA 内部具有执法权的负责检查的部门，是所有机构进行现场监管活动的牵头办公室。为了履行其使命，ORA 还与 ORA 之外的各州和区域及国外的检查机构开展合作[2]。

2017 年 5 月 15 日，ORA 根据美国 FDA 的"Program Alignment"计划调

1　FDA. Office of Regulatory Policy［EB/OL］.（2020–12–02）［2022–07–01］. https://www.fda.gov/about–fda/center–drug–evaluation–and–research–cder/office–regulatory–policy.

2　FDA. Office of Regulatory Affairs（EB/OL）.（2021–06–11）［2022–07–01］. https://www.fda.gov/about–fda/fda–organization/office–regulatory–affairs.

整了内部组织架构，以基于业务的组织架构取代了原有的基于区域的组织架构，设立了 7 个办公室；原有的 20 个地区办公室和 16 个分布在全国各地的实验室得到保留，向 7 个办公室提供服务 [1]。

ORA 的各地区现场检查处（DFI）负责和各州的地区办公室协调安排人员执行处方药和非处方药生产场地的药品生产质量管理规范（cGMP）合规检查。

ORA 负责对美国 FDA 监管的产品的生产企业和场地进行检查；调查消费者投诉、紧急情况和犯罪活动；执行美国 FDA 法规；负责产品抽样和检测；开展进口药品批准前检查。

（三）非处方药咨询委员会

美国 FDA 的咨询委员会（advisory committee）是由政府外部专家组成，为政府机构提供关于科学、技术和政策事项的独立专家意见的实体。当出现科学、技术或政策问题时，美国 FDA 经常依赖咨询委员会提供独立专家建议，帮助美国 FDA 在合理依据科学原则的基础上做出决策。美国 FDA 一般会采纳咨询委员会的建议，但咨询委员会的建议并不一定起到决定性作用。

美国 FDA 共有 47 个咨询委员会 [2]，非处方药咨询委员会（NDAC）是 OTC 的外部咨询机构。NDAC 由包括主席在内的 10 名有投票权的成员组成，成员和主席由局长或指定人员从内科、家庭护理、临床毒理学、临床药理学、药学、牙科等领域的权威专家中选出，通过投票给出委员会建议。

NDAC 的成员任期四年，有投票权的核心成员可能包含一名专业技术领域的人员，该成员被认定为代表消费者利益，由面向消费者的组织或其他有关人员推荐，最终由局长或指定人员选出。除投票成员外，委员会还可包括一名代表产业界利益的无投票权成员。

局长或指定人员可根据需要，设立由两名或多名委员会成员组成的临时小

1　FDA. Field Science and Laboratories［EB/OL］.（2020–09–23）［2022–07–01］. https://www.fda.gov/science–research/field–science–and–laboratories.

2　FDA. Learn About FDA Advisory Committees［EB/OL］.（2020–10–19）［2022–07–01］. https://www.fda.gov/patients/about–office–patient–affairs/learn–about–fda–advisory–committees.

组委员会，以解决其各自专业领域内的具体问题。

小组委员会就具体问题提出初步建议，供全体委员参考。小组委员会不得直接向美国 FDA 提供建议或工作成果。各小组委员会成立时，应当通知部门委员会管理干事，并应当向其提供有关其名称、成员、职能和预计会议频率的信息。

美国 FDA 将推荐一名全职或长期兼职的联邦雇员担任特派联邦官员（DFO），出席每次委员会会议，并确保所有程序符合适用的法律、法规和 HHS 执法手册。DFO 负责批准和准备所有会议议程，召集 NDAC 和小组委员会会议，根据公众利益决定延期会议召开，并接受美国 FDA 的指派主持会议。DFO 应当出席全体委员会和小组委员会的所有会议 [1]。

NDAC 会议大约每年举行一次。会议应当向公众开放，除非局长或指定人员依据法律、法规另有规定，所有会议的通知应当向公众发出。

NDAC 的职责为 [2,3]：审查和评估有关非处方药的人用药品或美国 FDA 监管的任何其他产品的安全性和有效性的现有数据；针对公认安全有效并且不存在错误标识的药品，向局长提出建立专论或批准 NDA 申请的建议；作为处方药和非处方药转换的意见交换的平台。

三、非处方药上市管理制度

目前，在美国，非处方药的上市路径可分为三种（图 3-6）：非处方药专论路径、与处方药相同的申请上市路径以及处方药转换为非处方药路径。未上市非处方药的活性成分及其应用条件符合现行专论要求的应当通过专论路径上

---

1 FDA. Nonprescription Drugs Advisory Committee Charter［EB/OL］.（2021-09-08）［2022-07-01］. https://www.fda.gov/advisory-committees/nonprescription-drugs-advisory-committee/nonprescription-drugs-advisory-committee-charter.

2 FDA. Nonprescription Drugs Advisory Committee［EB/OL］.（2021-02-18）［2022-07-01］. https://www.fda.gov/advisory-committees/human-drug-advisory-committees/nonprescription-drugs-advisory-committee.

3 Bachrach E E. The FDA's new over-the-counter drug office and advisory committee：An industry perspective［J］. Food and Drug Law Journal, 1993, 48（4）：563-566.

市。不符合专论要求的，应当通过与处方药相同的申请路径上市。已上市销售的处方药拟转换为非处方药的则通过转换路径上市。

在美国，药品生产场地的所有者或经营者必须在生产场地投入使用后的五天内，向 FDA 注册其生产场地。在场地注册完成后，生产场地的所有者或经营者需要为同一公司拥有的所有需要列出药品的生产场地申请一个通用的贴标商代码（labeler code），并在该贴标商代码下登记其生产的所有药品（drug listing），登记药品时需要提交国家药品代码（NDC）和参与生产该药品的每个生产场地等信息[1]。生产场地注册和药品登记的信息应当以结构化的格式（SPL）向 FDA 的药品场地注册和产品登记电子系统（eDRLS）提交[2]。

对于 NDA 和 ANDA 路径上市的非处方药，在提交的 NDA 或 ANDA 申请中，需要包含生产商信息，包括参与药品生产或质量控制的每个场地的名称、位置和建筑物编号。

（一）专论路径

1966 年，美国通过 DESI 项目对非处方药开展回顾性逐一审查。1972 年启动"非处方药审评项目"，建立非处方药安全性有效性的评价标准，将 700 多个活性成分按 26 个治疗类别分别审查，建立包含活性成分和应用条件的首批专论。1979 年，FDA 制定了针对专论修订的公民请愿程序。1999 年，FDA 建立应用时间和范围申请（TEA）程序，拓宽针对境内和境外已有上市经验的非处方药建立专论的路径，对 TEA 专论的修订也适用公民请愿程序。2020 年，为提高专论体系的运行效率，FDA 建立了行政命令（OMO）程序，适用于所有建立、修订或删减专论的情形。

1　FDA. Electronic Drug Registration and Listing Instructions［EB/OL］.（2021–10–05）［2022–07–01］. https://www.FDA.gov/drugs/electronic–drug–registration–and–listing–system–edrls/electronic–drug–registration–and–listing–instructions.

2　FDA. NDC Number［EB/OL］.［2022–07–01］. https://www.FDAhelp.us/ndc_number.html.

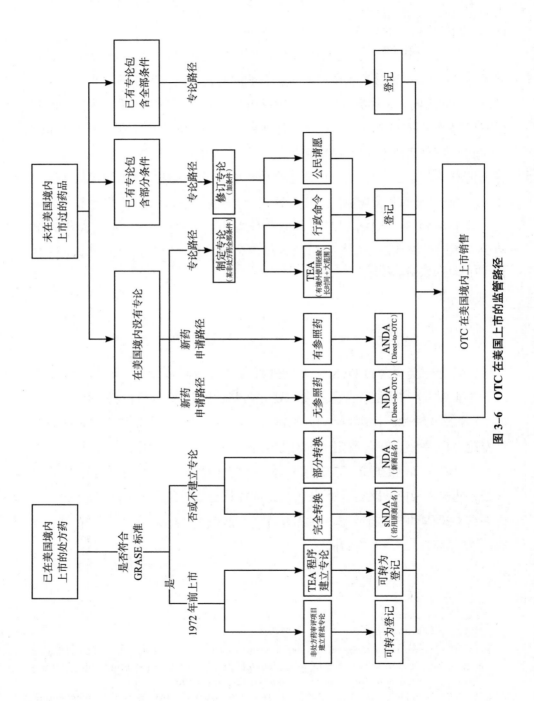

图 3-6 OTC 在美国上市的监管路径

1. 非处方药初始专论的建立

1966 年，在 DESI 项目对非处方药开始回顾性审查时，在美国市场上有 10 万到 50 万个非处方药，FDA 预计这些非处方药中实际只包括几百种活性成分，有限的审评资源难以对如此巨量的非处方药进行逐个回顾性审查[1]，为此 FDA 于 1972 年开始了"非处方药审评项目"（OTC Drug Review Program），建立公认为安全有效（GRASE）药品的评价标准，快速批量地将不符合标准的非处方药撤市。

"非处方药审评项目"开展后，FDA 首先将 700 余个活性成分，按照 26 个治疗类别（例如，如痤疮用药、抗酸药、感冒药等）分类评价是否符合 GRASE 标准，并在《联邦公报》上发布公告，向利益相关方征求补充性的已公开或未公开的信息和数据，随后按治疗类别组建咨询审评小组对数据进行审评，最终将是否符合 GRASE 标准的审评结果以审评报告的形式反馈至 FDA，审评结论包括符合 GRASE 要求、不符合 GRASE 要求及证据不足暂时无法判断三种情况。

之后，FDA 将审评报告公布在《联邦公报》上供制药行业及公众评议，FDA 会根据审评报告的内容，并参考评议结果将每个治疗类别中与活性成分对应的应用条件（condition），包括适应症、用法用量、规格、剂型、疗程、使用人群、标识等建立一部暂定最终专论（tentative final monograph）并在《联邦公报》上再次公示供评议[2]。

完成评议后，FDA 会在《联邦公报》上发布最终专论（final monograph）并作为《联邦法规》（CFR）中的法规条款，一个条款对应一部 OTC 专论（OTC Monograph）（21 CFR § 331~358）[3,4]。1974 年，FDA 将专论制定程序编入

1　FDA. OTC Drug Review［EB/OL］.［2022–07–01］. https://www.accessdata.FDA.gov/scripts/cder/training/OTC/topic3/topic3/da_01_03_0080.htm.

2　FDA. Unapproved Drugs［EB/OL］.（2021–06–02）［2022–07–01］. https://www.FDA.gov/drugs/enforcement–activities–FDA/unapproved–drugs.

3　Robert A.Eshelman，屠永锐，严益民，等. FDA 对非处方药（OTC）的监管［J］. 中国新药杂志，2013，22（24）：2874–2877.

4　FDA. Rulemaking History for Administrative Procedures for OTC Drug Products–Final Rule：Review Procedures［EB/OL］.［2022–03–25］. https://www.fda.gov/drugs/historical–status–otc–rulemakings/rulemaking–history–administrative–procedures–otc–drug–products.

21 CFR § 330.10（图 3-7）。

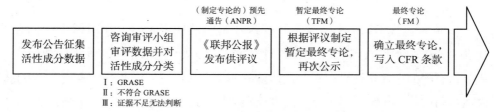

图 3-7　CFR 中规定的专论制定流程

FDA 以制定法规条款的形式发布每一部 OTC 专论，因此活性成分与应用条件符合 OTC 专论要求的药品必定符合公认为安全有效（GRASE）要求[1]。专论路径大大降低了部分药企上市销售非处方药的时间和经济成本，也相应降低了消费者购买非处方药的支出[2]。

符合暂定最终专论或最终专论条件的药品（OTC monograph drug）在上市前可以不经过 FDA 审评，通过登记程序即可销售，不符合最终专论条件的非处方药则仍需要提交 NDA 并获得 FDA 批准才能上市。

2. 建立公民请愿程序修订专论

1979 年，在初建专论体系后，为了让利益相关者能够参与到专论体系的修订完善当中，FDA 制定了专论修订公民请愿程序的法规条款（21 CFR § 10.30）。

公民请愿程序是 FDA 为个人和组织要求 FDA 修改卫生政策建立的程序，向公众开放，且无需付费。任何时候，任何"有意向的人"都可以发起请愿，要求 FDA"发布、修改或撤销一项法规或命令"，"采取或不采取任何其他形式的行政行动"。专论公民请愿程序是针对 FDA 建立的专论进行修订或删减的常规程序[3]。每份请愿可以通过电子邮件、纸质邮件或快递方式提交。公民请愿的格式及内容如表 3-4 所示：

1　USA. 21 CFR 330.10（2004）.

2　FDA. An Exciting New Chapter in OTC Drug History：OTC Monograph Reform in the CARES Act［EB/OL］.（2020-08-06）［2022-07-01］. https://www.FDA.gov/news-events/FDA-voices/exciting-new-chapter-otc-drug-history-otc-monograph-reform-cares-act.

3　FDA. Choosing a Regulatory Pathway for Your Drug：Citizen Petition［EB/OL］.［2022-07-01］. https://www.accessdata.FDA.gov/scripts/cder/training/OTC/topic5/topic5/da_01_05_0110.htm.

表 3–4　公民请愿书的格式与内容 [1]

公民请愿书 *
日期：
A. 请求采取行动：请求 FDA 修订的已有专论的具体条款（条件）
B. 理由陈述：完整且有条理地陈述法律依据、安全有效性数据、不良事件报告等
E. 承诺："签名人证明，基于签名人的所知与所信，该请愿书已包含所有信息和观点，包括申请人已知的对请愿书不利的代表性数据和信息。" （签名） （申请人姓名） （地址） （电话）

* "C. 环境影响"与"D. 经济影响"在专论修订中不要求填写，故未在表格中体现。

请愿者向 FDA 请求修订或撤销拟建专论或最终专论中的应用条件，并向 FDA 提交安全性和有效性的数据；如果 FDA 在审评后认为数据充分则会批准请愿；并将请愿内容在《联邦公报》上公示并接受评议，时限为 180 天；如果有异议，异议者需要向 FDA 提交安全性和有效性数据，FDA 在收到异议后 180 天内审评数据并回应异议；最后一个异议提出起 180 天后（该异议已在时限内被解决），FDA 将公布或撤回拟建专论或最终专论。

根据 FDA 统计的历史数据，申请人通过请愿修订专论之后，以专论路径上市非处方药的耗时显著长于直接通过新药申请（NDA）路径上市的时间 [2]。由于公民请愿程序完全免费，且不限制请愿者身份，可能存在企业利益相关者以个人身份发起请愿或在公示环节发出评议，借此策略阻碍专论的修订进程，进而阻碍竞争对手药品的上市。

公民请愿程序不适用于新专论建立，包括两种情形：一种是将 1972 年 5 月 11 日后以 NDA 程序上市的非处方药的活性成分建立新专论，即在美国有长期上市经验的药品；另一种是将在美国本土没有上市经验的非处方药，但是已有其他国家使用经验的非处方药建立专论。

1　USA.21 CFR § 10.30（2003）.

2　FDA. Time and Extent Applications for Nonprescription Drug Products［EB/OL］.［2022–07–01］. https://www.FDA.gov/regulatory–information/search–FDA–guidance–documents/time–and–extent–applications–nonprescription–drug–products.

3. 建立境内境外已有上市经验的非处方药专论路径

1999 年，FDA 引入了"应用时间和范围申请（TEA）"程序（简称 TEA 程序），并于 2004 年将 TEA 程序编入《联邦法规》[21 CFR § 330.14（c）]。

TEA 程序是针对 1972 年后以 NDA 程序上市的非处方药和没有任何在美国上市经验，但有其他国家上市经验的非处方药建立新专论的程序。由申请人提供药品的活性成分与应用条件是否有资格建立新专论或纳入现有专论的资格认定信息，FDA 通常在收到 TEA 申请日起 1 年内做出资格认定。

由申请人提供专论的资格认定信息包括药品基本信息和已销售的国家信息。药品基本信息包括对活性成分或植物原料药的描述、药理类别、预期 OTC 用途、规格、剂型、给药途径、用法用量以及所涉及的现有 OTC 药品专论情况或要求建立新专论的理由等。申请列入最终非处方药专论的活性成分必须在特性、规格、质量和纯度标准方面符合《美国药典》或者《国家处方集》（USP-NF）要求，申请人必须将符合 USP-NF 的数据作为安全性和有效性数据的一部分提交[1]。

已上市销售国家的信息包括该国的销售方式（如果仅限于在药房销售，列出原因和附加措施）、上市销售持续时间、人口统计描述、每种剂型在销售时的剂量单位累计数量、标识中的使用方法和审批的信息；对于美国境内已销售 5 年以内的 OTC 还需要包括药品不良反应数据。

如果 FDA 认为其符合资格认定的条件，则在《联邦公报》中公示资格认定结果，并要求申请人与利益相关者提供：① 该非处方药的审评信息；② 该药品所有的既往严重不良反应信息；③ 能够证明活性成分的安全性和有效性的数据。同时 FDA 还将评估药品的活性成分与在应用条件下是否符合 GRASE 标准。FDA 对数据审评后初步判断符合 GRASE 标准，就会以修订的方式将活性成分与应用条件加入现有专论中或者建立一部新专论。

2011 年，FDA 发布《应用时间和范围申请行业指南》建议将这两类信息以表格形式呈现。对于在 5 个及 5 个以上国家上市销售，且至少在 1 个国家连

1　USA. 21 CFR § 330.14（2002）.

续销售 5 年及 5 年以上的成分，申请人不必将所有国家都列出，只需从中选取 5 个国家，其中必需包含有连续销售至少 5 年的国家、销售期限最长的国家、以及销售范围最广的国家，并在申请中阐明选择依据[1]。

4. 建立修订删减专论的行政命令程序

2015 年，FDA 开始与业界探讨如何继续改革 OTC 专论制度。2017 年，时任 CDER 主任 Janet Woodcock 博士指出[2]，50 年前"非处方药审评项目"刚开始时，FDA 初步构建的专论体系高效地解决了市场上的未经批准的非处方药的安全性和有效性问题。但随着时代的变迁，专论制定过程中在《联邦公报》向公众公示后，还需要公开征求意见的法规条款制定程序，时间较长，已经无法紧跟科技进步、产品创新和市场变化（例如，新非处方药品种的出现），难以应对新出现的安全问题，FDA 无法使许多几十年前就进入法规条款制定程序的专论定稿为最终专论，也无法及时对专论进行修订，导致当时仍有将近三分之一的专论仍然不是最终专论，几百种被纳入"非处方药审评项目"的活性成分仍未被 FDA 确认是否符合 GRASE 标准。FDA 认为，当时的专论制修订程序缺乏时效性和灵活性，同时用于 OTC 专论审评的财政拨款紧张，专论审查人员不足，亟需对 OTC 专论管理体系进行现代化的改革。

2017 年 6 月，FDA 将 OTC 专论改革最终提议递交至国会。2019 年，该提议由参议院以《OTC 专论创新改革法案》（*Over-the-Counter Monograph Safety, Innovation, and Reform Act*）的形式正式递交国会提案，但因政府停摆被搁置[3]。2020 年 3 月 27 日，美国国会紧急通过了《冠状病毒援助、救济和经济保障法案》（CARES 法案），将尚未被国会签署的《OTC 专论创新改革法

1　宋洋，尤晓敏，宗毛毛，等. 我国中药以 OTC 药品身份在美国上市途径探讨［J］. 中国药物警戒，2015，12（09）：547-551.

2　FDA. TESTIMONY Modernizing FDA's Regulation of Over-the-Counter Drugs［EB/OL］.（2017-09-12）［2022-07-01］. https://www.FDA.gov/news-events/congressional-testimony/modernizing-FDAs-regulation-over-counter-drugs.

3　Food and Drug Institude. Over-the-Counter Drug Monograph Reform Legislation in the 116th Congress［EB/OL］. ［2022-07-01］. https://www.fdli.org/2019/05/over-the-counter-drug-monograph-reform-legislation-in-the-116th-congress/.

案》中的内容纳入 CARES 法案的 F 子主题（Subtitle F），并对 FDCA 进行修订，修订范围包括第 505G 条款"对未经批准的非处方药的监管"、744M 条款"授权 FDA 从 2021 财年开始向行业收取审查 OTC 专论申请的费用"和744L"与 OTC 专论药品相关术语"。此次改革最重要的内容是在 505G 条款中为专论体系的改进引入更为高效的"行政命令程序"[1]。

2020 年，OTC 专论改革授予 FDA 以行政命令程序替代耗时漫长的专论法规制定程序，以提高专论体系的运行效率[2]，OTC 行政命令（OMO）适用于所有建立、修订或删减专论的情形。行政命令程序按发起方不同分为两类：①FDA 发起的行政命令，包括普通命令（FDA-Initiated Orders）和加速命令（Expedited Orders）；②行业请求者提议的命令（Industry-Initiated Orders）。

（1）普通命令程序

FDA 拟定 OTC 行政命令并在官网公示 45 天征求公众意见；FDA 在 60 天内审评公众意见，如果意见数量过多则会延长若干个月的审评时间，并发布最终命令。

2021 年，FDA 完成了对部分 OTC 专论（包括暂定最终专论和经过修订的最终专论）的再审评，并通过普通命令程序将通过审评的 21 部最终专论发布在 OTC Monographs@FDA 网站。截至 2023 年 3 月，FDA 共发布 27 部普通行政命令专论（M 开头）[3, 4]。加上仍保留在《联邦法规》中的最终专论 3 部，现行非处方药最终专论共计 30 部（表 3-5）。在现行的 30 部专论中，专论内部和专论之间活性成分组合而成的潜在品种数量可能性已经超过了 26 万种。

1　FDA. Over-the-Counter Monograph Reform in the CARES Act［EB/OL］.（2020-03-27）［2022-07-01］. https://web.archive.org/web/20201129014108/https://www.cov.com/-/media/files/corporate/publications/2020/03/over-the-counter-monograph-reform-in-the-cares-act.pdf .

2　FDA. Status of OTC Rulemakings［EB/OL］.（2022-05-25）［2022-07-01］. https://www.FDA.gov/drugs/over-counter-otc-nonprescription-drugs/status-otc-rulemakings.

3　USA.21CFR Subchapter-D（2022）.

4　FDA. OTC Monographs@FDA［EB/OL］.［2022-07-01］. https://www.accessdata.fda.gov/scripts/cder/omuf/.

表 3-5　美国现有的 30 个 OTC 专论

序号	21 CFR 条款	OTC 行政命令专论	OTC 专论标题	API 数量	单方/复方/单方或复方 API 数量
1	331	M001	抗酸药	34	0/0/34
2	332	M002	抗胀气	1	0/0/1
3	333B		局部抗菌药（急救抗生素）	24	6/18/0
4	333C	M005	局部抗真菌药	10	6/0/4
5	333D	M006	局部痤疮药	5	3/2/0
6	335	M008	止泻药	2	2/0/0
7	336	M009	止吐药	4	4/0/0
8	338	M010	夜间睡眠辅助药物	2	2/0/0
9	340	M011	兴奋剂	1	1/0/0
10	341	M012	感冒、咳嗽、过敏、支气管扩张剂、平喘药	44	16/3/25
11	343	M013	内服止痛、解热和抗风湿药	7	1/0/6
12	344	M014	局部耳用药	4	4/0/0
13	346	M015	肛门直肠药	34	0/4/30
14	347	M016	皮肤保护药	27	6/0/21
15	348		外用止痛药	2	2/0/0
16	349	M018	眼科药物	30	0/1/29
17	350	M019	止汗药	18	18/0/0
18	352	M020	防晒药	16	0/0/16
19	355		抗龋齿药	3	3/0/0
20	无	M022	口腔保健药	21	4/0/17
21	无	M023	解毒药	2	2/0/0
22	357B	M024	驱虫药	1	1/0/0
23	357C	M025	胆囊动力药	2	2/0/0

续表

序号	21 CFR 条款	OTC 行政命令专论	OTC 专论标题	API 数量	单方/复方/单方或复方 API 数量
24	357I	M026	内用除臭剂	2	2/0/0
25	无	M027	口服月经药	3	0/0/3
26	358B	M028	去疣药	3	3/0/0
27	358D	M029	嵌甲缓解药	1	1/0/0
28	358F	M030	除鸡眼和老茧药	2	2/0/0
29	358G	M031	杀虱药	2	0/2/0
30	358H	M032	去头皮屑、治疗脂溢性皮炎和牛皮癣药	16	12/2/2

注：M 指（OTC）Monograph，即专论。

（2）加速行政命令程序

FDA 仅在 2 种情况下会发布加速命令：① 在售的非处方药可能对公众健康造成巨大威胁，或 ②FDA 要求在标识中增补安全性说明以降低不良事件发生风险[1, 2]。加速行政命令直接进入实施状态，无需征求意见。

（3）行业请求者提议的行政命令程序

行业请求者向 FDA 发出 OTC 专论命令请求（OMOR），请求 FDA 建立、修订或删减 OTC 专论，需提交的材料与公民请愿程序相同；FDA 可能应请求者的要求召开沟通会议讨论关键问题，会议结束后或 FDA 向请求者反馈书面答复（WRO）后，FDA 根据资料的完整程度，自收到专论请求之日起 60 日内决定是否受理 OMOR；根据 OMOR 类型，FDA 在 6~12 个月内制定"拟定命令"（proposed order），在拟定命令发布之前，仍然可以召开会议（图 3-9）。拟定命令的公示与审评程序与 FDA 发起行政命令程序相同。

1　FDA. Over-the-Counter（OTC）Drug Monograph Process［EB/OL］.（2020-09-03）［2022-07-01］. https://www.FDA.gov/drugs/over-counter-otc-drug-monograph-process.

2　FDA. Over-The-Counter Monograph Drug User Fee Program（OMUFA）［EB/OL］.（2022-03-23）［2022-07-01］. https://www.FDA.gov/industry/FDA-user-fee-programs/over-counter-monograph-drug-user-fee-program-omufa.

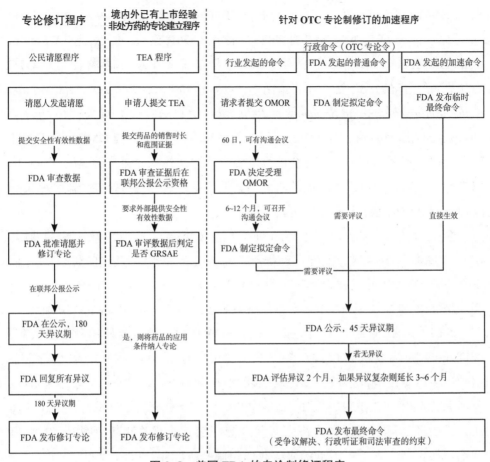

图 3-8　美国 FDA 的专论制修订程序

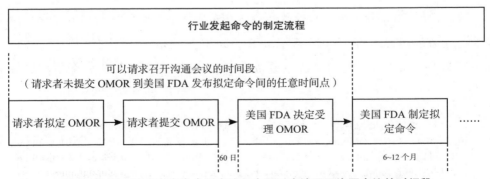

图 3-9　行业请求者在命令制定流程中可以申请召开沟通会议的时间段

行业申请者或利益相关者可以请求召开单独会议或联合会议，与 FDA

沟通 OMOR 关键问题，以确保 OMOR 的顺利批准（图 3-9）。根据 505G（1）（1）的要求，2022 年 2 月 1 日，隶属 CDER 沟通办公室（Office of Communications）的药品信息处（DDI）发布了《FDA 与请求者间就 OTC 专论药品召开的正式会议行业指南》（*Formal Meetings Between the Food and Drug Administration and Sponsors or Requestors of Over-the-Counter Monograph Drugs*）[1]。该指南明确了召开沟通会议的程序和原则和 FDA 与 OMOR 请求者在沟通会议各环节的职责。召开会议可以使申请人在某些方面获得建议，如：用以支持专论路径上市需要开展的研究和其他信息；其他与非处方药监管相关的其他事项；申请为某些药品制定新专论。

会议分为 X、Y 和 Z 类会议 3 种类型。X 类会议是用来解决 FDA 执行 OTC 专论命令中遇到的阻碍。Y 类会议是从请求者准备 OMOR 到 FDA 评估是否受理 OMOR 的过程中，在里程碑节点对关键事项进行讨论的会议。Z 类会议是除 X 和 Y 类以外的会议。3 类会议在各个环节的时限如图 3-10 所示。

2017 年，在拟定 OTC 专论改革时，FDA 还以《处方药使用者付费法案》（PDUFA）为蓝本制定了 OTC 专论使用者付费计划（OMUFP），以获得资金招聘更多的专论审评人员。该计划授权 FDA 对如下 2 种情形进行收费：①行业请求者发出的 OMOR，例如，请求 FDA 制定新专论或修订现有专论，从而让自己的药品可以通过专论路径上市；②一切其他相关活动，例如，对从事专论药品生产、加工等活动的主体收取设施费。同年，FDA 发布了《OTC 专论使用者收费项目绩效目标与程序（2018~2022 财年）》[2]，其中规定了 FDA 和行业协商的 OTC 专论审查和行政命令等相关监管活动时间表与绩效目标，由于遭逢政府停摆，直到 2020 年《CARES 法案》颁布后才正式生效。FDA 将原来 2018~2022 财年的绩效目标更新为 2021~2025 财年的目标，即每项目标

1　FDA. Formal Meetings Between the Food and Drug Administration and Sponsors or Requestors of Over-the-Counter Monograph Drugs［EB/OL］.（2022-02-07）［2022-07-01］. https://www.FDA.gov/regulatory-information/search-FDA-guidance-documents/formal-meetings-between-food-and-drug-administration-and-sponsors-or-requestors-over-counter.

2　FDA. Over-the-Counter Monograph User Fee Program Performance Goals and Procedures - Fiscal Years 2018-2022［EB/OL］.［2022-07-01］. https://www.FDA.gov/media/106407/download.

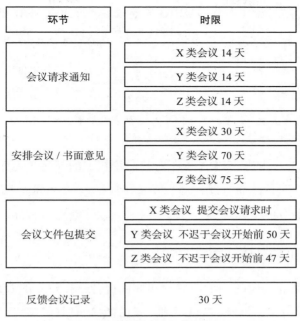

图 3-10　3 类会议沟通时限对比

的预期达成时间向后顺延 3 年。这些目标涵盖了用以支持行政命令程序的多项行动，包括非处方药监管信息平台建设、指南制定、监管创新、年度绩效评估和下一年目标的修正等[1]。

2021 财年，对 OMOR 和从事 OTC 专论药品生产加工等活动的设施的收费标准分别如表 3-6、表 3-7 所示。

表 3-6　2021 财年 OMUFA 规定收取的设施使用费

设施类型	年度费用（美元）
OTC 专论药品生产设施	$20 322
合同生产组织	$13 548

注：专论药品设施：Monograph Drug Facility（MDF）；合同生产组织：Contract Manufacturing Organization（CMO）。

1　FDA. Over-the-Counter Monograph User Fee Program Performance Goals and Procedures - Fiscal Years 2021-2025［EB/OL］.［2022-07-01］. https://www.FDA.gov/media/146283/download.

表 3-7   2021 财年 OMUFA 规定收取的行业 OMOR 费用

OMOR 类型	每个请求的处理费用（美元）
Tier 1*	$500 000
Tier 2*	$100 000

*OMOR 被分为两个级别——Tier 1 和 Tier 2。1 级指除 2 级外的 OMOR；2 级指所有与希望在新增 / 修订专论时对 OTC 事实标识进行改动的 OMOR。

OTC 专论改革在授予 FDA 发布行政命令权力的同时，为保障结果的可靠性，还规定国会对行政命令发布者 FDA 的问责、公众团体向 FDA 提出申诉的权力以及最终命令的争议解决、行政听证和司法审查救济程序。

5. 符合专论药品销售前登记

如果某药品的适应症、活性成分和标识符合已经建立的 OTC 专论，则该产品在美国境内上市无需经 FDA 审批，药品生产商只需要登记药品信息，获得国家药品代码（NDC）即可生产销售[1]。对于符合 OTC 专论的非处方药，还需要在药品信息里注明人用非处方药，并提交 OTC 标识与所依据的 OTC 专论（21 CFR § 207.49）。

对于符合 OTC 专论的单一有效活性成分药品，登记并获得 NDC 后即可生产并销售。对于有效成分为 2 种及以上复方制剂，如果是不同专论中的活性成分组成的复方，剂量需要在安全有效范围内，且符合复方非处方药规定情况下，才可在登记并获得 NDC 后生产和销售[2]。

自 2020 年 3 月 27 日起，未按照 FD&CA 第 505 条款由 FDA 审批但上市销售的非处方药，属于未获批准上市的药品，需要根据 FD&CA 505G 专论条款规定管理。

1 Robert A.Eshelman，屠永锐，严益民，等. FDA 对非处方药（OTC）的监管［J］. 中国新药杂志，2013，22（24）：2874-2877.
2 宋洋，尤晓敏，宗毛毛，等. 我国中药以 OTC 药品身份在美国上市途径探讨［J］. 中国药物警戒，2015，12（09）：547-551.

6. OTC 专论的内容与结构

现行 30 部专论由 A、B、C 三个部分构成。A 部分（总则条款）为专论的适用范围和定义专论中的术语。B 部分（活性成分）涵盖在特定规格与剂型下 FDA 认定 GRASE 的非处方药活性成分。C 部分（标签）为了"药品事实"标签（drug facts label，DFL）中各条目的内容：药品的特性说明、适应症、药品使用前的警告和有关服用间隔时间等的用法指导。D 部分（专业使用）主要包含供专业人士阅读的标识（表 3–8）。

表 3–8　美国 OTC 专论的内容

附属部分名称	具体内容
A 部分：一般规定	适用范围的界定、部分术语的定义
B 部分：活性成分	GRASE 活性成分（组合）及对应规格、剂型要求
C 部分：标识	药品的特性说明、适应症、警告、药物相互作用时的注意事项
D 部分：专业使用 *	供专业人士阅读的标识

注：部分专论没有专业使用部分，防晒品专论的 D 部分为产品检验标准。

以人用止吐药的 OTC 专论（M009）为例——

A 部分：一般规定（General Provisions）	
范围（Scope）	该专论适用于人用止吐非处方药
定义（Definition）	止吐药指预防或治疗恶心和呕吐的药剂。

B 部分：活性成分（Active Ingredients）
（a）盐酸苯甲嗪、（b）苯海拉明、（c）盐酸苯海拉明、（d）盐酸氯苯甲嗪

C 部分：标识（Labeling）	
特性说明 （Statement of identity）	应当包括该药品已经注册的商品名，并标注该药品为"止吐药"
适应症 （Indications）	必须标明"用于预防和治疗与晕动病相关的恶心、呕吐或头晕。"

C 部分：标识（Labeling）

警告 （Warnings）	（1）对于含有任何上述活性成分的非处方药，（i）如果是同时针对成年人与 12 岁以下儿童的品种，则必须注明"如果您有呼吸问题，例如肺气肿或慢性支气管炎，或者您患有青光眼或由于前列腺肥大而导致排尿困难，除非医生允许，否则不要服用本品。"（ii）如果是只针对 12 岁以下儿童的品种，则必须注明"在没有事先咨询儿童医生的情况下，不要给有呼吸问题如慢性支气管炎或有青光眼的儿童服用本产品。"
	（2）对于含有盐酸苯甲嗪的非处方药，必须注明"除非医生允许，否则不要给 6 岁以下的儿童服用。"
	（3）对于含有苯海拉明的非处方药，必须注明"除非医生允许，否则不要给 2 岁以下的儿童服用。"
	（4）对于含有盐酸苯海拉明的非处方药，必须注明"除非医生允许，否则不要给 6 岁以下的儿童服用。"
	（5）对于含有盐酸氯苯甲嗪的非处方药，必须注明"除非医生允许，否则不要给 12 岁以下的儿童服用。"
	（6）对于含有盐酸苯甲嗪或盐酸氯苯甲嗪的非处方药，必须注明"可能会导致嗜睡；酒精、镇静剂和镇静剂可能会增加昏昏欲睡的效果。服用本产品时避免饮酒。如果您正在服用镇静剂或镇静剂，请勿在未咨询医生的情况下服用本产品。驾驶机动车或操作机器时慎用。"
	（7）对于含有苯海拉明或盐酸苯海拉明的非处方药，必须注明"可能会导致明显的嗜睡；酒精、镇静剂和镇静剂可能会增加昏昏欲睡的效果。服用本产品时避免饮酒。如果您正在服用镇静剂或镇静剂，请勿在未咨询医生的情况下服用本产品。驾驶机动车或操作机器时慎用。"
	（8）对于含有盐酸苯海拉明的非处方药，必须注明"不得在含有苯海拉明的非处方药（包括皮肤给药的药品）的标识中使用几何符号（□、○ 等）。"
使用指导 （Directions）	（1）对于含有盐酸环利嗪的非处方药，成人和 12 岁及以上儿童：口服剂量为每 4 至 6 小时 50 毫克，24 小时内不超过 200 毫克，或遵医嘱。6 至 12 岁以下儿童：口服剂量为每 6 至 8 小时 25 毫克，24 小时内不超过 75 毫克，或遵医嘱
	（2）对于含有苯海拉明的非处方药，成人和 12 岁及以上儿童：口服剂量为每 4 至 6 小时 50 至 100 毫克，24 小时内不超过 400 毫克，或遵医嘱。6 至 12 岁以下儿童：口服剂量为每 6 至 8 小时 25 至 50 毫克，24 小时内不超过 150 毫克，或遵医嘱。2 至 6 岁以下儿童：口服剂量为每 6 至 8 小时 12.5 至 25 毫克，24 小时内不超过 75 毫克，或遵医嘱

C 部分：标识（Labeling）	
使用指导 （Directions）	（3）对于含有盐酸苯海拉明的非处方药，成人和 12 岁及以上儿童：口服剂量为每 4 至 6 小时 25 至 50 毫克，24 小时内不超过 300 毫克，或遵医嘱。6 至 12 岁以下儿童：口服剂量为每 4 至 6 小时 12.5 至 25 毫克，24 小时内不超过 150 毫克，或遵医嘱
	（4）对于含有盐酸氯苯甲嗪的非处方药，成人和 12 岁及以上儿童：口服剂量为 25 至 50 毫克，每日一次，或遵医嘱
	在标签部分规定的表述中，"Physician"一词可以代替"Doctor"一词
D 部分：专业使用（Professional Use）	
提供给专业人员的标识可能包含的附加适应症	（a）对于含有盐酸苯甲嗪、苯海拉明和盐酸苯海拉明的非处方药，必须注明"用于治疗晕车的眩晕。"
	（b）对于含有盐酸氯苯甲嗪的非处方药，必须注明"用于治疗眩晕。"

（二）注册路径

1. 新药申请路径

如果某药品的适应症、活性成分和标识不符合已经建立的专论，则该产品在美国上市需经 FDA 审批，并登记获得 NDC 编码才可上市，药品上市后，美国 FDA 将药品的注册信息披露在 Drugs@ 数据库中。

在 NDA 和 ANDA 申请中，处方药和非处方药流程相同，但是非处方药需要在上市申请表（356h 表）里勾选拟上市状态为"非处方药"[1]；符合 OTC 药品事实标签的内容与格式的要求；开展标签的消费者行为研究[2]；在生产前登记的药品信息里注明是人用非处方药[3]。

含有新化学实体或分子实体构成的活性成分，或已获批药品的新适应症、

1　FDA. New Drug Application（NDA）[EB/OL].（2022-01-21）[2022-07-01]. https://www.fda.gov/drugs/types-applications/new-drug-application-nda.

2　USA.21 CFR § 314（2016）.

3　USA.21 CFR § 207.49（2021）.

新剂型、新规格、新给药途径和新活性成分组合的新非处方药应当按照 FDCA 第 505（b）（1）或 505（b）（2）条款提交新药申请（NDA）程序申报上市。

申请人应当以 eCTD 形式提交 NDA 申请，内容包含申请表（356h 表）、申请资料包的索引、申请中数据和信息的概述、技术部分（包括化学、生产与控制部分；非临床药理学与毒理学部分；微生物学部分；人类药代动力学与生物利用度部分；临床数据部分；临床数据的统计学评价部分；儿童使用部分；临床试验中每名受试者的病例报告；专利信息；独占期声明；财务认证或公开声明）等，并寄送样品和药品事实标签（即 OTC 标识）（21CFR§314）。

505（b）（1）申请提交的数据由申请人自行取得或委托他人取得，或该数据由他人取得但申请人有权参考或使用这些安全性有效性数据，包括①化学、生产和控制数据（CMC）；②非临床研究的药理毒理数据；③人体药代动力学和生物利用度研究；④微生物学研究；⑤临床研究部分（抗感染药物单独提交的部分）；⑥统计分析部分；⑦儿科使用研究部分（按照儿科研究计划完成试验时需要提交）。

而 505（b）（2）申请虽然也需要提交完整的安全性有效性数据，但审评所必需的部分数据来自已经公开发表的文献资料或援引自他人已有研究，且申请人并未获得参考或使用这些安全性有效性数据的授权[1]。

505（b）（2）申请是一种在"依赖"参比制剂数据基础上的申请，根据《505（b）（2）申请指南》，505（b）（2）适用于两种情况：①属于 NCE/NME 的上市申请，如果部分审评所必需的安全性、有效性数据是援引已公开发表的文献或美国 FDA 基于已上市药品的安全性、有效性数据且申请人并未获得援引授权；②已批准上市药品的改变，包括新活性成分（改酯、改盐等）、新适应症、新剂型、新给药途径、新剂量等，且 505（b）（2）的申报资料中应当提供数据证明与已上市的参比制剂相比，改变后的拟议新药在吸收程度和吸收速度等方面没有变得更差[2]。

505（b）（1）与 505（b）（2）申请的批准标准相同，区别在于安全有效性数据信息的来源、专利信息、独占声明等。

1　FDA. *Guidance for Industry Applications Covered by Section 505(b)(2)*, July 20th 1999.
2　USA.21 CFR §314.54（1994）.

2. 简略新药申请路径

以已上市非处方药作为参比制剂的仿制药申请可按照 505（j）通过简略新药申请（ANDA）程序申报上市。申请人只需证明与参比制剂具有相同的活性成分、给药途径、剂型、规格和生物等效性（即药代动力学与生物利用度同参比制剂相同）即可获批[1]。

505（j）申请主要针对两种情况，包括①已上市的参比制剂的复制品；②与参比制剂相比在剂型、给药途径、剂量或一种活性成分（仅指复方制剂）方面不同，但这种不同不会产生安全性有效性的差异，因此无需提供安全性有效性研究证据。

对于 ANDA 申请路径上市的非处方药，在生产商登记信息时还需要在药品信息里注明药品是人用非处方药，并提交获批申请编号以及 OTC 标识（21CFR§207.49）。当药品的通用名或商品名、活性成分或活性成分浓度、剂型、预期用途、外形特征或包装尺寸发生变化时，需要登记并获得新的 NDC 编码（21CFR§207.35）。

由于仿制药申请无需递交临床试验申请，为了解决申请人的疑问，仿制药申请人还可以通过受控函（controlled correspondence）机制与美国 FDA 进行沟通，要求美国 FDA 提供有关仿制药产品研发的特定信息。

（1）参比制剂

按照美国 FDA 规定，为了获得仿制药 ANDA 申请的批准，ANDA 申请人首先必须确定其寻求仿制的已被 FDA 批准的药品，即参比制剂（reference listed drug，RLD），并且必须证明仿制药与 RLD 具有生物等效性[2]。

2020 年，美国 FDA 发布了《在 ANDA 申请中参考已批准的药品行业指南》（*Referencing Approved Drug Products in ANDA Submissions Guidance for Industry*），详细阐释了 ANDA 申请中参比制剂（RLD）的定义及选择，并引入了参比标准（reference standard，RS）的概念。

1　USA.21 CFR §314.94（2016）.

2　FDA. Referencing Approved Drug Products in ANDA Submissions［EB/OL］.（2020-10-27）［2022-07-01］. https://www.fda.gov/media/102360/download.

由美国 FDA 选择的参比标准是供 ANDA 申请人在进行任何支持 ANDA 批准时所需的体内生物等效性试验时必须使用的特定药品。然而在某些情况下，例如当 RLD 不再上市时，参比标准可以是 RLD 以外的药品。

A. 橙皮书中列出的药品　橙皮书中列出的药品，简称清单药品（listed drug），是指根据 FDCA 法案第 505（c）条（新药条款）或第 505（j）条（仿制药条款）批准的药品，并且没有被撤市或停止销售，也没有因为美国 FDA 认定的安全性或有效性原因被撤市。

通过 505（b）和 505（j）申请上市的新药和仿制药获批上市后均列入橙皮书药品目录中，按品种规格在橙皮书中列出。

当药品获得美国 FDA 批准时，一般会列入橙皮书中的"处方药产品清单"或"非处方药产品清单"部分；在售药品列入有效上市药品部分（active section）；因非安全性有效性原因不再销售的药品，列入停产药品部分（discontinued section）。

B. 参比制剂（RLD）　FDCA 和美国 FDA 法规要求 ANDA 申请人在其 ANDA 中指出申请人在寻求批准其 ANDA 时所依赖的特定参比制剂（RLD）。ANDA 申请人必须证明其拟议的仿制药与 RLD 在活性成分、剂型、给药途径、规格、标识和使用条件以及其他特征方面是相同的。

美国 FDA 将已根据 FDCA 第 505（c）条批准列入橙皮书的新药指定为 RLD。尽管根据 FDCA 第 505（j）条提交和批准的仿制药是清单药品，可以被选作参比标准（RS），但美国 FDA 一般不将这些产品指定为 RLD。

美国 FDA 在橙皮书中列明了已被指定为 RLD 的上市药物，用符号"+"进行标注。根据 FDCA 第 505（c）条批准的新药，如果出现在橙皮书的有效上市产品清单部分，可能有资格成为 RLD。即使出现在停产药品部分，也可能有资格作为 RLD。但是由于安全性或有效性的原因被撤市的药品将从橙皮书中删除，不再有资格成为 RLD。

C. 参比标准（RS）　参比标准是由美国 FDA 选择的，供 ANDA 申请人开展仿制药体内生物等效性研究时必须使用的药品。通常情况下，FDA 选择 RLD 作为参比标准，当 RLD 有多个规格时，通常将最大规格作为参比标准，参比标准在橙皮书中用符号"!"进行标注。

如果美国 FDA 不能选择 RLD 作为参比标准（例如，RLD 由于安全性和有效性以外的原因而撤市），美国 FDA 通常会选择以往获批上市的，与 RLD 具有治疗等效性的仿制药作为参比标准。治疗等效性是指药品的生物等效性已被证明，在标识规定的条件下给患者服用时可以与 RLD 产生相同的临床效果和安全性；治疗等效的产品在橙皮书中以"A"开头的两位代码进行标注；治疗不等效的产品在橙皮书中以"B"开头的两位代码进行标注。

如果在一个固定的复方药品中，仿制药与 RLD 相比含有一个不同的活性成分，或者仿制药与 RLD 相比给药途径、剂型或规格不同，为了提交与 RLD 存在差异的 ANDA 申请，申请人首先必须通过公民请愿程序获得 FDA 的同意，这种申请被称为请愿型仿制药申请（petitioned ANDA）。由于治疗等效必须首先药学等效，美国 FDA 根据请愿型申请批准的与 RLD 存在差异的仿制药与 RLD 不具有治疗等效性在橙皮书中标注"B"。

如果有多个与 RLD 具有治疗等效性，活性成分、剂型、给药途径和规格相同的仿制药获批上市，美国 FDA 通常会根据商业数据，选择市场份额最大的仿制药作为参比标准。如果仿制药是为了仿制请愿型 ANDA 申请中批准的药品，美国 FDA 通常会以该请愿型 ANDA 申请获批的仿制药作为参比标准。

即使美国 FDA 已经选择了一个新的参比标准用于体内生物等效性研究，ANDA 申请人必须将仿制药与 RLD 标识内容进行比较。同样，在评估药品配方和非活性成分时，ANDA 申请人必须将其申请的仿制药与 RLD 的配方进行比较，而不是与参比标准的配方进行比较。

D. RLD 的选择与确认 如果美国 FDA 已经指定某种清单中的药品为 RLD，但申请人打算仿制一种不同的已上市药品，该药物已根据 FDCA 第 505（c）条批准，并与被指定为 RLD 的药物具有药学等效性，申请人可向 FDA 提交受控函，要求美国 FDA 指定不同的清单药品为 RLD。

在美国 FDA 批准以停产药品部分的药品作为 RLD 的 ANDA 之前，必须确定 RLD 是否因安全或有效性原因而被撤市。如果一个 RLD 出现在停产药品部分，而美国 FDA 没有在《联邦公报》上公布该药品是否因安全或有效性原因而撤市的决定，申请人必须在提交 ANDA 的同时提交一份公民请愿书，寻求对清单药品的安全和有效性作出认定。

如果申请人对选择哪种清单药品作为 RLD 有疑问，可提交受控函，以寻求 FDA 的意见。

一旦 ANDA 申请人选择了 RLD，FDCA 和美国 FDA 法规均禁止申请人在提交 ANDA 后修改或补充 ANDA 以改变 RLD。若需要改变 RLD，则 ANDA 申请人必须提交新的 ANDA 申请。

E. 新参比标准的选择与确认　通常情况下，已获批 RLD 的最大规格将被美国 FDA 指定为参比标准，但是当参比标准药品不可及时，美国 FDA 认为选择一个新的参比标准有助于 ANDA 申请的提交和评估，可以选择一个新的参比标准，情形包括：①橙皮书中列出的 RLD 已不再销售；②选择一个新的参比标准有助于防止某一药品或某一类药品的短缺；③当前的参比标准是 RLD，但是销售数量非常有限，以至于 ANDA 申请人无法获得足够的数量进行体内生物等效性试验。

在某些情况下，美国 FDA 在选择新的参比标准时将考虑其他因素。例如，美国 FDA 可能会考虑潜在的参比标准药品是否获批了已上市 RLD 的所有规格；或者潜在的参比标准的特定规格是否被批准用于 FDA 在特定药品仿制药指南（*Product-Specific Guidances*，PSG）中推荐的体内生物等效性研究。

如果美国 FDA 选择了一个新的参比标准，即使原来的参比标准恢复销售，参比标准一般仍然不变。

（2）受控函

由于仿制药申请没有 IND 申请环节，而是由申请人查阅特定药品仿制药开发指南（PSG），根据指南进行研发，然后直接递交 ANDA 申请。如果仿制药申请人在研发过程中遇到 PSG 中未涵盖的问题，希望有途径与 FDA 进行正式沟通，为此，美国 FDA 建立了受控函机制。

受控函是仿制药企业与 FDA 之间沟通的重要工具[1]，在受控函机制下，FDA 允许仿制药申请人或者利益相关方从仿制药研发阶段开始，递交信函给 FDA，要求 FDA 提供有关仿制药产品研发的特定信息。

1　FDA. *FDA posts Final Guidance for Industry: Controlled Correspondence Related to Generic Drug Development*（2019）.

受控函分为标准受控函和复杂受控函两类[1]。

标准受控函可以适用的咨询范围包括：①要求美国FDA提供有关仿制药开发过程中的特定要素信息（包括RLD的指定）；②《药品批准后变更指南》（*Postapproval Changes to Drug Substances Guidance for Industry*）中未涵盖的药品批准后变更相关问题，且问题不能针对特定的ANDA申请。

复杂受控函可以适用的咨询范围包括：①对仿制药临床试验内容的评估；②RLD的药品风险评估和减低策略（REMS）中包含确保安全使用要素（ETASU）信息的生物等效性试验的方案；③要求对同一研究类型（例如，药代动力学试验、体外试验、临床试验）中替代性的BE试验的方法进行评估。

受控函中应当包括：递交人信息；由于美国FDA规定受控函必须由美国境内的生产企业或其境内代理人获得授权后递交；如果过往有被实质性审评并回复的相关受控函，需要提交以往受控函的编号和递交日期，以及以往受控函和回复的文件副本；需要提供RLD的信息，如申请号、商品名、制造商、活性成分、剂型及规格；声明该受控函与即将提交的ANDA申请或者批准后的补充申请有关；简要说明需要咨询的问题，并建议由合适的仿制药办公室（OGD）中的审评办公室来审查此受控函。

（三）处方药转换非处方药路径

在美国历史上，首批处方药转换为非处方药是美国FDA在非处方药审评项目中直接转换的[2]。此后，处方药转换成为非处方药上市的一种常规路径。申请转换的处方药大都是已上市安全有效使用多年的药品，在申请转换时不需要再开展新的药学、非临床或临床研究，但需要把处方药标识中的关键信息转化成消费者友好的用语，并开展必要的消费者行为研究[3]。申请人所提供的数据必

1　FDA. *Controlled Correspondence Related to Generic Drug Development Guidance for Industry*, December 2020.

2　FDA. Rx-to-OTC Switch［EB/OL］.［2022-07-01］. https://www.accessdata.fda.gov/scripts/cder/training/OTC/topic3/topic3/da_01_03_0180.htm.

3　陈震，邓万和，田春华，等. 国外处方药与非处方药转换管理制度的研究及对我国的启示［J］. 中国药事，2020，34（11）：1247-1254.

须证明在拟定标识的指导下使用该药品进行自我治疗是安全有效的，制造商必须证明消费者可以在没有医疗保健专业人员监督的情况下理解如何安全有效地使用药物[1]。

表 3-9　美国 NDA 申请分类

类别	内容
Type 1	新分子实体
Type 2	新活性成分
Type 3	新剂型
Type 4	新复方
Type 5	新配方或其他区别
Type 6	同一申请下的新适应症或新声称
Type 7	已上市但未获得 NDA 批准
Type 8	处方药转换为非处方药
Type 9	新的适应症或声称，但药品在获批后不按第 9 类 NDA 上市销售
Type 10	新的适应症或声称，药品获批后按第 10 类 NDA 上市销售

美国 NDA 申请共分为 10 类（表 3-9），其中第 8 类为处方药向非处方药的转换（Type 8-Rx to OTC），如果要将已批准的处方药整体转换为非处方药，并且不改变先前批准的剂型或给药途径，则申请人应当将该变更作为已批准申请的疗效补充申请（efficacy supplement）提交[2,3]，转换后可以沿用原商品名。疗效补充申请是对已批准的 NDA 的补充，对产品标识（labeling）做出一项或

1　FDA. FDA Approves Three Drugs for Nonprescription Use Through Rx-to-OTC Switch Process［EB/OL］.（2020-02-14）［2022-07-01］. https://www.fda.gov/news-events/press-announcements/fda-approves-three-drugs-nonprescription-use-through-rx-otc-switch-process.

2　FDA. NDA Classification Codes［EB/OL］.（2015-11-04）［2022-07-01］. https://www.fda.gov/media/94381/download.

3　FDA. Small Business Assistance：Frequently Asked Questions on the Regulatory Process of Over-the-Counter（OTC）Drugs［EB/OL］.（2020-02-24）［2022-07-01］. https://www.fda.gov/drugs/cder-small-business-industry-assistance-sbia/small-business-assistance-frequently-asked-questions-regulatory-process-over-counter-otc-drugs#switch.

多项修改，提交疗效补充申请需要提交美国 FDA 356h 申请表，包括拟议的适应症；疾病术语；补充申请类别（疗效补充申请）；是否只包括儿科研究数据，是否包含人为因素研究信息，人为因素研究信息可能包括研究方案、结果报告、与使用有关的风险分析或未开展人为因素研究的理由；生产信息，应当包括所有原料药和药品的生产、包装和质量控制场地的完整信息。

处方药部分转换为 OTC 的情形。如果申请人只打算将已上市处方药的部分适应症转换为 OTC，则应当提交 505（b）（1）新药申请。如果申请人拟转换处方药的活性物质、适应症或剂型从未作为非处方药销售，则需要提交初始 505（b）（1）新药或 505（b）（2）改良型新药申请[1]（表 3-10）。部分转换的药品就是双跨型药品。

表 3-10　美国处方药转换为非处方药提交申请类型

情形	申请类型
完全转换	疗效补充申请
部分适应症转换（双跨品种）	505（b）（1）申请
活性物质、适应症或剂型从未作为非处方药销售	初始 505（b）（1）或 505（b）（2）申请

根据 21CFR 第 207.35（b）（4）规定，无论是哪种转换，药品企业都需要在上市状态变更前重新进行登记获得新的 NDC 才可以生产药品，原有的 NDC 作废。

美国 FDA 非处方药转换历史数据[2]与消费者保健产品行业协会[3]发布处方药转换为非处方药的品种进行统计，1975~2021 年，已有累计 41 个品种完成转换，其中部分转换 18 个，完全转换 23 个（表 3-11、表 3-12）。

1　FDA. Applications Covered by Section 505（b）（2）［EB/OL］.（2020-04-27）［2022-07-01］. https://www.fda.gov/regulatory-information/search-fda-guidance-documents/applications-covered-section-505b2.

2　FDA. Prescription to Over-the-Counter（OTC）Switch List［EB/OL］.（2022-03-17）［2022-07-01］. https://www.fda.gov/about-fda/center-drug-evaluation-and-research-cder/prescription-over-counter-otc-switch-list#footnote2.

3　CHPA. Rx-to-OTC Switch：Switch List［EB/OL］.［2022-07-01］. https://www.chpa.org/our-issues/otc-medicines/rx-otc-switch.

表 3-11　美国处方药完全转换为非处方药的品种

时间	商品名	活性成分	类型
1991 年 2 月 15 日	Monistat 7（Ortho）	硝酸咪康唑	完全转换
1996 年 2 月 9 日	NICORETTE	尼古丁	完全转换
1996 年 2 月 9 日	Rogaine（for MEN）（JOHNSON AND JOHNSON）	米诺地尔	完全转换
1996 年 2 月 9 日	Rogaine（for WOMEN）（JOHNSON AND JOHNSON）	米诺地尔	完全转换
1996 年 4 月 16 日	Nicoderm CQ（GlaxoSmithKline Beecham）Habitrol（Novartis）	尼古丁透皮系统	完全转换
2002 年 11 月 27 日	Claritin 片剂（先灵葆雅）	氯雷他定	完全转换
2002 年 11 月 27 日	Claritin-D 12 小时缓释片，Claritin-D 24 小时缓释片（先灵葆雅）	氯雷他定 + 硫酸伪麻黄碱	完全转换
2003 年 11 月 19 日	Claritin 缓解荨麻疹（先灵葆雅）	氯雷他定	完全转换
2007 年 10 月 17 日	VOLTAREN ARTHRITIS PAIN	双氯芬酸钠	完全转换
2007 年 11 月 9 日	ZYRTEC-D 12 HOUR（J AND J CONSUMER INC）	盐酸西替利嗪 + 盐酸伪麻黄碱	完全转换
2007 年 11 月 16 日	Zyrtec（McNeil）	盐酸西替利嗪	完全转换
2011 年 1 月 24 日	ALLEGRA ALLERGY	盐酸非索非那定	完全转换
2011 年 1 月 24 日	ALLEGRA ALLERGY	盐酸非索非那定	完全转换
2011 年 1 月 24 日	ALLEGRA-D 12 HOUR ALLERGY AND CONGESTION	盐酸非索非那定 + 盐酸伪麻黄碱	完全转换
2011 年 1 月 24 日	ALLEGRA-D 13 HOUR ALLERGY AND CONGESTION	盐酸非索非那定 + 盐酸伪麻黄碱	完全转换
2011 年 1 月 24 日	ALLEGRA-D 24 HOUR ALLERGY AND CONGESTION	盐酸非索非那定 + 盐酸伪麻黄碱	完全转换
2011 年 1 月 24 日	Allegra D 24 小时（Chatem）	盐酸非索非那定 + 盐酸伪麻黄碱	完全转换

续表

时间	商品名	活性成分	类型
2013 年 10 月 11 日	NASACORT ALLERGY 24 HOUR	曲安奈德	完全转换
2016 年 7 月 8 日	DIFFERIN	阿达帕林	完全转换
2016 年 8 月 2 日	FLONASE SENSIMIST ALLERGY RELIEF	糠酸氟替卡松	完全转换
2020 年 2 月 14 日	PATADAY ONCE DAILY RELIEF	盐酸奥洛他定	完全转换
2020 年 2 月 14 日	PATADAY TWICE DAILY RELIEF	盐酸奥洛他定	完全转换
2020 年 7 月 13 日	PATADAY ONCE DAILY RELIEF	盐酸奥洛他定	完全转换
2020 年 10 月 27 日	SKLICE	伊维菌素	完全转换
2021 年 12 月 10 日	Lastacaft（Allergan）	阿卡他定	完全转换

表 3-12　美国处方药部分转换为非处方药的品种

时间	商品名	活性成分	类型
1995 年 6 月 16 日	Children's Motrin (McNeil Consumer)	布洛芬	部分转换
1995 年 6 月 19 日	Tagamet HB (GlaxoSmithKline)	西咪替丁	部分转换
1996 年 4 月 16 日	Monistat 3 COMBINATION PACK (Ortho)	硝酸咪康唑	部分转换
1997 年 2 月 11 日	Vagistat-1 (Bristol-Myers Squibb), Monistat 1 (McNeil)	噻康唑	部分转换
1999 年 3 月 9 日	Lamisil（葛兰素史克）	盐酸特比萘芬	部分转换
2001 年 12 月 7 日	Lotrimin Ultra（先灵葆雅）	盐酸布替萘芬	部分转换
2006 年 10 月 6 日	MIRALAX	聚乙二醇 3350	部分转换
2007 年 2 月 7 日	ALLI	奥利司他	部分转换
2009 年 12 月 1 日	Zegerid OTC（先灵葆雅）	奥美拉唑 + 碳酸氢钠	部分转换

续表

时间	商品名	活性成分	类型
2013 年 1 月 25 日	OXYTROL FOR WOMEN	奥昔布宁	部分转换
2014 年 3 月 28 日	NEXIUM 24HR	埃索美拉唑镁	部分转换
2014 年 7 月 23 日	FLONASE ALLERGY RELIEF	丙酸氟替卡松	部分转换
2017 年 1 月 31 日	XYZAL ALLERGY 24HR	左西替利嗪二盐酸盐	部分转换
2021 年 6 月 17 日	ASTEPRO ALLERGY	盐酸氮卓斯汀	部分转换
2021 年 6 月 17 日	CHILDREN'S ASTEPRO ALLERGY	盐酸氮卓斯汀	部分转换
2022 年 3 月 17 日	Nasonex 24HR Allergy (Perrigo)	莫米松糠酸酯	部分转换

首个申请人完成转换后，第二个申请人如果申请仿制则需要提交包含生物等效性数据和 OTC 标识的 ANDA 申请，如果是已上市处方药转换为非处方药则仅需提交包含符合消费者友好要求的 OTC 标识的补充申请[1]。转换路径一般作为原研药企业应对"专利悬崖"的一种策略，企业会在专利到期前申请转换，率先抢占该品种的非处方药市场[2]。

根据 FDCA 第 505（b）（1）、第 503（b）（4）节规定，在处方药进行转换时，如果所有的适应症都转换为非处方药状态，则该药品不可以再作为处方药销售，药品包装上不可以标注"仅可凭处方购买"。美国 FDA 将其解释为不允许相同的活性成分同时在处方药产品和非处方药产品中销售，除非两者之间存在有意义的差异，使得处方药只有在有执业医师的监督下才能被安全使用；这导致了活性成分相同且适应症相同的药品，因为不存在有意义的差异而不可以同时存在处方与非处方两种状态，产生了诸多问题。

首先，如果原始处方药已经被列为仿制药的参比制剂（RLD），在其完全

1　FDA. Changes to an Approved NDA or ANDA［EB/OL］.（2004-04-08）［2022-07-01］. https://www.fda.gov/regulatory-information/search-fda-guidance-documents/changes-approved-nda-or-anda.

2　Mahecha L A. Rx-to-OTC switches：trends and factors underlying success［J］. Nature Reviews Drug Discovery, 2006, 5（5）：380-386.

转换后将不再可以作为处方药的 ANDA 申请的 RLD，同时以往批准的其他公司的处方药仿制药的标识也需要进行更改，并且不可以再标注"仅可凭处方购买"，可能对行业其他参与方（如仿制药生产企业、销售商等）造成损失。

其次，处方药转换为非处方药后，并不是对于所有患者来说都提高了用药可及性，对于一些住所远离药房、商店的患者来说，通过医生处方获得药品可能更为方便；而对于一些更愿意与医药专业人士沟通，通过处方获得药品的患者来说，禁止完全转换药品拥有处方药地位也限制了药物获取的灵活性。

因此，美国 FDA 在 2022 年 4 月 2 日发布了《具有非处方药使用附加条件的非处方药》[1]（*Nonprescription Drug Product With an Additional Condition for Nonprescription Use*）的拟议规定，公示期持续到 2022 年 10 月 26 日。在该拟议规定中，为处方药引入了"非处方使用附加条件"（ACNU）的概念，如果申请人证明且美国 FDA 确定仅靠标识不足以确保消费者进行适当的自我选择或实际使用，非处方药申请人必须实施一项或多项条件，以确保消费者在没有专业人员的监督下能够自我选择和使用；当附加条件只能确保适当的自我选择和实际使用中的一项条件时，则标识内容必须确保可以实现另外的条件。当存在活性成分和适应症相同的处方药时，有附加条件的非处方药不可以提交补充申请，而是需要提交一份独立的上市申请，并且申请人可以在引用已批准的处方药 NDA 中的信息，不需要重复已有研究。

在未来附加条件的框架下，处方药转换时不再对拟转换药品提交变更申请，而是提交新的带有附加条件的非处方药上市申请，附加条件成为处方药与带有附加条件的非处方药之间的有意义的差异，符合法律规定，转换后处方药与非处方药均可上市销售。因此，同一活性成分且适应症相同的药品可以同时拥有处方药与非处方药地位。

1　FDA. Nonprescription Drug Product with an Additional Condition for Nonprescription Use
　［EB/OL］.（2022-04-02）［2022-07-01］. https://www.fda.gov/drugs/over-counter-
　otc-nonprescription-drugs/fda-announces-proposed-rule-nonprescription-drug-product-
　additional-condition-nonprescription-use.

（四）相关独占权

1. 通过行政命令建立专论的首个请求者可以获得独占期

对于非处方药专论的行业请求者提议的行政命令程序，如果美国 FDA 最终同意发布行政命令，首个提出 OMOR 的请求者可以获得 18 个月的市场独占期，适用于：含有以前未包含在专论中的药物活性成分；已开展的特定类型的新临床试验数据对美国 FDA 批准现有专论修改至关重要等。在最终命令生效后，市场独占期将从首个 OMOR 请求者根据该命令可以合法销售专论药品的日期开始计算。

2. 处方药转换为非处方药可以获得数据保护

根据 21CFR 314.108 条规定，对通过 505（b）（2）途径申请上市提供的新临床研究提供 3 年的数据保护期，包括部分通过 Rx–OTC 转换的药品。大多数情况下由于申请转换的产品作为处方药上市多年已经获得了大量的安全性、有效性数据，在申请 Rx–OTC 转换无需进行新的药学、非临床以及临床研究用于安全性、有效性的证明，因此这部分转换的 OTC 并不符合给予数据保护的条件。只有当申请人在提交转换申请时为获得批准进行了审评所必需的临床研究用以证明转换的安全性、有效性时，给予新临床研究数据 3 年的保护期。

美国 FDA 批准转换申请的药品有机会获得 3 年的数据保护期，在 3 年内，美国 FDA 不能够依赖申请人提交的转换数据批准后续的 505（b）（2）以及 ANDA 申请的 OTC 药品上市 [1]。

3. 新药 OTC 数据保护

NCE 数据保护。依据 21 CFR 第 314.108 条，1984 年 9 月 24 日之后获批上市的含有 NCE 的药品，自其首次获批上市之日起 5 年内，FDA 不得受理与已上市 NCE 具有相同活性基（active moiety）的 505（b）（2）及 ANDA 申请。

1　Mithun Raja. B, Raghavendra Rao. K. *Regulatory and clinical requirements for prescription to OTC switches in USA and India*, 2013.

如果申请人按规定提交"第Ⅳ段声明"[1]证明未侵犯专利权，FDA 可以在 NCE 上市届满 4 年后，受理 505（b）（2）及 ANDA 申请。若在满 4 年后的 1 年内发生专利侵权诉讼，则 5 年数据保护期将延长 30 个月，即 505（b）（2）申请或 ANDA 将在专利药品 NDA 批准之日起 7.5 年期满时才能获得批准，除非在此期间法院判定专利无效或未侵犯专利权。

改良型新药数据保护。对含有之前已根据 FDCA 505（b）在另一个 NDA 获得批准的活性成分的药品的 NDA，若包含由申请人进行或发起的（sponsored）对申请批准至关重要的新临床研究（不包括生物利用度研究），则 FDA 在 3 年内不得依赖其新的临床研究数据批准 505（b）（2）及 ANDA 申请[2]。

4. 儿科研究的非处方药独占期

1999 年 9 月，美国 FDA 发布《依据 FDCA 第 505A 条的儿科独占期授权指南》，儿科研究是指根据 FDCA505（A）条款将拟议药物用于儿科年龄组中完成的至少一项临床研究（包括药代动力学研究等）[3]。

可以获得儿科研究独占期的药品申请包括三种情况，新药上市申请（NDA）、OTC 以及抗生素上市申请。

新药上市申请，申请人按照与 FDA 达成的书面协议（承诺）完成儿科研究的所有项目，并以新药申请或补充新药申请的形式提交儿科研究报告，经过美国 FDA 审核，申请人可以获得额外的 6 个月的儿科独占期，将叠加在新药的专利保护期和其他数据保护期之后。

按照 505（b）途径获批上市的 OTC，如果按照指南规定程序完成儿科研究，也可以获得相应的 6 个月的儿科独占期。

可以获得儿科独占期限的抗生素是指 1997 年 11 月 21 日之后获批上市的抗生素，1997 年 11 月 21 日之前获批上市的抗生素除非满足已经获得罕见病

1　"第Ⅳ段声明"(Paragraph IV certification) 是 21CFR§314.50（i）（1）（i）（A）（4）或 21CFR§314.94（a）（12）（i）（A）（4）中描述的专利无效、专利不可执行或未侵犯专利权的证明。

2　FDA. *FDA Data Exclusivity Guidance: Emerging Patent Challenges and Opportunities*, April 10th 2014.

3　FDA. *Guidance for Industry Qualifying for Pediatric Exclusivity Under Section 505A of the Federal Food, Drug and Cosmetic Act*, September 1999.

独占期，且满足获得儿科独占期限的要求时，可以获得额外的儿科独占期。在保护期内 FDA 将不会批准依赖相同儿科研究数据的 505（b）（2）改良型新药以及 505（j）仿制药申请。

四、非处方药监管制度

（一）标识管理

1. 非处方药标识规范历程

药品说明书和标识是载明药品重要信息的法定文件，也是指导公众合理用药的关键资料[1]。美国基于药品风险程度与标识读者对象的不同实行处方药与非处方药标识的差异化管理[2]，经历了不断完善的过程。美国非处方药标识内容规范化历程见表 3-13。

表 3-13　美国非处方药标识内容规范化历程

时间	文件	内容
1906 年	《纯净食品药品法》	对"错误标识"（misbranded）作出解释，规定了标识中禁止写入的内容
1912 年	《Sherley 修正案》	
1938 年	《联邦食品、药品和化妆品法案》	明确了药品标识定义
1951 年	《Durham 修正案》	必须在标识中加上"仅可凭处方购买"字样，并加上警告语
1975 年	《关于处方药标识陈述规定》	首次明确化学处方药的说明书和标识应当包含的内容
1997 年	《美国 FDA 现代化法案》	规定非处方药标识上须标明每种活性成分的比例
1999 年	《非处方药标识要求最终规则》	建立了非处方药的标识标准化格式

1　汤韧，王晓燕，杨悦. 欧美非处方药药品说明书可读性测试简介及启示［J］. 中国药物警戒，2013，10（8）：464-467.
2　于金冉，王宏伟，王艺芳，等. 美国药品标识全生命周期管理研究与启示［J］. 中国药物警戒，2018，15（06）：333-338.

续表

时间	文件	内容
2002 年	《非处方人用药品中的参比制剂和仿制药如何更新标识（以符合药品事实标签格式规范）》	旨在为非处方药持有人提供建议，指导如何根据 DFL 规范更新标识
2002 年	《儿童最佳药物法案》	如果该非处方药可用于儿童患者，在说明每日服用剂量时除成人使用剂量外，还需要说明不同年龄儿童的使用剂量
2003 年	《儿科研究平等法案》	
2009 年	《非处方人用药品标识问答》	对 1999 年《非处方药标识要求最终规则》的通俗化解读

1906 年，《纯净食品药品法》和 1912 年对《纯净食品药品法》标识条款修订的《Sherley 修正案》均禁止"错误标识"（misbranded）行为，规定标识中禁止性的内容，即禁止在标识中对药品活性成分的浓度、质量和纯度造假，以及对疗效做出虚假或欺诈性的声明。

1938 年，FDCA 第九章中明确了药品标识（labeling）是指所有出现在药品、容器或包装上和伴随药品出现的所有以书面、印刷或图形呈现的药品信息的形式。

1951 年，《Durham 修正案》规定对于处方药，必须在标识中加上"仅可凭处方购买"字样，并加上警告语："警告：联邦法律禁止无处方调配该药品"[1]。

1975 年 5 月 27 日，美国 FDA 发布的《关于处方药标识陈述规定》（*Regulations Regarding Certain Label Statements on Prescription Drugs*）首次明确化学处方药的说明书和标识应当包含的内容［21 CFR § 201.120］。

1997 年 11 月 21 日，《美国 FDA 现代化法案》（*FDA Modernization Act*, FDAMA）修订了 FDCA 的第 412（c）（ii）（iii）条款和第 502（e）条款部分，规定非处方药标识上须标明每种活性成分的比例，且须按字母顺序列出非活性成分。

1999 年 3 月 17 日，为了使非处方药标识上的信息更易于患者阅读和理解，美国 FDA 针对所有类型的非处方药（包括通过 NDA、ANDA 和专论路径上市或销售的非处方药[2]）发布了《非处方药标识要求最终规则》（*The Final rule for Over-the-Counter Human Drugs Labeling Requirements*）［21CFR§201.66］。

1　The Durham–Humphrey Amendment, Pub.L. No.82–215, 65 Stat. 648（1951）.

2　Labeling OTC Human Drug Products Updating Labeling in RLDs and ANDAs.

美国 FDA 借鉴了食品的营养标识要求，在该规则中为非处方药的标识建立了一种标准化格式——药品事实标签（图 3-11）。

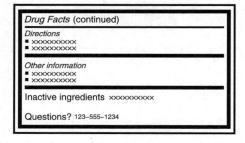

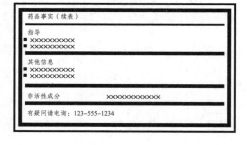

图 3-11　非处方药标识规范（Drug Facts Label）[1]

药品事实标签按顺序包含：①产品的活性成分，包括每单位药品活性成分的含量；②产品的治疗类别，如止咳药、抗组胺药、抗过敏药；③产品的用途（适应症）；④警告，包括不应当使用的情况、应当在医生或药剂师指导

---

[1] FDA. *Over-The-Counter Human Drugs: Labeling Requirements*, March 17th 1999.

下使用的情况、使用后可能发生的副作用和用药后一定时期内不应当从事的活动、"孕妇及哺乳期女性应当遵医嘱""远离儿童"等；⑤用法用量，包括不同年龄人群的服用时间、方法和频率；⑥其他信息，如存储温度和湿度要求；⑦产品的非活性成分[1]。

2009 年 1 月 5 日，美国 FDA 发布了《非处方人用药品标识问答》，对 1999 年《非处方药标识要求最终规则》进行了通俗化的解读，方便行业申请人更准确明地了解美国 FDA 要求药品事实标签需要包含什么内容，文字应当如何表达等[2]。

2002 年 10 月 18 日，美国 FDA 发布了《非处方人用药品中的参比制剂和仿制药如何更新标识（以符合 DFL 格式规范）》行业指南[3]。该指南旨在为非处方药中参比制剂或仿制药的持有人提供建议，指导企业如何根据 21CFR201.66 的要求（即药品事实标签规范）更新标识，使标识的内容和格式被标准化成药品事实标签（DFL）。

同时，该指南指出 FDCA 第 505（j）（2）条款中的"相同标识要求"（same labeling requirement）并不是要求非处方仿制药的标识与其参比制剂完全一致。为了促进非处方药标识尽快符合药品事实标签规范，美国 FDA 在 21CFR314.94（a）（8）（iv）中明确非处方药仿制药持有人先于其参比制剂持有人更新标识导致两者标识的差异属于"允许的差异"。

非处方药仿制药的持有人也可以选择等待参比制剂更新完标识后，提交申请将自己的标识改为完全相同的样式。根据美国 FDA 的统计，提交标识更新申请的非处方仿制药集中在如下药品中：布洛芬片、对乙酰氨基酚栓剂、西咪替丁片、洛哌丁胺片和口服液、咪康唑阴道膏和栓剂、米诺地尔外用溶液［2%］和萘普生钠片。

参比制剂申请人可以在提交给美国 FDA 的年度报告中同时提交更新后的新标识，从而不用再单独提交补充申请。此外，为了加快更新标识的进程，美

---

[1] FDA. *Over-The-Counter Human Drugs: Labeling Requirements*, March 17th 1999.

[2] FDA. *Guidance for Industry Labeling OTC Human Drug Products: Questions and Answers*, December 2008.

[3] FDA. *Guidance for Industry Labeling OTC Human Drug Products Updating Labeling in RLDs and ANDAs*, October 18th 2002.

国 FDA 起草了 10 个更新标识示例，并将其发布在互联网上供持有人参考，完全参照美国 FDA 提供标识示例制定的标识不需要审查。

2002 年，美国颁布了《儿童最佳药物法案》（*Best Pharmaceuticals for Children Act*，BPCA），2003 年颁布了《儿科研究平等法案》（*Pediatric Research Equity Act*，PREA），支持申请人开展儿童患者临床研究的同时，要求更新非处方药标识内容[1]，即如果该非处方药可用于儿童患者，在说明每日服用剂量时除成人使用剂量外，还需要说明不同年龄儿童的使用剂量。

（1）药品事实标签

根据 21CFR 第 201.66 部分规定，非处方药说明书主要指药品事实标签，药品事实标签本质上是以通俗易懂的语言和易于阅读的方式对药品重要信息的概要描述，包括产品的活性成分（单位药品活性成分含量）、功效、警告、用法用量、非活性成分（防止非活性成分致使患者出现过敏症状）等药品的关键信息（表 3-14），以便患者能快速获知、对比和选择非处方药。药品事实标签由企业制定，每个非处方药申请均应当包含特定的标识信息供美国 FDA 进行审查。

表 3-14　非处方药药品事实标签内容

英文	中文	要求
Active ingredient	活性成分	标注每种活性成分的数量以及单位剂量每种活性成分的含量，如果药品没有独立的单位剂量，应标注活性成分所占比例
Purpose	目的	说明每种活性成分的药理学分类和作用机制
Use	用法	对药品的详细使用说明
Warning	警告	对于关于药品特殊使用情况的警告：①产品仅外用；②产品含有水杨酸可引起瑞氏综合征警告；③过敏反应与哮喘警告；④易燃性警告；⑤水溶性凝胶可能导致窒息警告；⑥导致肝毒性或胃出血警告；⑦用量警告；⑧性传播疾病警告

1　FDA. Encourages Pediatric Information on Drug Labeling［EB/OL］.（2015-12-31）［2022-07-01］. https://www.fda.gov/drugs/special-features/fda-encourages-pediatric-information-drug-labeling.

续表

英文	中文	要求
Do not use	禁用情况	与禁忌症的内容相一致
Ask a doctor before use if you have	使用前咨询医生	12 岁以下的儿童患者或者身体出现某些特殊情况的成人患者，在没有咨询医生的情况下不能擅自使用药品
Ask a doctor or pharmacist before use if you are	使用前咨询医生或药剂师	主要针对于儿童，在使用前应询问医生或药剂师可能会与该药品发生相互作用的药品和食品
When using this product	使用该产品时的注意事项	标注在使用该产品时可能会发生的副作用、应避免同时服用的物质（如酒精）以及不能进行的活动（如开车）
Stop use and ask a doctor if	停止使用并咨询医生的情况	本项应标注如果出现任何毒副作用或其他不良反应症状应立即停止使用该药品
If pregnant or breast-feeding	孕妇或哺乳期妇女的警告	对怀孕三个月的人群使用含有阿司匹林或卡巴匹林钙的的警告；对怀孕三个月的人群使用含有苯酮苯丙酸、甲氧萘丙酸钠和布洛芬的药品警告
Keep out of reach of children	避免儿童接触	标注避免意外过量服用 / 摄入的警告，避免儿童接触
Directions	用药指导	按照 OTC 专论要求或已批准药品申请的要求书写
Other information	其他信息	按照 OTC 专论要求或已批准药品申请的要求书写
Inactive ingredients	非活性成分	列出非活性成分表，如果既属于 OTC 药品又属于化妆品，则应当根据 21CFR 第 701.3（a）部分规定列出
Questions	问题咨询	写明联系方式，可通过热线电话咨询产品问题或提出意见

（2）专业说明书

对于兼具处方药适应症的特殊双跨品种的非处方药，FDA 要求申请人制定针对专业人员的专业说明书（Professional Labeling）[1]，为医疗专业人员的使用提供特殊信息，独立于非处方药品标识，主要适用于抗酸类药物、抗胃胀气、

---

1 FDA. Small Business Assistance：Frequently Asked Questions on the Regulatory Process of Over-the-Counter（OTC）Drugs［EB/OL］.（2020-02-24）［2022-07-01］. https://www. fda.gov/drugs/cder-small-business-industry-assistance-sbia/small-business-assistance-frequently-asked-questions-regulatory-process-over-counter-otc-drugs.

外用抗真菌药、止吐剂、止咳和感冒药、镇痛药、眼科用药、防龋类药物、驱虫类药物、胆囊收缩素 10 类药物。

（3）对药品事实标签的补充

美国未强制要求非处方药附加针对公众或患者的药品说明书或其他形式的信息补充说明。

对于未经批准上市的非处方药，2006 年 12 月 22 日，《膳食补充剂和非处方药消费者保护法》（*Dietary Supplement and Nonprescription Drug Consumer Protection Act*）在 FDCA 中新增了 502（x）条款，对这类非处方药增加了除药品事实标签以外的标识要求。如果是未经批准在美国销售的非处方药，标识上必须注明国内生产、包装、分销地址和国内生产商、包装商、分销商的电话号码，使上述三方中的任意一方作为责任人，消费者可以通过标识上的电话号码报告严重不良事件。

对于以处方药身份上市销售的部分慢性疾病治疗药品，FDA 在 2018 年 7 月 18 日发布《非处方药的创新方法指南草案》[1]，旨在促进更多用来治疗慢性疾病的处方药转换为非处方药，从而方便慢性疾病患者的日常用药。FDA 在指南中提出两种创新方法供非处方药申请人参考，以此促进患者对药品的理解，帮助患者正确用药。

首先，慢性病非处方药应当增加除了药品事实标签外的其他标识，例如：①在非处方药的塑料包装盒或容器内附带说明书或其他文件；②现场购药时在电子屏幕上显示与药品选择和使用相关的文本或图像，包括可供患者交互和反复查看的内容；③在购药平台或药企官网等网页上的信息；④在移动应用（APP）上的对药品的详细描述和购药用药时可能遇到的问题的解答。

再者，为确保患者安全有效使用，患者购药或药店销售者需要满足额外的特定要求，才能购买到合适的药品。在购药前，消费者需要在 APP 中回答一组关于自主选择测试的问题，并且测试结果必须能够证明消费者能够恰当地使用拟购买的非处方药；在购药前，消费者必须主动确认已经观看用药指导视频。

---

1 FDA. *Innovative Approaches for Nonprescription Drug Products Guidance for Industry Draft Guidance*, July 18th 2018.

2. 非处方药标识的审查

非处方药的标识是申请人提交上市申请资料的一部分，属于药品技术审评内容。在美国，非处方药不同的标识审评程序对应不同的药品创新程度，分为原研非处方新药、改良非处方新药（指口味、剂型等方面的改良创新）和非处方仿制药三类。

原研非处方药的标识审评需在标准审评时限内完成[1]，由于改良非处方新药和仿制药标识强调与原研非处方药标识具有一致性，因此仿制药的标识审评程序较为简化。

对于非处方新药标识审评，在由申请人提交拟定的标识和药品处方信息[2]（Prescription Information，PI）后，美国 FDA 将对其进行审查，在早期审查中对标识的剂量、给药途径、警告与注意事项、不良反应、药物相互作用以及特殊人群用药等五部分进行重点审查。在审查中期阶段美国 FDA 将召开关于标识的会议，挖掘标识存在的深层问题，并与申请人持续沟通、讨论并最终制定PI，终版 PI 经美国 FDA 批准后，附在药品批准信中一同发至申请人。

美国 FDA 为简化非处方药的审评，提高监管效率，优化监管资源，制定了 OTC 专论，每个 OTC 专论中包含了该药品的活性成分、剂量、规格、标识以及检验指标，如果该非处方药符合专论，企业在制定非处方药事实标识时可参考专论，符合专论的药品无需美国 FDA 批准即可上市销售[3]；若不符合专论，则需通过审评后方可上市。

非处方仿制药是非处方新药的仿制品，在疗效与质量方面与非处方新药具有一致性。非处方仿制药申请人在向美国 FDA 提交 ANDA 时应当提交仿制药标识与 RLD 的标识相一致的证明，若 RLD 的标识内容处于行政保护期内（例如在数据保护期内），则非处方药仿制标识中应当删除 RLD 标识中受保护但不

1　FDA. *CDER 21st Century Review Process Desk Reference Guide*, September 2014.

2　处方信息（PI），又称美国处方信息（USPI），反映了美国 FDA 关于人用处方药在标识标明的使用条件下的安全性和有效性的审评结果。

3　FDA. What are over-the-counter（OTC）drugs and how are they approved?［EB/OL］.（2010-09-23）［2022-07-01］. https://web.archive.org/web/20171114204604/https://www.fda.gov/AboutFDA/Transparency/Basics/ucm194951.htm .

影响药品安全使用的内容[1,2]。

截至 2022 年 1 月 4 日，美国 FDA 标识数据库（The FDA Label Database）收载的人用非处方药品标识有 90 976 个，人用处方药和生物制品标识 51 001 个[3]，该标识数据库的数据源为美国 FDA 的结构化产品标识（SPL）数据库。

其中，美国 FDA 在线标识库（FDA Online Label Repository）可以按专有名称、NDC 编号、活性成分（API）、申请号或监管引文格式（application number or regulatory citation）、公司名称、专有名称和公司名称组合来对产品标识进行检索（图 3-12）。

FDA Application
○ FDA Home

NDC Search Results on Active Ingredient: aspirin

Click on Active Ingredient to view the label.

Ingredient Name	NDC	Company Name	Application Number or Regulatory Citation	Product Type	Marketing Category
ACETAMINOPHEN; ASPIRIN	63029-600-01	Medtech Products Inc.	Part343	HUMAN OTC DRUG	OTC MONOGRAPH NOT FINAL
ACETAMINOPHEN; ASPIRIN	69103-2533-5	Provision Medical Products	Part343	HUMAN OTC DRUG	OTC monograph not final
ACETAMINOPHEN; ASPIRIN	63029-600-06	Medtech Products Inc.	Part343	HUMAN OTC DRUG	OTC MONOGRAPH NOT FINAL
ACETAMINOPHEN; ASPIRIN	69103-2533-6	Provision Medical Products	Part343	HUMAN OTC DRUG	OTC monograph not final
ACETAMINOPHEN; ASPIRIN; DIPHENHYDRAMINE CITRATE; CAFFEINE	0067-8147-01	GlaxoSmithKline Consumer Healthcare Holdings (US) LLC	Part343	HUMAN OTC DRUG	OTC monograph not final
ACETAMINOPHEN; BENZALKONIUM CHLORIDE; ISOPROPYLALCOHOL; ASPIRIN; LIDOCAINE HYDROCHLORIDE; ALCOHOL; HEOMYCIN SULFATE	0498-4376-01	Honeywell Safety Products USA, INC		HUMAN OTC DRUG	unapproved drug other
ACETAMINOPHEN; CAFFEINE; ASPIRIN	66715-9749-3	Lil'Drug Store Products, Inc.	NDA020802	HUMAN OTC DRUG	NDA
ACETAMINOPHEN; CAFFEINE; ASPIRIN	11673-433-12	Target Corporation	Part343	HUMAN OTC DRUG	OTC monograph not final
ACETAMINOPHEN; CAFFEINE; ASPIRIN	49035-786-80	EQUATE (Wal-Mart Stores, Inc.)	Part343	HUMAN OTC DRUG	OTC MONOGRAPH NOT FINAL
ACETAMINOPHEN; CAFFEINE; ASPIRIN	49483-370-20	TIME CAP LABS	Part343	HUMAN OTC DRUG	OTC monograph not final

图 3-12 美国 FDA 在线标识库主页面示例

1 FDA.What Is the Approval Process for Generic Drugs?［EB/OL］.（2017-08-31）［2022-07-01］. https://www.fda.gov/drugs/generic-drugs/what-approval-process-generic-drugs.

2 于金冉，王宏伟，王艺芳，等. 美国药品标识全生命周期管理研究与启示［J］. 中国药物警戒，2018（6）：333-338.

3 FDA. FDA Label：Full-Text Search of Drug Labeling［J/OL］.（2022-01-04）［2021-10-25］. https://www.fda.gov/science-research/bioinformatics-tools/fdalabel-full-text-search-drug-labeling.

3. 非处方药标签消费者行为研究

美国的非处方药"药品事实标签"格式规范要求标识中必须包括预期用途、说明和警告，以便阅读理解能力低的人士都能理解。有以往研究发现，美国非处方药标识的可读性较差，难以找到产品说明、警告、用法及过敏信息，且 30% 的非处方药由老年人购买，这些人群认为适应症、慎用、禁用等词不容易理解[1]。

由于非处方药无需医生处方，非处方药的标识就成为消费者购药时获得药品相关信息的主要途径。因此，消费者对药品标识内容的理解直接影响用药的正确性，需要研究确认消费者是否可以在没有医药卫生专业人员干预的情况下正确使用非处方药。为了正确使用非处方药，患者应当具有对疾病进行自我诊断的能力，根据非处方药的标识正确判断是否应当使用该药品的能力，按标识上的指导正确使用该药品的能力和判断适时停药并就医的能力。

2006 年 9 月 25 日，美国 FDA 举行非处方药咨询委员会会议将非处方药的消费者行为研究作为一项议题进行了公开讨论[2]。委员会最后得出结论：为了解消费者对标识内容的理解程度，在通过 NDA 路径将处方药转换为非处方药或申请某药品直接作为非处方药上市时，除安全性数据和用于证实有效性的临床试验数据外，通常建议申请人提交开展消费者行为研究的数据，尤其是当处方药向非处方药转换时[3]，但并非强制。

消费者行为研究的类型有[4]：标识理解力研究[2]（LCS）、自主选择研究

1　FDA.OTC Drug Facts Label［EB/OL］.（2015-06-05）［2022-07-01］. https://www.fda.gov/drugs/drug-information-consumers/otc-drug-facts-label.

2　FDA. NONPRESCRIPTION DRUGS ADVISORY COMMITTEE［EB/OL］.（2006-09-25）［2022-07-01］. http://web.archive.org/web/20080922234757/http://www.fda.gov/ohrms/dockets/ac/06/transcripts/2006-4230t.pdf.

3　汤韧，王晓燕，郑明节，等. 欧美非处方药消费者研究案例分析［J］. 中国新药杂志，2013，22（22）：2596-2599.

4　FDA. Drug Application Process for Nonprescription Drugs［EB/OL］.（2022-06-28）［2022-07-01］. https://www.fda.gov/drugs/types-applications/drug-application-process-nonprescription-drugs.

（SS）、实际使用研究（AUS）、人为因素研究（HFS）（表 3-15）[1]。

表 3-15　消费者行为研究拟解决的问题 [2]

事项	标识可读性	自主选择	实际使用	人为因素
样本量	$N\approx300\sim600$	$N\approx400\sim800$	$N\approx500\sim1300$	$N\approx50\sim200$
诊断	√	√	√	
正确使用	√	√	√	
寻求急救的情形及其疗程	√		√	√
多于一剂	√		√	
正确的剂量使用和配套的器械使用	√		√	√
撤药	√			
监测心血管	√			
疗效的局限性	√			
过敏反应	√	√		

截至 2022 年，美国 FDA 发布了三项与消费者行为研究相关的指南文件其中，两份为针对非处方药标识可读性研究和自主选择研究的行业指南，另一份是针对药械组合产品使用时（可能产生风险的）人为因素研究的指南，美国 FDA 尚未发布针对实际使用研究的统一指南。

（1）标识理解力研究

标识理解力研究旨在评估消费者在模拟的情形下理解非处方药标识上的信息，以及应用这些信息做出用药决定的程度。美国 FDA 认为，作为标识的撰写方和标识的审评方，申请人与 CDER 对标识的理解不能取代公众的理

1　PEGUS. Consumer Behavior Studies［EB/OL］.［2022-07-01］. https://pegus.com/consumer-behavior-studies/.

2　FDA. Regulatory Approaches for Prescription to OTC Switch［EB/OL］.（2015-07-02）［2022-07-01］. https://fda.report/media/93193/Presentation--Regulatory-Approaches-for-Prescription-to-OTC-Switch.pdf.

解[1]。2010 年 8 月，美国 FDA 发布了《非处方药标识理解力研究指南》(*Label Comprehension Studies for Nonprescription Drug Products*)[2]，该指南是美国 FDA 关于消费者标识理解力研究的思路和设计方案，FDA 认为随着人们教育程度和自我保健意识的不断增强，有效地传递用药信息将成为当务之急。该指南建议生产商获取具有不同人口学特征和医疗特征的消费者理解标识、应用标识能力的有效信息。理解力研究更关注受试者应当具有较高的认知分析能力，而不是让受试者复述药品标识中的具体内容[3]（图 3-13）。

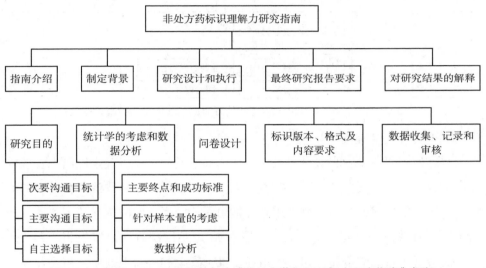

图 3-13　美国 FDA 2010 年发布的《非处方药标识理解力研究指南》框架

（2）自主选择研究

自主选择研究评估消费者是否具有将药品标识信息与受试者本人健康状况相结合，做出适合使用某种药品的正确决策能力。一般在进行标签理解力研究并开发出最有效的药品事实标签后，再进行自我选择研究。2011 年 9 月 29 日，美国 FDA 发布了《非处方药的自主选择研究指南》(*Self-Selection Studies for*

1　汤韧，王晓燕，杨悦. 欧美非处方药药品说明书可读性测试简介及启示［J］. 中国药物警戒，2013，10（8）：464-467+472.

2　FDA. *Guidance for Industry Label Comprehension Studies for Nonprescription Drug Products*, August 2010.

3　许美婷，薛云丽，杨悦. 美国 Rx-OTC 转换审评中消费者行为研究对我国的启示［J］. 中国药物警戒，2015，12（1）：34-37.

Nonprescription Drug Products)[1]，旨在为行业参与开发和进行自我选择研究提供建议，以支持非处方药产品的申请（图 3-14）。

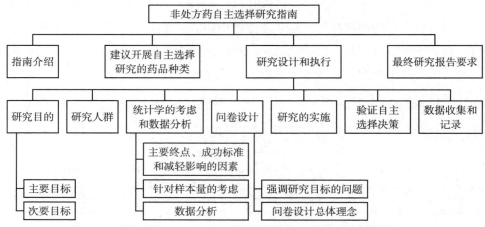

图 3-14　发布的 FDA 2011 年《非处方药自主选择研究指南》框架

（3）实际使用研究

实际使用研究是在真实世界条件下评估药品的使用，以确定以前未发现的使用问题，并确认消费者无需医疗专业人士干预即可进行自我诊断和适当的治疗。该研究中生成的数据，可以用来评估患者按照标识中的指导使用非处方药安全性和有效性（研究中出现的不良事件），以帮助预测如果作为非处方药使用，消费者是否能够按照标识上的指导正确、安全和有效地使用。需要开展实际使用研究的情形包括：新的非处方药适应症，包括处方药转换为非处方药；针对非处方药的新的使用说明；对非处方药的新增警告；对非处方药的新的跟踪随访要求或建议[2]。

1　FDA. *Guidance for Industry Self-Selection Studies for Nonprescription Drug Products*, April 2013.
2　汤韧. 消费者研究在非处方药中的特殊作用［J］. 中国药物警戒，2013，10（7）：446-448.

实际使用研究案例：奥利司他[1]

奥利司他（Orlistat）是一种减肥药，其主要功能是通过充当脂肪酶抑制剂来防止人类饮食中脂肪的吸收，从而减少热量摄入，使用时必须伴随摄入低热量饮食并且增加身体活动。

1999 年，FDA 批准了罗氏制药的 Xenical（奥利司他 120mg）作为处方药上市销售，用于肥胖管理与低热量饮食相结合，并降低减肥后体重恢复的风险。2007 年，FDA 批准了 GSK 公司的 Alli（奥利司他 60mg）作为非处方药用于 18 岁及以上超重成年人的减肥。

GSK 公司开发了 60mg 规格的奥利司他非处方药版本，为使其能够通过 FDA 的审评，GSK 公司除了开展随机对照临床研究（RCT）外，还开展了实际使用研究，用以辅助监管决策。该研究旨在模拟"真实世界"的非处方药环境，参与者可以走进药房、购买药品，并在没有医生监督的情况下使用，通过收集数据证明产品在真实世界环境中作为非处方药使用时的安全性和有效性。

该研究为期 3 个月，共在美国 18 家社区药房开展，共有 237 人购买并使用了该药品，并通过电话随访持续收集数据。参与者在实际购买前都获得了书面知情同意书，并同意参加电话随访。研究人员于各个参与者购买后的 14、30、60 和 90 天进行电话随访，并在其治疗结束后 14 天进行治疗后安全性访谈。所有访谈均由进行过培训的护士进行，并使用计算机辅助软件对访谈内容进行管理。

研究选择的结局指标有：人口种族指标（受教育程度、BMI、自我判断等）、既往减肥药物使用历史、饮食情况、身体活动、体重变化和满意度（有效性），不良事件发生率（安全性）等。

最终的研究结果证明，在无医疗保健专业人员监督使用下的安全性结果与在 RCT 研究中由医疗保健专业人员监督使用期间获得到的安全性结果相似，几乎所有受试者在研究结束时实现了体重减轻，有近 50% 的受试者在研究结束时实现了 > 3% 的体重减轻。

该研究证明了奥利司他在真实世界环境中作为非处方药使用的安全性和有效性，为监管机构提供了依据，辅助了产品作为非处方药上市的监管决策。

1　Schwartz, S. M., Bansal, V. P., Hale, C., et al. Compliance, behavior change, and weight loss with orlistat in an over–the–counter setting. Obesity（Silver Spring, Md.）, 2008，16（3）: 623–629.

（4）人为因素研究

人为因素研究是一项针对代表性用户的研究，旨在评估药械组合产品在消除或减轻潜在的与使用相关风险方面用户界面设计的适当性。通常，人为因素研究是一个由组合产品的复杂性和安全考虑因素所推动的迭代设计过程的一部分。人为因素研究主要评估：① 用户执行关键任务的能力；② 用户理解包装和标签中信息的能力，例如产品标识或使用说明，这些信息对组合产品的安全和有效使用至关重要，例如，产品准备、管理、维护和处置，或者在发生不良反应时采取何种行动[1]。

2016 年 2 月，FDA 发布了《组合产品设计和开发中的人为因素研究和相关临床研究的考虑指南》草案。该指南草案提供了对人为因素研究基本原则的指导，描述了 FDA 关于人为因素研究信息的建议，并澄清了研究的不同类型、研究的建议时间和顺序。该指南草案还澄清了如何利用人为因素研究，以最大限度地提高组合产品用户界面安全有效地用于目标用户、用途和环境的可能性。此外，该指南还描述了人为因素研究与其他临床研究之间的关系，并为临床试验申请或上市申请中的人为因素研究信息提供了过程方面的考虑，以促进安全有效的组合产品的开发和及时审评（图 3-15）。

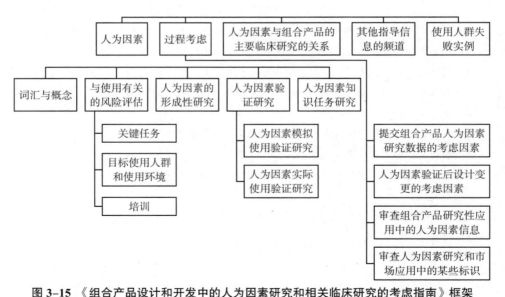

图 3-15 《组合产品设计和开发中的人为因素研究和相关临床研究的考虑指南》框架

1　FDA. *Human Factors Studies and Related Clinical Study Considerations in Combination Product Design and Development Draft Guidance for Industry and FDA Staff*, February 2016.

（二）生产场地检查

在生产环节，美国 FDA 的检查体系适用于 OTC 与处方药，并未因为 OTC 有相对更低的使用风险而降低非处方药的生产标准。对于以新药和仿制药身份上市的 OTC 产品，一般须经过 FDA 批准前检查方可批准上市。对于 OTC 专论途径上市的药品，由于未经美国 FDA 审评，因此也未进行上市前生产场地的检查，只是在生产场地投入使用后进行了登记，美国 FDA 也因此掌握 OTC 生产场地的信息。美国 FDA 根据场地登记信息及产品标识信息对药品生产场地开展检查，生产场地检查流程见图 3-16。

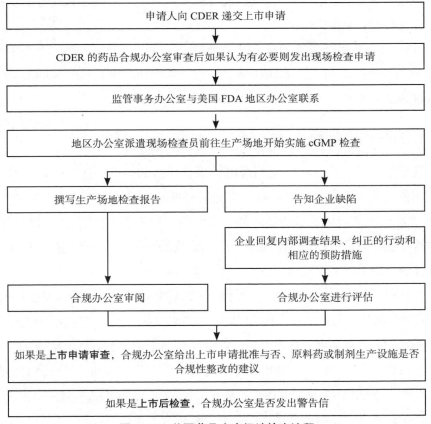

图 3-16 美国药品生产场地检查流程

105

1962 年《Kefauver–Harris 修正案》授权美国 FDA 制定良好的生产质量管理规范（GMP）作为化学生产和控制（CMC）的合规标准，并在合理的时间以合理的方式对处方药的生产场地进行检查。1997 年，在《FDA 现代化法案》（*FDA Modernization Act*，FDAMA）中授权美国 FDA 对非处方药生产场地开展检查。

FDAMA 在 FDCA 704（a）（1）设施检查条款中的"处方药"后面都加上了"非处方药"，即赋予 FDA 对非处方药与处方药的生产场地完全相同的检查权利，包括检查生产记录、文件、厂房设施等。

在美国，人用药品、生物制品、医疗器械生产场地的 cGMP 现场检查均由直属 FDA 的监管事务办公室下设的现场检查处（Division of Field Investigation）和各州的地区办公室安排现场检查员开展检查。监管事务办公室对药品生产场地的 cGMP 合规性进行检查，确定生产商是否拥有必要的设施、设备和能力来生产药品。

FDA 对药品生产场地的 cGMP 现场检查通常可分为三大类：上市申请批准前检查（Pre-Approval Inspection，PAI）、常规 cGMP 检查（Routine cGMP Inspection）、"有因"检查（"For Cause" Inspection）。

1. 上市申请批准前检查

根据 FDCA 510（h）（3）的规定，只有药品的生产、加工、包装和检测所使用的工艺、设备和控制能够足以保证并维持其特性、剂量、质量和纯度，FDA 才可以批准新药或者仿制药的上市申请。新药或者仿制药上市申请的批准过程除包括对临床前研究数据、临床试验数据的审评外，还包括对化学、生产及控制（CMC）的检查。

在新药办公室或仿制药办公室受理新药或仿制药申请后，审阅药品 CMC 资料的审评员确认了药品原料药和制剂的生产场地信息，并向合规办公室发送生产场地的 cGMP 检查请求。合规办公室评估生产场地的既往 cGMP 检查状况，并与通常负责这些生产场地 cGMP 现场检查的地区办公室沟通，最后决定是否需要在批准药品的上市申请前开展现场检查。合规办公室如果认为有必要检查，将通知现场检查办公室与相关地区办公室安排检查员执行现场检查任务。现场检查须遵照《合规项目指南手册》（*Compliance Program Guidance Manual*，*Program*

7346.832）第 46 章新药评估 [1] 中"上市申请批准前检查 / 调查"部分的规定。

现场检查员对生产场地进行 cGMP 检查后撰写场地检查报告（EIR）。EIR 包括检查员使用 FDA 483 表格记录发现的 cGMP 缺陷和检查员的建议，即批准或不批准上市申请，是否应当发出警告信等。检查员将 FDA 483 表格递交到每个相应中心，非处方药递交至 CDER 的合规办公室。

合规办公室负责审阅 EIR 和评估企业的 cGMP 缺陷回复信等。回复信应当包括是否同意 cGMP 缺陷的判断。以及企业内部关于缺陷原因的调查结果、纠正和预防措施等内容。

合规办公室完成对 EIR 的审阅和对企业回复信的评估后，将对药品原料药或制剂的生产场地合规性做出最终判断。该判断可以与 cGMP 检查员的建议一致或不同，包括：该生产场地的 cGMP 合规情况可以接受或不可以接受，建议批准或暂时不批准药品的上市申请，或者要求按照 cGMP 立即整改。

2. 常规 cGMP 检查

常规 cGMP 检查与上市申请批准前检查流程基本相同，但在常规 cGMP 检查中，合规办公室完成对 EIR 的审阅和生产商回复信的评估后，将场地检查结果分为三类：无需采取行动（No Action Indicated，NAI）、自愿采取行动（Voluntary Action Indicated，VAI）、官方采取行动（Official Action Indicated，OAI）。

（1）无需采取行动

在检查过程中未发现不合规的情况或操作，或发现不合规情况但不需要采取进一步的监管措施。美国 FDA 检查员没有记载任何书面形式的不符合项，称为"零 483"。

（2）自愿采取行动

根据所观察到的质量体系缺陷与所涉及的特定药品和生产工艺之间的关系，可以判定该企业生产出不合格或者有缺陷的制剂的可能性极小。虽然 FDA 检查员发现了不合规观察项，并载入 483 表格，但企业只要按照 FDA 的要求积极整改，就不会导致更多不利后果。

1　FDA. *Compliance Program Guidance Manual Program 7346.832 Chapter 46- New Drug Evaluation*, May 2010.

（3）官方采取行动

若地区 ORA 有书面证据表明，企业存在一项或多项质量体系的重大缺陷，严重违背美国 FDA 质量体系法规，则检查结果将被归类为官方采取行动，情形如下：①完全未建立、记录或实施质量体系或质量体系检查技术（QSIT）子系统中的任何一个；②QSIT 子系统存在一个或多个要素的缺陷，可能导致重大缺陷；③存在明显不符合标准或质量体系法规（QSR）的产品，且纠正与预防措施（CAPA）子系统没有发挥作用；④对先前检查发现的重大缺陷未纠正或纠正不充分，导致再次检查出相同或类似的缺陷。此外，对于自愿采取行动的检查，若企业没有能够按照美国 FDA 的要求及时进行充分的整改，也可能导致被归类为官方采取行动。对于检查结果为官方采取行动的企业，美国 FDA 将根据药品的风险程度和检查结果，采取一系列执法行动，包括但不限于警告信、禁令、拘留、扣押、民事处罚或起诉。

3. 有因检查

有因检查是针对特定的信息进行的特殊检查，这些信息会引起监管部门或公众对相关企业或产品产生某种疑问或担忧。FDA 可以从任何来源关注到此类信息，包括但不限于：抽样检测结果、先前检查中的缺陷项、召回或撤市信息、消费者或企业员工投诉信息、不良反应报告以及是否涉嫌欺诈的信息。有因检查的内容是由信息来源决定的，通常在特定领域检查更加深入。

（三）上市后监测

1. 药品不良事件报告系统

"反应停"事件发生后，世界范围内的药物警戒发生了重大变化。1969 年，美国 FDA 开发了监测药品不良事件的自愿报告系统（Spontaneous Reporting System，SRS）。1998 年，美国 FDA 对自愿报告系统重新设计并构建了不良事件报告系统（AERS），并在 2012 年过渡为美国 FDA 不良事件报告系统（FAERS）[1]。该系统是美国 FDA 收集药品不良事件和用药差错等信息的电子化

1　杨悦. 美国药品监管科学研究［M］. 北京：中国医药科技出版社，2020.

数据库，纳入其中的报告包括来自药品上市许可持有人、药品利益相关方的强制报告，以及医务人员、消费者的自愿报告，不包括临床试验阶段的不良事件报告，也不包括疫苗接种后不良事件报告[1]。

在自愿报告系统演进期间，美国 FDA 建立了 MedWatch，旨在教育医疗保健专业人员理解、监测并向美国 FDA 或生产商（或两者）报告不良事件和相关问题的重要性，同时确保将新的安全性信息迅速传递给医疗保健人员，从而改善患者护理。MedWatch 主要由药品监测与流行病学办公室下属的监管研究与沟通部（DSRCS）负责收集、管理和发布药品不良反应信息，并通过网站和 MedWatch E-list 将医疗产品安全、召回、撤市以及标识变更等信息向医疗团体和公众公布。报告由监管研究与沟通部进行分类并将不同报告发送至不同部门，有关药品不良反应的数据将录入 FAERS。自 2001 年起，许多制药企业自愿向审评机构提交药品和非疫苗类生物制品的电子版报告，所收集的纸质报告和电子版报告均纳入美国 FDA 不良事件报告系统。

2. 企业强制报告

（1）一般规定

2014 年 6 月 10 日，美国 FDA 发布了《以电子格式提交上市后安全性报告指南草案》，要求企业以电子格式提交上市后安全性报告[2]，该指南草案几乎适用于所有人用药品和生物制品的上市后安全性报告，其中包括个例安全性报告（ICSR）和定期安全性报告。申请人以电子方式提交 ICSR 有两种选择：①数据库到数据库传输（E2B）；②安全性报告门户（SRP）：通过美国 FDA 的 SPR 门户手动输入数据。

（2）OTC 特殊规定

2004 年 2 月，美国 FDA 基于对麻黄药理学证据、科学文献报告和不良事件报告（包括一些极其严重的不良事件）的审查，发布了对麻黄的禁令，禁止

---

1 董铎，吴桂芝，王涛，等. 美国药品上市后监测体系对我国落实企业报告责任的启示［J］. 中国药物警戒，2017，14（10）：607-610.

2 HHS. *FDA issues final rule on postmarketing safety report in electronic format, Drug Safety and Availability*, November 1st, 2016.

在膳食补充剂中添加麻黄。该禁令于 4 月生效，此后含有麻黄的膳食补充剂将被视为掺假食品 [1]。此后不久，为了加强美国 FDA 对可能导致公众健康危害的潜在风险的把控，使政府、制造商和零售商能够更快地对潜在问题做出反应，同时提高公众在自我保健时对使用膳食补充剂和非处方药的信心，参议员 Richard Durbin、Tom Harkin、Orrin Hatch、Michael Enzi 和 Edward Kennedy 开始讨论如何制定涉及膳食补充剂和非处方药的严重不良事件报告系统。

2006 年 12 月 22 日，《膳食补充剂和非处方药消费者保护法》颁布。该法在非处方药的药物警戒方面，修订了 FDCA 的第Ⅶ章第 760 条款，增加了未经批准上市且符合 OTC 专论的非处方药严重不良事件强制报告的要求 [2]。该条款针对非处方药的严重不良事件的企业强制报告作了特殊规定，要求在非处方药标识上标注的生产商、包装商或分销商在收到与药品相关的严重不良事件报告后的 15 个工作日内将报告的副本和报告者的姓名和地址信息上报至 FAERS。此外，该条款针对非处方药的严重不良事件提出额外报告要求，生产商、包装商和分销商初次报告后 1 年内，须在收到任何与该药物相关的新的医疗信息后的 15 个工作日内进行跟踪报告，生产商、包装商和分销商应当将每份收集到的报告保留至少 6 年，以备美国 FDA 检查。卫生与公共服务部部长负责开发完善相应的信息整合系统，严重不良事件报告和相关的新医疗信息可以合并为一份报告（表 3-16）。

表 3-16　美国非处方药不良事件报告要求

报告类型	时限
快速报告	15 工作日内
跟踪报告	初次报告后 1 年内，15 工作日内

1　FDA. FDA Acts To Remove Ephedra-Containing Dietary Supplements From Market［EB/OL］.（2004-11-25）［2022-07-01］. https://www.sciencedaily.com/releases/2004/11/041124160436.htm.

2　Dietary Supplement and Nonprescription Drug Consumer Protection Act 21 U.S.C. § 379aa（2006）.

3. 自愿报告

自愿报告主要是由医务人员、消费者或患者提交的不良事件报告。医务人员通过 MedWatch 的 Health Professional 栏目，填写 FDA 3500 表报告不良反应，消费者或患者通过 MedWatch 的 Consumer/Patient 栏目，填写 FDA 3500B 表报告不良反应[1]。其他如医护人员、公共卫生官员和其他专业人员，以及消费者和有关公众，如果遇到产品安全问题或其他与产品有关的不良影响，也可以自愿通过安全报告门户（SRP）提交报告[2]（图 3-17）。

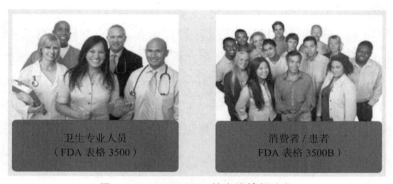

卫生专业人员
（FDA 表格 3500）

消费者 / 患者
FDA 表格 3500B

图 3-17　MedWatch 的在线填报途径

MedWatch 的报告范围包括处方药和非处方药，以及医院患者或门诊输液中心使用的药品；生物制品、基因疗法、人体细胞和组织移植；医疗器械；组合产品；特殊营养产品；化妆品；食品等。不包括烟草、疫苗、临床试验用药物、监管企业的强制性报告、膳食补充剂报告，以及其他 FDA 不受理的报告。

当怀疑药品或器械可能与严重不良事件有关时，医生即应当报告，不需要等到确立因果关系，更不必等待有令人信服的证据时才报告。报告仅是药品或器械与不良事件之间可能存在联系的警报。结合其他报告、跟踪信息、流行病学研究或新研究结果，FDA 可以对这些最初的可疑不良事件信息进行评价。

FDA 的目标是提高严重不良事件的报告数量，而不是报告所有不良事件，

1　FDA. MedWatch Voluntary Reporting Form［EB/OL］.［2022-07-01］. https://www.accessdata.fda.gov/scripts/medwatch/index.cfm.

2　王海燕. 美国 FDA 不良事件报告情况概述［J］. 中国食品药品监管，2019（9）：70-92.

因此应当报告医生怀疑产品与严重不良事件存在关联的个例报告，包括死亡、危及生命、导致住院或住院时间延长、残疾或先天性异常，或者为防止永久性损伤或伤害而需要干预的个例报告。

FDA 特别重视上市时间较短（约 3 年或更短）的药品或医疗器械的不良事件，因为这是发现最关键问题的时期。由于大多数严重不良事件是在医院环境中观察到的，因此医疗从业者应当特别谨慎地报告这些事件。

同时，各方还应当及时向 FDA 报告产品质量问题，例如器械缺陷、产品标识不准确或不具有可读性、包装或产品混淆、污染或稳定性问题以及注射剂中的颗粒物质（可见异物）等。

在 FDA 评估临床结果和收到特定的药品的 MedWatch 报告的数量和质量，并完成对自愿报告系统数据库的分析后，可能需要采取监管行动。按严重程度递增，FDA 可选择发布公共健康通讯（附新闻稿）；根据不良事件、适应症或给药时间要求生产商对标识（包装插页）进行变更；或者发送致医生信函，提醒临床医生可能与药品有关的事件；标识中增加黑框警告；发起召回或者药品撤市 [1]。

（四）经营和广告管理

1. OTC 药品经营管理

（1）经营许可

1987 年，《处方药销售法案》（*Prescription Drug Marketing Act*，PDMA）获得通过，要求处方药批发商须经州批准，发放许可证。美国国家药房理事会联合会（National Association of Board of Pharmacy，NABP）制定的《标准州药房法》（*Model State Pharmacy Act*）是作为各州制定本州药房法的依据。各州根据《标准州药房法》，结合本州的实际情况作出更为详尽、可操作的零售药店管理规定。美国州政府授权药房委员会建立药学服务标准，给药店和药师

1　Laurence Landow. Monitoring Adverse Drug Events：The Food and Drug Administration MedWatch Reporting System［J］. Regional Anesthesia and Pain Medicine 1998，23（6）Suppl 2：190–193.

发放执照。设立实体药房应当通过向州药房委员会提交许可证申请进行注册，各州通常要求药房符合各州法规，通过检查后，将签发药房许可证。

FDCA 第 584 节规定，第三方物流供应商须获得各州或者美国 FDA 的许可，方可进行州内或州际的药品配送。

（2）网络销售

处方药和非处方药均可以通过网上进行销售。1994 年，首批网上药店在美国出现。为了保证互联网药品销售的合法性以及更好管理网上药店，1999 年 NABP 和消费者权益保护组织等多方研究决定并制定了互联网药房执业认证网站（VIPPS）项目。在美国开办网上药店必须首先依据州药房法律和标准，通过州药房委员会的审核并获得许可。之后可以向 NABP 自愿申请 VIPPS 认证，获得 VIPPS 证书之后将获得认证标识。该图标呈现在网上药店的网站主页上，供消费者查询该网上药店的 VIPPS 认证信息和执业信息。除此之外，经过认证的网上药房可以使用域名 ".Pharmacy" 来表明其合法性，由于域名无法伪造，因此消费者也可以通过药房网址后的域名 ".Pharmacy" 来识别网上药店是否经过认证[1]。

2. OTC 药品广告管理

药品广告由美国 FDA 和联邦贸易委员会（FTC）这两个政府监管机构负责监管。美国 FDA 主要负责监管药品标识和处方药广告，而 FTC 主要负责监管除处方药广告外的所有广告，包括非处方药、食品和膳食补充剂广告。无论是处方药还是非处方药，发布药品广告不需要政府部门的预先批准，但是许多药企在发布电视广告前都会主动向美国 FDA 征求意见。

美国对广告的监管主要集中在对欺诈性广告的处罚。非处方药广告监管的主要法律依据为《联邦贸易委员会法案》（FTCA）及各类指南等。FTCA 第 12 条款明确，凡是由于表述或未能透露的相关信息导致理智消费者产生错误印象的广告即为 "欺诈性广告"；第 10 条款规定，制作发布欺诈性广告，处以 6 个月以下有期徒刑，单处或并处 5000 美元以下罚金；再犯者处以 1 年以下

1　NABP.Check the Safe Sites Search Tool Before You Buy［EB/OL］.［2022-07-01］. https://
safe.pharmacy/buy-safely/.

有期徒刑，单处或并处 10 000 美元以下罚金。FTC 有权要求经营者停止播放违法广告并处以罚款，有权要求经营者作出广告更正，从而让消费者了解真实广告内容[1]。

为了明确各自的法定权限和工作程序，确保两个机构在保护消费者方面都能够发挥最大的作用，FTC 和美国 FDA 开展两项合作：一方面，在药品广告监管方面达成了两个机构的联络协议。1958 年 1 月，为了进一步协调两个部门的工作，双方达成"联络协议"，且于 1971 年修正后沿用至今。美国 FDA 与 FTC 建立联络员制度，即每个机构指定 1 名联络员作为主要联络者以便于信息沟通，从而保证公众收益最大化；联络员要定期召开会议，讨论两个机构的相关事项。为了配合监管职能调整，FTC 和美国 FDA 修订"工作共识协议"，其中规定美国 FDA 为处方药广告监管的主要职能部门，FTC 为非处方药的主要职能部门[2]，一旦接到消费者、竞争对手或委员会中负责监督各媒介广告的人员的举报，FTC 便可以立案对广告主进行调查。此外，在传统食品、膳食补充剂、非处方药广告方面，FTC 和美国 FDA 成立了 3 个工作小组，以便于信息共享。同时，FTC 和 FDA、美国司法部的消费者诉讼办公室也通过召开常规电话会议来协调某些管辖范围交叉领域的工作，如药品广告领域的战略计划[3]。

《联邦贸易委员会法案》中规定对违法药品广告主要以警告信形式进行纠正。但如果故意、恶意发布欺诈性的违法广告并造成重大损害，则适用惩罚性赔偿的原则。当消费者、竞争企业或 FTC 对违法非处方药广告提起诉讼时，受理法院会根据违法广告的欺诈程度决定对企业的处罚，不仅包括对违法广告的罚款，还涉及对其违法行为的惩罚性赔偿。一般情况下，罚款数额较大，远远大于其违法所得收益，且法院在处罚后将公开企业的违法行为。

---

1 Federal Trade Commission Act 15 U.S.C. § 41–58 (2006).

2 Federal Trade Commission & Food and Drug Administration. Memorandum of Understanding Between The Federal Trade Commission and The Food and Drug Administration［EB/OL］.［2022–07–01］. https://www.ftc.gov/policy/cooperation–agreements/memorandum–understanding–between–federal–trade–commission–food–drug.

3 FTC. Priorities for Dietary Supplement Advertising Enforcement［EB/OL］.（2009–10–22）［2022–07–01］. https://www.ftc.gov/public–statements/2009/10/priorities–dietary–supplement–advertising–enforcement.

中英文对照表

英文简称	英文全称	中文全称
ACNU	additional condition for nonprescription use	非处方使用附加条件
AERS	Adverse Event Reporting System	不良事件报告系统
ANDA	Abbreviated New Drug Application	简略新药申请
API	Active Pharmaceutical Ingredients	药物活性成分
AUS	Actual Use Study	实际使用研究
BIMO	Bioresearch Monitoring Program	生物研究监测项目
CAPA	Corrective and Preventive Action	纠正与预防措施
CARES	Coronavirus Aid, Relief, and Economic Security Act	《冠状病毒援助、救济和经济保障法案》
CDER	Center for Drug Evaluation and Research	药品评价和研究中心
CFR	Code of Federal Regulation	《联邦法规》
cGMP	current Good Manufacture Practices	《现行药品生产质量管理规范》
CMC	Chemical Manufacturing and Control	化学、生产和控制
CMO	Contract Manufacturing Organization	合同生产组织
CRO	Contract Research Organization	合同研究组织
DDI	Division of Drug Information	药品信息处
DECRS	Drug Establishment Current Registration Site	药品生产场地登记清单
DESI	Drug Efficacy Study Implementation	药效研究实施项目
DFI	Division of Field Investigation	（ORA）现场检查处
DFL	Drug Facts Label	药品事实标签
DFO	Designated Federal Officer	指派联邦官员
DNCE	Division of Non-Prescription Drug Clinical Evaluation	非处方药临床评估部
DNPD Ⅰ	Division of Nonprescription Drugs Ⅰ	非处方药Ⅰ处

续表

英文简称	英文全称	中文全称
DNPD Ⅱ	Division of Nonprescription Drugs Ⅱ	非处方药Ⅱ处
DNPDHF	Division of Non–Prescription Drugs and Health Fraud	非处方药品和健康欺诈处
DNRD	Division of Non–prescription Regulation Development	非处方药法规开发部
DSRCS	Division of Surveillance Research and Communication Support	监管研究与沟通支持部
eDRLS	Electronic Drug Registration and Listing System	药品场地注册和产品登记电子系统
EIR	Establishment Investigation Report	场地检查报告
ETASU	elements to assure safe use	确保安全使用的要素
FAERS	FDA Adverse Event Reporting System	FDA 不良反应事件报告系统
FDCA	Federal Food, Drug, and Cosmetic Act	《联邦食品、药品和化妆品法案》
FDA	Food and Drug Administration	美国食品药品管理局
FTC	Federal Trade Commission	联邦贸易委员会
FTCA	Federal Trade Commission Act	《联邦贸易委员会法案》
GCP	Good Clinical Practice	《药物临床试验质量管理规范》
GLP	Good Laboratory Practice	《药物非临床试验质量管理规范》
GRASE	generally recognized as safe and effective	公认为安全有效的标准
HFS	Human Factors Study	人为因素研究
HHS	United States Department of Health and Human Services	卫生与公共服务部
ICSR	Individual Case Safety Report	个例安全性报告
IND	Investigational New Drug	新药临床研究
IRS	Identical, related, or similar	相同、相关或类似（药品）
LCS	Label Comprehension Study	标签理解力研究
MDF	Monograph Drug Facility	专论药品生产设施

英文简称	英文全称	中文全称
NABP	National Association of Board of Pharmacy	国家药房理事会联合会
NAS	National Academy of Sciences	国家科学院
NCE	New Chemical Entity	新化学实体
NDA	New Drug Application	新药申请
NDAC	Nonprescription Drugs Advisory Committee	非处方药咨询委员会
NDC	National Drug Code	国家药品代码
NME	New Molecular Entity	新分子实体
NRC	National Research Council	国家研究理事会
NSURE	Nonprescription Safe Use Regulatory Expansion	非处方药安全使用监管拓展
OC	Office of Compliance	合规办公室
OCHEN	Office of Cardiology, Hematology, Endocrinology and Nephrology	心脏病学、血液学、内分泌学和肾病学办公室
ODE（Ⅳ）	the Office of Drug Evaluation Ⅳ	药品第Ⅳ评估办公室
ODSIR	Office of Drug Security, Integrity and Response	药品安全、完整性和响应办公室
OGD	Office of Generic Drugs	仿制药办公室
OID	Office of Infectious Diseases	传染病办公室
OII	Office of Immunology and Inflammation	免疫学和炎症办公室
OMO	OTC Monograph Order	OTC 行政命令
OMOR	OTC Monograph Order Request	OTC 专论命令请求
OMP	Office of Medical Policy	医疗政策办公室
OMPI	Office of Medical Policy Initiatives	医疗政策行动办公室
OMQ	Office of Manufacturing Quality	药品生产质量办公室

英文简称	英文全称	中文全称
OMUFP	Over-the-Counter Monograph User Fee Program	OTC 专论使用者付费计划
ON	Office of Neuroscience	神经科学办公室
OND	Office of New Drugs	新药办公室
ONPD	Office of Nonprescription Drugs	非处方药办公室
OOD	Office of Oncologic Diseases	肿瘤疾病办公室
OPDP	Office of Prescription Drug Promotion	处方药推广办公室
OPQ	Office of Pharmaceutical Quality	药品质量办公室
OPRO	Office of Program and Regulatory Operations	项目与监管运行办公室
ORA	Office of Regulatory Affairs	监管事务办公室
ORP	Office of Regulatory Policy	监管政策办公室
ORPRUM	Office of Rare Diseases, Pediatrics, Urologic and Reproductive Medicine	罕见病、儿科、泌尿和生殖医学办公室
OSE	Office of Surveillance and Epidemiology	监测与流行病学办公室
OSI	Office of Scientific Investigations	科学调查办公室
OSM	Office of Specialty Medicine	专业医学办公室
OTCDB	Over-the-Counter Drugs Branch	非处方药分部
OUDLC	Office of Unapproved Drugs and Labeling Compliance	未获批准药物和标识合规办公室
PDMA	Prescription Drug Marketing Act	《处方药销售法案》
PDUFA	Prescription Drug User Fee Act	《处方药使用者付费法案》
PI	prescription information	处方信息
PSG	product-specific guidances	特定产品指南
QSIT	Quality System Inspection Technique	质量体系检查技术
QSR	Quality System Regulation	质量体系法规

续表

英文简称	英文全称	中文全称
REMS	Risk Evaluation and Mitigation Strategy	药品风险评估和减低策略
RLD	Reference Listing Drug	参比制剂
RS	Reference Standard	参比标准
sNDA	NDA Supplement	新药补充申请
SPL	Structured Product Labeling	结构化的产品标识格式
SRP	Safety Reporting Portal	安全性报告门户
SRS	Spontaneous Reporting System	自愿报告系统
SS	self–selection study	自主选择研究
SSMRD	Specific Subject Matter Review Division	特定主题审评部门
TEA	time and extent application	（OTC专论）应用时间和范围申请
UDI	unapproved drugs initiative	未获批准药品行动
USP–NF	United States Pharmacopeia–National Formulary	《美国药典 – 国家处方集》
VIPPS	verified internet pharmacy practice sites	互联网药房执业认证网站
WRO	written response only	仅书面答复

如对专论感兴趣，欢迎扫码阅读：

21CFR 第 341 部分：非处方人用感冒、咳嗽、过敏、支气管扩张剂和平喘药品

第四章
欧盟非处方药监管

1965
指令 65/65/EEC
建立单一成员国上市程序

1975
指令 75/319/EEC
建立多成员国上市程序（1995 年改为互认程序）

1992
指令 92/26/EEC
建立处方药与非处方药分类，规定处方药 4 项界定标准
指令 92/28/EEC
统一成员国药品广告规定，允许非处方药发布广告

1993
法规（EEC）No 2309/93
建立集中审评程序

1998
《变更人用药品供应分类指南》
提出了 6 项处方药与非处方药的分类管理原则

2001
指令 2001/83/EC
明确药品监管机构应当在授予上市许可时确定处方药与非处方药的分类
规定应当制定关于标识和包装说明书信息的可读性的指南

2004
法规（EC）No 726/2004
明确 CHMP 应当在药品上市许可的附件中记载处方药或非处方药法律地位的信息
指令 2004/27/EC
增加变更药品供应分类数据保护规定

2006
《变更人用药品供应分类指南（修订版）》
明确可以享有数据保护期的有重大意义的临床研究的范围

2009
《人用药品标签和说明书可读性指南》
规范标签和包装说明书内容

一、非处方药上市路径发展历程

在欧盟，药品监管由欧盟委员会（EC）、欧洲药品管理局（EMA）以及欧洲经济区国家（EEA）各自的药品监管机构三方协作开展。非处方药可以通过集中程序、单一成员国程序、非集中程序和互认程序以及转换路径上市销售。

（一）首部人用药品指令建立成员国上市程序

20世纪50年代末，"反应停"事件在欧洲暴发，欧洲经济共同体（欧盟前身，简称"欧共体"）理事会（The Council of The European Economic Community）意识到，药品是一类需要注重安全性的特殊商品，但欧共体对于药品安全性的评估缺失，各成员国之间药品上市要求存在差异，导致在欧共体内的流通受到阻碍，亟需统一监管法规和指令解决这些问题。

1965年，欧共体颁布首部人用药品指令65/65/EEC[1]，规定药品必须经过成员国药品监管机构（NCAs）的批准才能上市销售，同时还规定了药品上市许可的终止和撤销条款，以及药品标识和说明书的内容规范。在随后的几十年里，欧盟颁布的一系列药品指令均围绕着此指令中确立的"使用安全、产品有效、质量可靠"三个标准制定。

（二）药品多国上市程序的建立与改进

1975年，欧共体颁布了指令75/319/EEC[2]作为对指令65/65/EEC的补充。旨在简化在多个成员国上市药品的审评程序，减少重复审评，增强成员国之间

1　Council Directive 65/65/EEC of 26 January 1965 on the approximation of provisions laid down by Law, Regulation or Administrative Action relating to proprietary medicinal products（1965）.
2　Second Council Directive 75/319/EEC of 20 May 1975 on the approximation of provisions laid down by Law, Regulation or Administrative Action relating to proprietary medicinal products（1975）.

的信任，促进药品在成员国间的上市流通。指令 75/319/EEC 引入了多成员国上市程序（MSP），成立了专利药品委员会（CPMP）。

在指令颁布之前，如果药品已在欧共体内某个成员国上市，申请人想要在其他成员国上市，需要向首个颁发上市许可的成员国药品监管机构提出申请，将申请材料转交给其他成员国药品监管机构进行独立审评，并决定是否授予上市许可。某些成员国药品监管机构可能会拒绝授予上市许可，导致药品无法在该国上市。

指令颁布后，如果申请人的药品已在一个成员国上市，并拟在五个以上其他成员国申请上市，则可以使用多成员国程序。首先，申请人向首个颁发上市许可的成员国药品监管机构提出申请，请求将申请材料及上市许可证书经专利药品委员会转交给拟上市的其他成员国，由专利药品委员会来监督其他成员国在一定时限内完成审评。如果出现分歧，应当反馈至专利药品委员会，由专利药品委员会负责协调解决。

1983 年，欧共体颁布了指令 83/570/EEC，修订了指令 65/65/EEC 以及 75/319/EEC，在原有的上市申请文件的基础上要求申请人额外提供产品特性概要（SmPC），对多成员国程序进行了改进，从原先的在至少五个其他成员国上市才可使用减至两个，并且可以直接呈递材料，无需由专利药品委员会转交。同时，增加了评估报告（assessment report）的准备和分享要求。如果药品中含有未被欧共体成员国批准过的新活性物质，则已授予上市许可成员国的药品监管机构必须负责准备对该活性物质的评估报告，并与药品申请资料等一同与其他成员国药品监管机构分享。

（三）EMEA 的成立与集中审评程序的建立

1987 年，欧共体出于对公众健康的考虑，颁布了指令 87/22/EEC[1]，为先进技术药品，特别为生物技术衍生的药品在成员国申请上市引入协调机制，规定

1　Council Directive 87/22/EEC of 22 December 1986 on the approximation of national measures relating to the placing on the market of high–technology medicinal products, particularly those derived from biotechnology（1986）.

先进技术药品的上市申请，应当经专利药品委员会审评并提供咨询意见。

根据协调机制的实际效果，欧共体认为仅由专利药品委员会提供咨询意见远远不够，有必要为先进技术药品以及包含有新活性物质的药品建立一个由欧共体统一授予上市许可的程序，并建立在欧共体层面对药品统一授予上市许可和监管的机构。

1991年12月，欧洲联盟（欧盟）正式成立，替代了欧洲经济共同体。为了使欧盟内部成员国药品监管机构对药品的监管更加协调统一，欧盟开始法规和指令修订工作，同时新增了一系列法规和指令。

1993年，欧盟颁布法规（EEC）No2309/93[1]，建立了集中程序（CP），设立欧洲药品评估局（EMEA）。EMEA负责集中程序药品的上市许可监管，专利药品委员会被划入EMEA，为集中程序的上市申请的审评提供科学意见，并由欧盟委员会做出最终审评决定，在整个欧盟地区有效，对各成员国具有法律约束力。各成员国不得再为由生物技术工艺研发的药品与重大科技创新的衍生药品单独颁发上市许可，只能通过集中程序由EMEA统一审评。

（四）多国程序调整为互认程序

1995年，欧盟颁布了法规（EC）No 541/95[2]，将多成员国程序（MSP）更名为互认程序（MRP）。MRP中，已授予上市许可的国家称为参照成员国（RMS），拟上市的其他成员国不需对申请进行完整评估，被称为相关成员国（CMS），由参照成员国准备药品评估报告，相关成员国在收到药品评估报告、申请人的原始申报资料和列出所有申请人拟递交上市申请的成员国的列表后，应当对参照成员国的评估结果予以认可。

1　Council Regulation (EEC) No 2309/93 of 22 July 1993 laying down Community procedures for the authorization and supervision of medicinal products for human and veterinary use and establishing a European Agency for the Evaluation of Medicinal Products（1993）.
2　Commission Regulation (EC) No 541/95 of 10 March 1995 concerning the examination of variations to the terms of a marketing authorization granted by a competent authority of a Member State（1995）.

（五）EMA 的改组与集中程序的改进

进入新世纪，欧盟各成员国之间人用药品管理的法规存在着差异性，妨碍了欧盟内的药品贸易。为了保证公众的健康，并促进欧洲制药工业和药品贸易的发展，欧盟决定统一各成员国有关人用药品的相关法规，以协调各成员国的药品管理法规要求，并明确各成员国主管部门的职责。

2001 年 7 月，欧盟颁布了指令 2001/83/EC，即药品指令。自此，欧盟范围内药品注册中涉及的非临床和临床研究、申请资料和申报程序等的内容要求趋于统一，促进了药品在欧盟内的自由流通。

2004 年，欧盟颁布了法规（EC）No726/2004 修订了指令 2001/83/EC，欧洲药品评估局（EMEA）重组为欧洲药品监督管理局（EMA），改进人用药品集中授权程序，扩大程序适用范围，增加对药品监测的规定。

随着生物技术的不断发展，新疗法的不断出现，欧盟认为有必要改进针对高科技药品的集中程序，以保持药品审评的科学性。同时，为了协调新药在欧盟范围内的监管，规定罕见病用药以及治疗艾滋病、神经退行性疾病、糖尿病等含有未在欧盟内被授权上市的全新活性成分的药品必须通过集中程序申请上市。对于不纳入集中程序范围以内的药品，如果具有创新性，也可以选择使用该程序；如果不具有创新性，但欧盟认为该药品初始上市即通过集中程序，对社会或患者会有巨大收益，则也可以选择使用该程序，这种情形适用于非处方药通过集中程序上市。

为了确保集中程序能够顺利实施，欧盟还改进了 EMA 的组织架构，并进一步明确了职责，同时将专有药品委员会（CPMP）拆分成人用药品委员会（CHMP）和兽用药品委员会（CVMP），分别负责人用药品与兽用药品的评估与监测。

（六）非集中程序与转介程序的建立

2004 年，欧盟在指令 2004/27/EC[1] 中，除了对集中程序的改进以外，还参考互认程序，建立了非集中程序，使未上市过的药品可以直接同时向多个成员国提交上市申请，而无需事先获得某个成员国授予的上市许可。

申请人需要在拟上市成员国里选择一个成员国作为参照成员国，由其负责对药品进行审评，撰写药品审评报告草案，并将审评报告转发给其他拟上市的相关成员国，相关成员国可以认可参照成员国的审评结果并授予本国的上市许可。发生分歧时由各成员国派代表组成的协调小组来协调解决分歧。

指令还建立了转介程序（referral procedure），当协调小组无法解决分歧时应当将分歧转给 CHMP，由 CHMP 给出意见并上报至欧盟委员会（EC）形成最终决定，产生分歧的各成员国应当服从最终决定。

欧盟非处方药上市程序建立与发展关键时间节点及主要内容如表 4–1 所示。

表 4–1　欧盟非处方药上市程序建立与发展关键时间节点及主要内容

时间	相关规定	内容
1965	指令 65/65/EEC	首部欧共体的人用药品法律，确立"使用安全、产品有效、质量可靠"的标准
		建立单一成员国上市程序
1975	指令 75/319/EEC	引入多成员国上市程序（MSP）
		成立专利药品委员会（CPMP）
1983	指令 83/570/EEC	要求申请人提供产品特性概要（SmPC）
		改进多国程序，增加评估报告要求
1987	指令 87/22/EEC	为先进技术药品引入协调机制，经 CPMP 审评并提供咨询意见
1991	—	欧盟成立

1　Directive 2004/27/EC of the European Parliament and of the Council of 31 March 2004 amending Directive 2001/83/EC on the Community code relating to medicinal products for human use（2004）.

续表

时间	相关规定	内容
1993	法规（EEC）No2309/93	建立集中审评程序
		成立欧洲药品评估局（EMEA）
		从专利药品委员会（CPMP）中分离出人用药品委员会（CHMP）
1995	法规（EC）No 541/95	多成员国程序（MSP）更名为互认程序（MRP）
2001	指令 2001/83/EC	全新的药品指令
2004	法规（EC）No 726/2004	改进欧盟人用药品的集中审评程序，扩大适用范围
		EMEA 更名为 EMA
2004	指令 2004/27/EC	建立非集中程序、分歧协调程序、分歧转介程序

二、非处方药监管发展历程

（一）药品供应分类与变更

欧盟成立之初，各国的非处方药界定标准不尽相同，一些药品可能在一国作为非处方药销售，但是在另一国却作为处方药销售。由于人们在欧盟范围内通行自由度高，可能存在跨国携带或异国购买药品的情况，欧盟认为必须协调各国现有的药品供应分类制度，统一制定适用于全欧盟的药品供应分类的基本原则。

1992 年，欧盟颁布了指令 92/26/EEC[1]。该指令将人用药品按供应要求分类为：受医生处方约束的处方药（medical product subject to prescription）和不受医生处方约束的非处方药（medical product not subject to prescription）。指令还规定，药品监管机构在上市许可进行五年期更新注册或发生特殊情况时，应当酌情修改其分类；此外，监管机构还应当制定本国处方药清单，并每年更新。

1　Council Directive 92/26/EEC of 31 March 1992 concerning the classification for the supply of medicinal products for human use（1992）.

其中，处方药的界定标准为：①如果没有医生的监督，即使正确使用也有可能直接或间接造成危害；②有高概率且大范围的用药差错可能性，会对人体健康产生直接或间接的危害；③药品中所包含的物质、活性成分及其不良反应需要进一步研究；④注射途径给药。除此之外，当药品监管机构对药品最大单次剂量、最大日剂量、规格、剂型、特定类型包装或者药品特别的使用情形等有特别考虑时，药品也应当被作为处方药管理。

对于非处方药的定义，指令制定了"排除条款"：不满足上述所有处方药界定标准的人用药品就是非处方药。

指令还规定成员国药品监管机构可以将处方药分为三个类别（表4-2）。

表4-2 欧盟指令92/26/EEC规定的处方药分类标准

序号	分类标准
1	适用于可以复配的处方药和单次调配处方的处方药
2	需要开具特殊医疗处方的处方药
3	受到限制仅可用于某些领域的处方药 由于药品的特性或新颖性，或考虑到公共卫生利益，只能在医院中使用 治疗必须在医院内或具有足够诊断设施的机构中才能诊断的疾病，尽管该药品在其他场所可能被当作非处方药销售 适用于门诊患者，但其使用可能导致非常严重的副作用，需要根据专家的要求开具处方，并在治疗过程中对患者进行特殊监测

1995年，欧盟颁布了法规（EC）No541/95[1]，统一多国程序（MSP）上市药品的变更标准。法规中将变更分为微小变更（Type Ⅰ）和重大变更（Type Ⅱ）两类，处方药转换为非处方药为重大变更事项。发生此类变更时，申请人需要向成员国提交重大变更申请，如果涉及规格、剂型、给药途径等方面的变化，则需要在已有上市许可的基础上提出延伸申请（Extension Application）。

1998年，欧盟颁布了《变更人用药品供应分类指南》[2]，旨在更进一步帮助

---

1 Commission Regulation（EC）No 541/95 of 10 March 1995 concerning the examination of variations to the terms of a marketing authorization granted by a competent authority of a Member State（1995）.

2 EC. *A Guideline on Changing the Classification for the Supply of a Medicinal Product for Human Use*, January 2006.

并协调申请人、上市许可持有人和各成员国药品监管机构（NCA）对药品供应分类的认识。该指南基于指令 92/26/EEC 规定的全欧盟的药品供应分类的基本原则，提出了六项处方药与非处方药的分类管理原则，明确了对在集中程序中获得上市许可的药品进行供应分类变更时，申请人应当提交 Ⅱ 类变更（Type Ⅱ）申请。

2001 年，欧盟颁布的指令 2001/83/EC 中第 70 条明确，在授予药品上市许可时，药品监管机构应当指定其供应分类，确定其是处方药还是非处方药。

2004 年，欧盟颁布的法规（EC）No 726/2004 第 9 条明确，如果 CHMP 对药品上市申请审评认为可以授予上市许可，则应当在审评意见的附件中明确记载处方药或者非处方药法律地位的相关信息，即在何种条件或限制条件下向患者提供药品。

2006 年，欧盟发布《供应给患者的集中授权药品的法律地位指南》[1]，明确集中程序上市的药品，CHMP 在确定药品法律地位时应当遵循的标准以及药品法律地位变更的规定，在附件中列出 CHMP 审评意见中有关药品供应和使用限制的内容（表 4-3）。

表 4-3　CHMP 审评意见附件中与法律地位有关的内容

附件	内容
附件 1 产品特性概要	在适当的情况下，应当包括向患者提供药品的方式（如在医院内用药或仅可由专业人士开具处方给药，或是在慢性病治疗期间用于特定护理的特殊给药）
附件 2 关于药品供应和使用的条件或限制	写明药品属于下列分类中的哪一类： （1）不受处方约束的非处方药 （2）受处方约束的药品 （3）受特殊处方约束的药品 （4）受限制条件处方约束的药品 （5）受特殊处方并且有限制条件处方约束的药品
附件 3 标识	考虑到各成员国的药品流通和供应模式上存在差异，在外包装上应当只标注药品是"处方药"或"非处方药"

1　EMA. *Guideline On Legal Status for the Supply to the Patient of Centrally Authorised Medicinal Products*, July 26th 2006.

（二）标签、说明书管理

1965 年，欧共体颁布的首部人用药品指令 65/65/EEC 中，规定了专利药品标签应当包含的内容。1975 年，欧共体颁布了指令 75/319/EEC[1] 作为对指令 65/65/EEC 的补充，规定了药品说明书（package leaflet）应当包含的内容等。

1992 年，欧盟指令 92/27/EEC[2] 对指令 65/65/EEC 中对药品标签内容的规定与指令 75/319/EEC 中对药品说明书内容的规定进行了整合与修订。该指令中规定成员国可以要求标签中包含药品的法律地位（即注明处方药或非处方药）。

为了便于患者阅读和理解标签和说明书上的信息，指令 2001/83/EC 第 65（c）条规定，应当制定关于标签和说明书信息的可读性的指南。2009 年，欧盟颁布了《人用药品标签和说明书可读性指南》[3]，适用于所有上市许可程序和所有药品，包括非处方药。该指南旨在帮助药品上市申请人与上市许可持有人起草具备可读性的标签和说明书。指南根据指令 2001/83/EC 的第五章：标签和说明书中的规定，规范了标签和说明书内容的具体表述，以及对生产质量信息的设计布局的建议。

（三）药品广告监管

1992 年之前，欧盟除在指令 84/450/EEC[4] 中规定成员国应当制定法规禁止

1　Second Council Directive 75/319/EEC of 20 May 1975 on the approximation of provisions laid down by Law, Regulation or Administrative Action relating to proprietary medicinal products (1975).

2　Council Directive 92/27/EEC of 31 March 1992 on the labelling of medicinal products for human use and on package leaflets (1992).

3　EC. *Guideline On The Readability Of The Labelling And Package Leaflet Of Medicinal Products For Human Use*, January 12th 2009.

4　Council Directive 84/450/EEC of 10 September 1984 relating to the approximation of the laws, regulations and administrative provisions of the Member States concerning misleading advertising (1984).

发布误导性的广告，指令 89/552/EEC[1] 中禁止电视广播公司在成员国内播放处方药的电视广告以外，没有其他对药品广告的规定。

1992 年，欧盟颁布了指令 92/28/EEC[2]，统一了各成员国药品广告管理措施之间的差异，规定了药品广告的基本要求，允许处方药和非处方药发布广告。指令在当时还规定在药品广告中不可以提及适应症，但在 2004 年的指令修订中删除该条款。

（四）非处方药特殊数据保护

由于欧盟的医疗保障体系不报销患者购买非处方药的费用，为节约医保费用，欧盟官方鼓励处方药向非处方药的转换。为了达到鼓励目的，2004 年欧盟颁布了指令 2004/27/EC 向指令 2001/83/EC 中新增了 74a 条款，规定"如果根据有重大意义的非临床或临床研究获得批准变更药品供应分类，在第一个变更申请获得批准后一年内，药品监管机构在审查另一申请人或上市许可持有人对同一品种的分类变更申请时，不得引用第一个变更申请的非临床或临床研究的结果"。

2006 年，欧盟对《变更人用药品供应分类指南》进行了修订，明确了可以享有一年数据保护期的有重大意义的非临床或临床研究的范围。一年的独占期是一个独立计算的保护期，且只保护能够支持变更分类的数据。该指南还指出，通过互认程序和非集中程序获得上市许可的药品在进行供应分类变更时，应当由每个成员国药监机构自行决定是否给予一年的数据保护期。但欧盟希望成员国能够在各自法律中加入一年数据保护期的规定。

欧盟非处方药监管制度建立与发展关键时间节点及主要内容如表 4–4 所示。

1　Council Directive 89/552/EEC of 3 October 1989 on the coordination of certain provisions laid down by Law, Regulation or Administrative Action in Member States concerning the pursuit of television broadcasting activities (1989).

2　Council Directive 92/28/EEC of 31 March 1992 on the advertising of medicinal products for human use (1992).

表 4-4　欧盟非处方药监管制度建立与发展关键时间节点及主要内容

时间	相关规定	内容
1965	指令 65/65/EEC	规定了专利药品标识应当包含的内容
1975	指令 75/319/EEC	规定了药品说明书应当包含的内容等
1992	指令 92/26/EEC	建立处方药与非处方药分类
		规定处方药 4 项界定标准
1992	指令 92/28/EEC	统一成员国药品广告规定，允许非处方药发布广告
1998	变更人用药品供应分类指南	提出了 6 项处方药与非处方药的分类管理原则
2001	指令 2001/83/EC	明确药品监管机构应当在授予上市许可时指定其处方药与非处方药的分类
		规定应当制定关于标识和包装说明书信息的可读性的指南
		制定药物警戒条款
2004	法规（EC）No 726/2004	明确 CHMP 应当在药品上市许可的附件中记载处方药或非处方药法律地位的信息
		完善药物警戒条款
	指令 2004/27/EC	增加变更药品供应分类数据保护规定
2006	供应给患者的集中授权药品的法律地位指南	规范人用药品委员会（CHMP）意见内容
	变更人用药品供应分类指南（修订版）	明确可以享有数据保护期的有重大意义的临床研究的范围
2009	人用药品标识说明书可读性指南	规范标识和包装说明书内容

三、非处方药监管组织架构

欧盟拥有基于多方合作的药品监管体系，由欧盟委员会（EC）、欧盟委员会下设的欧洲药品管理局（EMA）以及欧洲经济区 [1]（EEA）国家药品监管机构（NCA）共同协作开展药品监管。

EMA 是监管网络的核心，协调和支持各国药品监管机构之间的互动，同时 EMA 中的科学委员会还负责提供对药品审评的科学意见（scientific opinion），EC 根据 EMA 提供的科学意见做出具有约束力的决定。

获得 EC 上市许可的药品可以在整个欧盟销售，在销售药品之前，由各成员国作出有关定价和报销的决定。

欧洲药品管理局

欧洲药品管理局（EMA）负责欧盟药品的科学审评、监测和药物警戒 [2]。

EMA 的前身是 1993 年根据法规（EEC）No 2309/93 要求成立的欧洲药品评审组织（EMEA），EMEA 于 1995 年正式开始运作。2004 年，欧盟理事会颁布法规（EC）No 726/2004，将 EMEA 更名为欧洲药品管理局（EMA）。

EMA 的使命是保障欧盟公众的健康利益。为了履行该使命，EMA 通过执行严格的科学标准来确保欧盟人用药品的安全性和有效性。此外，EMA 还与各成员国药品监管机构密切合作，共同负责欧盟范围内的药品监管。

EMA 下设管理委员会（Management Board）、执行主任（Executive Director）以及科学委员会（Scientific Committees）（图 4-1）。

1. 执行主任及下设职能部门

执行主任是 EMA 的法定代表。执行主任直接管辖 5 个职能司、6 个咨询司和 4 个工作组，其中与非处方药监管相关的为人用药品司（HMD）。

2020 年 3 月 2 日，EMA 进行了组织架构改革，将人用药品研发司、人用药品评价司、人用药物警戒司三个司合并为人用药品司，将人用药品领域的业

1　包括欧盟 27 国及冰岛、列支敦士登、挪威。

2　EMA. Who we are［EB/OL］.［2022-07-01］. https://www.ema.europa.eu/en/about-us/who-we-are#scientific-committees-section.

务全部整合[1]。

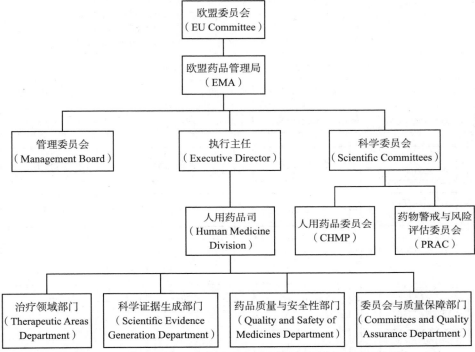

图 4-1　欧盟 EMA 中与非处方药监管相关的组织架构示意图[2]

人用药品司（HMD）负责监管人用药品的整个生命周期，为科学委员会作出科学意见提供支持，协调成员国药品监管机构履行各项监管职责。包括：在药物研制，上市许可和上市后药品安全性监测中为 EMA 或申请人提供指导和建议；致力于促进药品的可及性和最佳使用；支持欧盟内部药品监管网络的工作，以促进欧盟成员国药品监管机构在审评互认程序与非集中审评程序中实施高质量的以患者为中心的科学审评，并确保药品的全生命周期遵守良好的规范；在药物警戒体系里起持续发挥作用。

HMD 下设立了治疗领域部门（TAD）、科学证据生成部门（SEGD）、药品质量及安全性部门（QSMD）、委员会与质量保障部门（CQAD）四大部门，

1　EMA. Who we are［EB/OL］.［2022-07-01］. https://www.ema.europa.eu/en/about-us/who-we-are#scientific-committees-section.

2　EMA. Organisation chart［EB/OL］.［2022-07-01］. https://www.ema.europa.eu/en/documents/other/organisation-chart-european-medicines-agency_en.pdf.

各部门又分别下设了多个负责不同领域工作的办公室（图 4-2）。

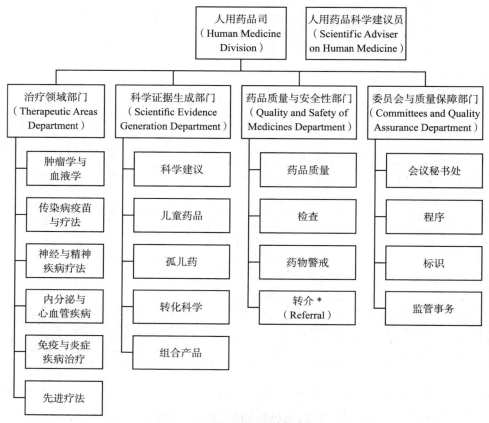

图 4-2　EMA 人用药品司组织架构[1]

注：部门下属的皆为办公室（Office）。

* 在非集中与互认可审评程序中，如果成员国之间存在分歧，则会转介给 EMA，EMA 的 PRAC 和 CHMP 先后对药品进行评估后向成员国监管机构给出审评建议。

2. 科学委员会

自 1975 年欧共体成立专利药品委员会（CPMP）以来，伴随着药品监管需求的不断增加，欧盟又陆续在 EMA 下重组、设立了多个委员会，统称为科学委员会（Scientific Committee）。科学委员会负责对集中程序的药品上市申请

1　EMA. Human Medicines Division ［EB/OL］. ［2022-07-01］. https://www.ema.europa.eu/ en/documents/other/organisation-chart-human-medicines_en.pdf.

进行科学审评，从而为欧盟委员会作出行政审批决定提供科学意见，同时还为研发新药的公司提供科学建议；制定科学指南和监管指南，协助制药公司准备上市许可申请；协调欧盟和国际监管要求。

科学委员会由来自欧盟成员国和欧洲经济区国家药品监管机构选派的专家组成，人员由成员国药品监管机构（NCAs）与 EMA 的管理委员会协商后任命，每次任期为三年[1]。

目前，EMA 有 7 个科学委员会，负责开展 EMA 的科学工作。每个科学委员会下还设立了若干工作组（图 4-3）[2]。

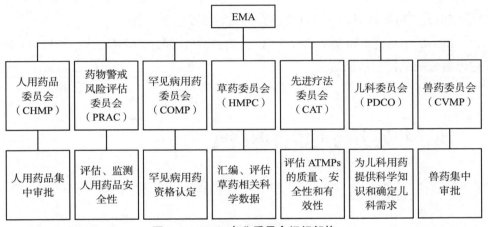

图 4-3　EMA 专业委员会组织架构

注：ATMPs 为先进治疗医药产品。

EMA 下设的人用药品委员会（CHMP）直接负责欧盟层面包括非处方药在内的药品上市前的科学审评，为 EC 提供科学意见，CHMP 与 RPAC 共同开展包括非处方药在内的上市后监测工作。

（1）人用药品委员会

2004 年，在法规（EC）No 726/2004 中规定，CHMP 负责对集中程序中的人用药品上市许可相关的事项代表 EMA 起草科学意见，并执行欧盟统一的药

1　EMA. How the committees work［EB/OL］.［2022-07-01］. https://www.ema.europa.eu/en/committees/how-committees-work.

2　EMA. Committees, working parties and other groups［EB/OL］.［2022-07-01］. https://www.ema.europa.eu/en/committees-working-parties-other-groups.

品审评程序[1]。

（2）药物警戒风险评估委员会

2010 年，根据指令 2010/84/EU 和法规（EU）No 1235/2010 规定，欧盟委员会在 EMA 下建立了药物警戒与风险评估委员会（PRAC）[2]。PRAC 的使命是加强对欧盟内销售药品的安全性监测。

PRAC 主要负责评估人用药品风险管理的各个方面，在考虑药品获益的情况下，监测、评估、最小化和沟通药品风险；上市后安全性研究的设计和评估；药物警戒检查。就药物警戒和风险管理系统的问题（包括对其有效性的监测）向人用药品委员会（CHMP）、人用药品互认和非集中程序协调组（CMDh）、EMA 秘书处、管理委员会和欧盟委员会提供建议。

PRAC 在对已上市药品的安全性进行监测时，如认为必要，则会向 CHMP 建议暂停药品销售或撤市。

四、非处方药上市管理制度

（一）上市路径

在欧盟，非处方药可以通过 4 种程序上市，拟在单个成员国上市的药品选择单一成员国程序（INP）；拟在整个欧盟直接上市的药品选择集中程序（CP）；拟一次性在欧盟中的某些成员国上市的选择互认程序（MRP）或非集中程序（DCP），对于上市程序的选择往往出于申请人的商业考虑。

1. 集中程序

（1）适用范围

集中程序对适用范围有特殊规定，规定范围外的药品不可以通过集中程序

1　Regulation (EC) No 726/2004 of the European Parliament and of the Council of 31 March 2004 laying down Community procedures for the authorisation and supervision of medicinal products for human and veterinary use and establishing a European Medicines Agency（2004）.

2　EMA. Pharmacovigilance Risk Assessment Committee（PRAC）[EB/OL].［2022–07–01］. https://www.ema.europa.eu/en/committees/pharmacovigilance–risk–assessment–committee–prac.

在欧盟上市，对于 OTC 药品，仅当欧盟委员会判断直接在全欧盟上市可以让欧盟社会与公众获得巨大利益时才可以使用集中程序（表 4-5）。

表 4-5　欧盟集中程序适用范围及 OTC 的适用情形

程序	适用范围	OTC 何时适用
集中程序	必须使用集中程序的情形： 　通过以下生物技术工艺之一研发的药品： 　　重组 DNA 技术 　　原核生物和真核生物中编码生物活性蛋白的基因的受控表达，包括转化的哺乳动物细胞 　　杂交瘤和单克隆抗体方法 　含有新活性物质的人用药品，其用于治疗以下任一疾病：获得性免疫缺陷综合征、癌症、神经退行性疾病、糖尿病、自身免疫性疾病和其他免疫功能障碍和病毒性疾病 　根据法规（EC）No 141/2000 被指定为罕见病用药品的医药产品	仅当直接在全欧盟上市可以让欧盟社会与公众获得巨大利益时

（2）审评程序

对于通过集中程序上市的药品，申请人在研发阶段可以向 CHMP 咨询科学建议，在递交上市申请后，CHMP 首先对药品进行技术审评，然后向欧盟委员会递交审评的科学意见，最终由欧盟委员会做出批准或不批准上市许可的决定，审评时限为 210 天（图 4-4）。

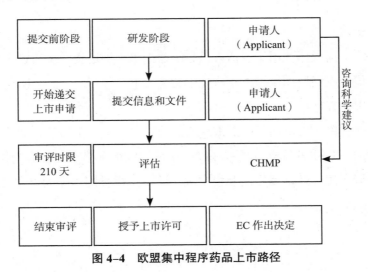

图 4-4　欧盟集中程序药品上市路径

（3）欧盟公众审评报告

在 CHMP 提供科学意见，EC 作出监管决定后，无论上市申请被批准还是拒绝，EMA 都将为审评的每个药品撰写一份欧盟公众审评报告（EPAR）。

EPAR 提供药品的公开信息，包括 EMA 对药品审评的过程（表 4-6）。在 EPAR 发布之前，在科学审评中被视为机密的信息会被删除。EPAR 会由 EMA 进行定期更新，以反映药品最新的监管信息。如果上市许可被授予时的初始条件发生变更，则 EMA 会通过披露适当程度的细节来更新 EPAR，以反映上市许可的变更。

表 4-6　EMA 的 EPAR 的内容与格式

部分	信息类别
概要	以问答形式撰写的公众阅读友好型概述
许可详情	有关药品和上市许可持有人的关键信息
产品信息	包装说明书和产品特性概要；标识；所有授权上市许可信息的列表；药品治疗类别；适应症
审评历史	初次授予上市许可时的公开审评报告；上市许可发生有重大变更时的公开审评报告；以表格列出药品审评中关键里程碑节点信息

2. 单一成员国程序

（1）适用范围

单一成员国程序适用于申请人只在欧盟内单个国家提交上市许可申请时的审评，申请人应当遵循该国法律法规中的药品上市程序。

（2）审评程序

对于通过单一成员国程序上市的药品，在提交上市申请后，如果该成员国发现该药品正在被另一成员国审评或已在另一成员国上市，则应当拒绝审评，并建议申请人使用互认程序或非集中程序。单一成员国程序的审评时限是 210 天（图 4-5）。

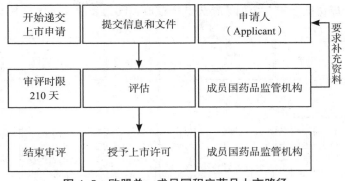

图 4-5 欧盟单一成员国程序药品上市路径

3. 互认程序

（1）适用范围

互认程序适用于已在一个成员国上市，并希望一次性在其他多个成员国上市的情形。在互认程序中，已授权上市的国家称为参照成员国（RMS），由该国准备药品审评报告；其他不对申请进行完整审评的成员国被称为相关成员国（CMS）。

（2）审评程序

在互认程序中，申请人首先仅在欧盟范围内的一个成员国获得上市许可，然后由想要上市的其他成员国予以承认。为此，申请人可以请求已经授予药品上市许可的参照成员国准备或更新审评报告，参照成员国应当在收到有效请求后 90 天内准备或完善审评报告，最后将审评报告连同已经批准的产品特性概要（SmPC）、标识、包装说明书递送至相关成员国和申请人。

相关成员国应当在收到文件后的 90 天内批准审评报告、SmPC、标签和包装说明书（即承认 RMS 的审评结果），并授予上市许可，最后通知参照成员国。

参照成员国会记录下各相关成员国的批准情况，当全部授予上市许可后结束程序，通知申请人（图 4-6），之后所有成员国需要发布对批准的确认决定，最终完成互认程序上市流程。参照成员国应当确保自收到申请人提交的有效申请后的 210 天内完成审评程序。

已在一个成员国上市，申请人首先选择该成员国为参照成员国，其他拟上市成员国为相关成员国

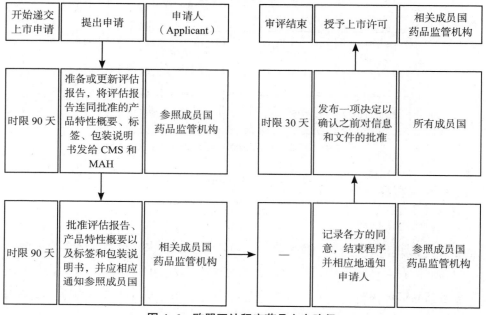

图 4-6 欧盟互认程序药品上市路径

4. 非集中程序

（1）适用范围

非集中程序适用于未在任何欧盟成员国上市，希望一次性在多个成员国上市的情形。在非集中程序中，申请人应当指定某国为参照成员国（RMS），由该国准备药品审评报告；其他不对申请进行完整审评的成员国被称为相关成员国（CMS）。

（2）审评程序

非集中程序在审评程序上与互认程序相似，不同之处在于申请人首先需要在拟上市成员国里选择其中一个成员国作为参照成员国。参照成员国对药品进行初步审评并发布审评报告草案（图 4-7）。

未在任何成员国上市，申请人首先在拟上市成员国中选择一个作为参照成员国，其他拟上市成员国为相关成员国

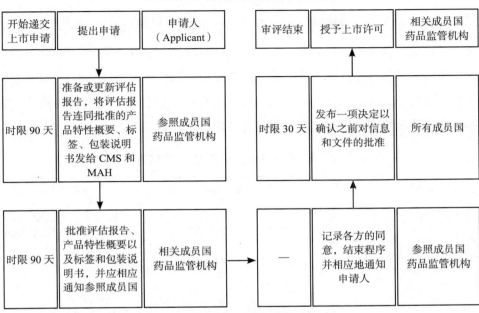

图 4-7 欧盟非集中程序药品上市路径

5. 分歧解决措施

在互认或非集中程序中，审评往往不是一帆风顺的，拟上市的各成员国药品监管机构可能存在分歧，因此欧盟建立了产生分歧后的两种解决措施：协调程序或转介（referral）程序。

在协调程序中，人用药品互认程序和非集中程序协调工作组［CMD（h）］主要负责解决相关成员国和参照成员国在互认程序和非集中程序中出现的分歧。

转介程序则是用来解决诸如对某一药品或某一类药品的安全性或获益风险平衡问题的程序。指令 2001/83/EC 规定，当在互认程序或非集中程序中出现相关成员国对参照成员国的审评结果持反对意见；或出现涉及欧盟利益的特殊情况（特别是当收集到药物警戒信息时），可以由成员国、EC、申请人或 MAH 将分歧转介给 CHMP。CHMP 给出最终意见后，由 EMA 转发至 EC，EC 参考意见作出决定，各成员国服从决定。如果 EC 的决定与 CHMP 的意见不同，EC 还应附上原因及详细说明。

6. 欧盟药品注册分类及申报资料要求

在欧盟，从药品注册的角度可以分为参比制剂以及仿制药，其中参比制剂又包括提交完整申请资料的药品、含有上市基础良好活性物质的药品、已批准活性成分的新复方制剂三类，仿制药分为完全相同的仿制药以及不完全相同的仿制药（hybrid drug）两类。这五类药品上市所需递交的申请材料各有不同，这些要求同时适用于不同上市程序的处方药与非处方药（表4-7）。

表4-7　欧盟不同注册类型药品上市申报资料要求

注册类型		法律来源	适用范围	申报资料
参比制剂	提交完整申请资料的药品	指令2001/83/EC第8（3）条款	非其他四种情形的药品	包括非临床实验和临床试验结果在内的完整申报资料
	含有上市基础良好活性物质的药品	指令2001/83/EC第10a条款	申请人能够证明药品包含的活性物质在欧盟范围内已经有了至少十年的成熟的使用经验，并且活性物质具有公认的疗效以及符合指令2001/83/EC规定的安全性条件	必须用适当的科学文献来代替非临床实验和临床试验结果
	活性成分已获批的新复方制剂	指令2001/83/EC第10b条款	用已被授予上市许可的药品中的活性物质组合成针对新治疗目的的新复方制剂	提交新的药学、非临床实验和临床试验的结果 无需提交每个活性物质的科学文献
仿制药	完全相同的仿制药	指令2001/83/EC第10（2）（b）条款	具有与参比制剂相同的活性物质定性和定量组成以及相同剂型的药品，且通过适当的生物利用度研究证明了与参比制剂的生物等效性	无需提交非临床实验和临床试验结果
	不完全相同的仿制药	指令2001/83/EC第10（3）条款	①不符合仿制药严格定义的药品 ②生物利用度研究无法用于证明生物等效的药品 ③与参比制剂相比，仿制药的活性物质、适应症、剂量、剂型、给药途径等发生变化的药品	应当提供适当的非临床实验或临床试验的结果，部分依赖于参比制剂的非临床实验与临床试验结果，部分为自身开展的非临床实验或临床试验新数据

（1）参比制剂

根据指令 2001/83/EC 第 10（2）（a）条款的规定，参比制剂是指按照第 8 条款规定（上市许可需要提交的申请材料），根据第 6 条款获得上市许可的药品，包括提交完整申报资料的药品、含有上市基础良好的活性物质的药品（substances of the medicinal product have been in well–established medicinal use）以及已批准活性物质的新复方制剂。

A. 提交完整申请资料的药品　指令 2001/83/EC 第 8（3）条款规定，为了获得药品上市许可，申请人需要提交包括药学实验（理化性质、生物学或微生物学等）、非临床实验（药理学、毒理学等）和临床试验结果在内的完整申报资料。

B. 含有上市基础良好活性物质的药品　指令 2001/83/EC 第 10a 条款规定，作为第 8（3）（i）条款的减损，如果申请人能够证明药品包含的活性物质在欧盟范围内已经有了至少十年的成熟使用经验，并且活性物质具有公认的疗效以及符合指令 2001/83/EC 规定的安全性条件，在这种情况下，必须使用适当的科学文献来代替非临床实验和临床试验结果。科学文献应当能说明药品所有必需的非临床和临床特征，并在提交材料中进行总结。

确认上市基础良好的活性物质的考虑标准为：①该活性物质在患者中使用的时间；②被使用的数量；③使用的地域范围；④通过药物警戒或其他方法对该物质的使用进行监测的程度；⑤科学界对该物质使用的关注程度（反映在已发表的科学文献中）和科学文献中对使用评估结果的一致性。

C. 已批准活性物质的新复方制剂　根据指令 2001/83/EC 第 10b 条款，如果是用已被授予上市许可的药品中的活性物质组合成针对新治疗目的的新复方制剂，则仍应按照第 8（3）（i）条款的要求提交与该复方制剂的活性物质组合有关的药学、非临床实验和临床试验的结果，但无需再提交每个单独活性物质的科学文献。

（2）仿制药

根据指令 2001/83/EC 第 10（1）条款，如果申请人能够证明药品是参比制剂的仿制，并且该参比制剂在欧盟获批不少于 8 年，则不要求申请人提交非临床实验和临床试验结果。根据该条款获得上市许可的仿制药在参比制剂初次获得上市许可后的 10 年内不得上市销售。

A. 视作相同的仿制药 根据指令 2001/83/EC 第 10（2）（b）条款，仿制药是指具有与参比制剂相同的活性物质定性和定量组成并且相同剂型的药品，通过适当的生物利用度研究证明了与参比制剂的生物等效性。不同的盐、酯、醚、异构体、异构体混合物、复合物或活性物质的衍生物应被视为相同的活性物质。各种即释型口服药物剂型应被视为同一药物剂型。

因此，对于被视作与参比制剂相同的仿制药，可以通过生物利用度研究证明与参比制剂的生物等效性，不再需要提交非临床实验和临床试验结果。

B. 不完全相同的仿制药 根据指令 2001/83/EC 第 10（3）条款，对于①不符合仿制药严格定义的药品；②生物利用度无法用于证明生物等效的药品；③与参比制剂相比，仿制药的活性物质、适应症、剂量、剂型、给药途径等发生变化的药品，应当提供适当的非临床实验或临床试验的结果。

对于此类不完全相同的仿制药（hybrid medicine），其申请人需要提交的资料部分依赖于参比制剂的非临床实验与临床试验结果，部分依赖于自身开展的非临床实验或临床试验新数据。

（二）处方药转换非处方药路径

1. 处方药转换为非处方药的条件

在欧盟，药品监管机构对于处方药是否可以转换为非处方药进行判断时，需要遵循以下原则（表 4-8）。

表 4-8 欧盟 EMA 对处方药的判定原则

来源	内容
2001/83/EC 第 71 条款	（1）如果没有医生指导，即使正确使用也有可能直接或间接造成危害 （2）发生用药差错的频率高且范围广，因此可能会对人体健康产生直接或间接的危害 （3）药品中所包含的物质、活性成分和 / 或不良反应需要进一步研究 （4）注射途径给药

续表

来源	内容
《变更人用药品供应分类指南》	（1）对使用风险的评估，如果药品存在造成直接危害或间接危害的风险，就不可以作为非处方药 （2）用药差错的可能性，当药品在大范围人群内经常出现用药差错时，药品就不可作为非处方药 （3）尚需研究的药品不可作为非处方药 （4）注射用药品不可作为非处方药 （5）试验用药品不可作为非处方药 （6）综合审评药品的最大单次剂量、最大日剂量、规格、剂型、特定类型包装，或药品特别的使用情形，判断药品是否适合作为非处方药

此外，申请人还需要证明药品的活性物质已经以处方药身份在欧盟内有超过五年的广泛使用经验的证据[1]。但如果有充分安全性数据，例如活性物质已经在食物中广泛使用多年，监管机构对其在处方药中的广泛使用时间长度的要求可能降低。

2. 处方药转换为 OTC 的变更程序

在欧盟，当处方药拟转换为非处方药时，需要提交变更申请。根据法规（EC）No541/95[2]，欧盟内对上市许可的变更按风险程度分为Ⅰ类变更（微小变更）和Ⅱ类变更（重大变更），处方药转换为非处方药为重大变更事项。发生此类变更时，申请人需要向成员国提交重大变更申请，如果涉及规格、剂型、给药途径等方面的变化，则需要在已有上市许可的基础上提出延伸申请（Extension Application）。

1998年，欧盟颁布了《变更人用药品供应分类指南》，基于指令 92/26/EEC 的规定，明确了申请人对通过集中程序获得上市许可的药品进行供应分类变更应当提交Ⅱ类变更申请或者全新的上市申请。而在法规（EC）No 541/95 规定对于成员国程序（INP）、互认程序（MRP）和非集中程序（DCP）中上市许可下的药品供应分类的重大变更也应当提交Ⅱ类变更申请。

1　EC. *A Guideline On Changing The Classification For The Supply Of A Medicinal Product For Human Use*, January 2006.

2　Commission Regulation (EC) No 541/95 of 10 March 1995 concerning the examination of variations to the terms of a marketing authorization granted by a competent authority of a Member State（1995）.

对被授予上市许可的药品发生供应分类变更时，应当通过原审评程序向授予上市许可的药品监管机构递交Ⅱ类变更申请，也可以撤回原有的上市许可，并递交全新的上市申请。

法规（EC）No 1234/2008 中规定[1]，当上市许可发生Ⅱ类变更时，申请人还应当附带递交即将受到Ⅱ类变更影响的成员国的清单。如果进行变更的程序是互认程序或非集中程序，申请人应当标明参照成员国。

《变更人用药品供应分类指南》要求，药品上市许可持有人申请供应分类变更时，应当提交合乎逻辑且简洁的安全性和有效性文件来支持变更申请。

3. 处方药转换为 OTC 的申请资料要求

申请人提交处方药转换为非处方药变更申请时，应当提交非临床与临床综述（专家报告）、非临床和（或）临床安全性资料、临床有效性资料和药品标识信息。同时还要附上受到供应分类变更影响的成员国清单。

（1）非临床与临床综述（专家报告）

通过对药品的非临床资料与临床资料分析，证明药品可以在申请中所描述的剂量和适应症下作为非处方药使用。

欧盟没有统一规定撰写非临床与临床综述的专家的资质，但成员国药品监管机构对此进行了要求。例如在脱欧前英国药品与保健产品管理局（MHRA）规定：对于所有Ⅱ类变更申请，专家报告都是必要的资料。临床或医学专家应为在英国合法注册或在欧盟具有同等资质的医生。质量专家应当至少毕业于相应的科学学科，具有研究、制剂、药品研发或生产、数据分析、质量控制、制药或科学法规事务方面的经验。具备这些经验的质量专家被认为适合撰写专家报告的"质量总体摘要"部分。专家报告由专家签名，并且附有专家的简历。如果简历未包含在专家报告中，则提交的报告可能会被认为无效。

（2）非临床或临床安全性资料

申请人在这部分应当提供的资料如表4-9所示。

1　Commission Regulation (EC) No 1234/2008 of 24 November 2008 concerning the examination of variations to the terms of marketing authorisations for medicinal products for human use and veterinary medicinal products（2008）.

表 4-9　处方药转换为非处方药非临床或临床安全性资料要求

序号	内容
1	动物研究或人体研究或参考的其他药品的非临床或临床综述，这些资料应当证明药品的总体毒性较低，且没有生殖毒性、遗传毒性或致癌特性
2	证明药品的活性物质已经以处方药身份在欧盟内有超过五年的广泛使用经验的证据。但如果有充分安全性数据，例如活性物质已经在食物中广泛使用多年，监管机构对其在处方药中的广泛使用时间长度的要求可能降低。同时，在正常情况下，该药品拟作为非处方药使用的剂型和规格的不良反应应当较小，且不良反应应当在停止用药后可以消失
3	不良反应的信息，包括在另一个成员国或第三国作为非处方药的使用经验和数据。在提供并解释数据时，应当考虑纳入一些额外变量，例如接受治疗的患者人数、人口统计信息、适应症和剂量
4	应当根据欧盟的指南形成药品的安全性概况，资料中应当包括来自上市后监测研究、临床试验和已发表文献中关于药品安全问题的报告和数据。应当提供和讨论有关严重 A 型和 B 型不良反应的信息。应当提出和讨论从使用包含相同活性物质的处方药的使用人群到非处方药的使用人群外推得到数据的问题
5	应当考虑药物相互作用的可能性和后果，特别是与常用处方药的相互作用
6	应当考虑并讨论错误的后果，如意外或故意超过建议的疗程，或是过量或使用超过推荐的剂量
7	应当考虑错误地自我评估病情或症状的患者使用该药品的后果
8	应当考虑由于自我药疗而导致患者的疾病或症状被误诊或延迟诊断的后果

（3）临床有效性资料

在申请变更药品供应分类时，通常无需药品的有效性证据，但是如果药品的其他应用条件发生变更，如适应症、剂量或规格变化，则应当提供相应的支持数据。应当明确目标适应症的合适疗程，并与建议的包装尺寸一同提交（即每份最大用量的限制）。

（4）药品标识信息

A. 申请人草拟的标签和说明书是申请里重要的元素，监管机构应当仔细审查，以确保标签和说明书能有效地让患者获得全面的信息，同时保护患者免受任何安全危险。

B. 说明书应当提供有关产品使用的信息，适当描述产品的使用情况，以及患者应当向医生咨询的情形。

C. 根据指令 2001/83/EEC 第 54（N）条款的要求，外包装上应当包括非处方药的使用说明，如果没有外包装，则直接与药品接触的包装外部应当包括使用说明。

D. 应酌情附上禁忌症和警告，如建议限制用药的持续时长或注明需要咨询医生的情况。

E. 标签和说明书上的信息应当具备可读性。

（5）受到供应分类变更影响的成员国清单

法规 1234/2008 还规定，当上市许可发生 II 类变更时，申请人还应当附带递交即将受到 II 类变更影响的成员国的清单。如果进行变更的程序是互认程序或非集中程序，申请人应当标明参照成员国（RMS）。

（三）相关独占权

1. 非处方药的特殊独占权

指令 2004/27/EC 在修订指令 2001/83/EC 时引入了第 74a 条款，规定了药品供应分类变更的数据保护要求。该条款规定，应当给予用以支持药品供应分类变更的有重大意义的研究一年的数据保护期[1]。如果是基于有重大意义的非临床实验或临床试验得到的数据批准的药品供应分类变更，则监管部门在变更许可颁发之日起一年内，审评另一申请人或上市许可持有人提交的含同一成分药品供应分类变更申请时不可参照前一药品的用于支持变更的试验数据结果。

《变更人用药品供应分类指南》中对用以支持供应分类变更的有重大意义的非临床与临床研究数据作出界定，申请人在递交供应分类变更申请时可以向药品监管机构主张获得数据保护期，并附带提交支持资料，包括专家报告里的分析数据、非临床与临床安全性数据、临床有效性数据。而且，只有以下研究数据可以享有一年的独立数据保护：为确认减小规格仍能保持原有疗效的研

1　Directive 2004/27/EC of the European Parliament and of the Council of 31 March 2004 amending Directive 2001/83/EC on the Community code relating to medicinal products for human use（2004）.

究、对于新适应症的验证性临床试验，以及疗程或治疗方式发生变化时开展的新的非临床或临床研究。

　　该指南还指出，对于通过成员国程序、互认程序或非集中程序获得上市许可的药品，在批准变更药品供应分类后，成员国有权自行决定是否对上述数据授予一年的数据保护期。但为了在整个欧盟范围内药品监管尽可能保持统一，欧盟建议成员国药品监管机构尽最大努力就药品的法律地位与一年数据保护期的授予达成一致。批准变更的每个成员国药品监管机构在发出批准决定时，应当附带一项声明，明确药品供应分类的变更。

2. 参比制剂的独占权

　　根据指令 2001/83/EC 第 10（1）条规定，参比制剂可以获取 8 年数据保护期和 2 年市场保护期，参比制剂获批上市的前 8 年内，药品监管机构将不受理后续的简化申请（包括改良新和仿制药）；参比制剂上市满 8 年后，药品监管机构可以受理并批准简化申请，但在未满 10 年内不得允许后续简化申请药品上市销售。

　　如果在参比制剂在获批的前 8 年内，因为开展新的临床试验而获批了具有显著优势的新治疗用途（new therapeutic indication），则可获得额外 1 年的市场保护期[1]。

　　2007 年 11 月 17 日，《证明现有药品新治疗用途具有显著临床优势可获得第 11 年延长保护期所需提供的要素指南》[2] 对具有显著临床优势需要从三个方面进行论证：即证明与现有治疗用途相比，新治疗用途的合理性已得到论证；现有疗法与新治疗用途的关联；阐述新治疗用途比现有疗法具有明显临床优势的原因。

　　"新治疗用途"包括 ① 治疗一种新的目标疾病；② 治疗某种疾病的不同阶段或不同严重程度；③ 同一疾病的扩展目标人群，如基于患者不同年龄

1　Directive 2001/83/EC of the European Parliament and of the Council of 6 November 2001 on the Community code relating to medicinal products for human use（2001）.

2　EC. *Guidance On Elements Required To Support The Significant Clinical Benefit In Comparison With Existing Therapies Of A New Therapeutic Indication In Order To Benefit From An Extended (11-Year) Marketing Protection Period*, November 2017.

149

范围或其他内在（例如肾功能不全）或外在（例如伴随用药）特征的区分；④ 从一线改为二线治疗（或二线改为一线），或从联合治疗改为单一治疗，或从一种联合治疗（例如癌症）改为另一种联合治疗；⑤ 从疾病治疗转变为疾病的预防或诊断；⑥ 从疾病治疗转变为预防疾病的恶化或复发；⑦ 在慢性病治疗中将短期治疗改为长期的维持治疗。

一般情况下，与现有疗法相比，如果证明新治疗用途具有更高安全性、更好的疗效或更好的药代动力学指征，可以视为具有显著的临床优势。非处方药新药具备上述特征也可以获得额外的市场保护期。

3. 含有上市基础良好的活性物质品种的新用途的数据保护

根据指令 2001/83/EC 第 10（5）条的规定，如果对含有具有上市基础良好的活性物质的品种申请新用途，并且进行了与新用途有关的重要非临床或临床研究，获得批准后应当授予一年的数据保护期，单独计算。

4. 儿科研究的专利期延长或数据保护

法规（EC）No 1901/2006 规定，药品首次在欧盟提交上市许可申请或者提交新用途（包括增加儿科用途、新剂型和新给药途径）申请时，需要拟定并向 EMA 或成员国药品监管机构递交儿科研究计划（PIP）或豁免（推迟）儿科研究计划，仿制药和含有上市基础良好的活性物质的药品除外。

该法规第 36 条第 1 款规定，如果申请人按照与监管机构达成一致的儿科研究计划完成了研究，在药品上市申请中包含了所有研究结果，则有权获得额外 6 个月的专利期延长（SPC），如果完成儿科研究计划未能支持儿科用途的授权，但研究结果被写入产品特性概要中，并酌情写入医药产品的说明书中，则也可以获得 SPC。

法规第 36 条第 5 款规定，如果药品获批新的儿科用途，且具有显著临床优势，则申请人可以申请并获得 1 年市场保护期延长的资格，但此时不再能获得额外 6 个月的 SPC。

欧盟非处方药相关独占权条款如表 4–10 所示。

表 4–10　欧盟非处方药相关独占权条款

条款	保护范围	期限
指令 2001/83/EC 第 74a 条	用以支持药品供应分类变更的有重大意义的研究	1 年数据保护期
指令 2001/83/EC 第 10（1）条	参比制剂	8 年数据保护期 +2 年市场保护期
	参比制剂获批后的前 8 年内，因为开展新的临床试验而获批了具有显著优势的新治疗用途	额外 1 年市场保护期
指令 2001/83/EC 第 10（5）条	含有具有上市基础良好的活性物质的品种申请新用途，进行了与新用途有关的重要临床前或临床研究并获批	单独计算的 1 年数据保护期
法规（EC）No 1901/2006 第 36 条第 1 款	按照商定的儿科研究计划完成研究，在药品上市申请中包含了所有研究结果	额外 6 个月的专利期延长（SPC）
法规（EC）No 1901/2006 第 36 条第 5 款	药品获批新的儿科用途，且具有显著临床优势	1 年市场保护期延长（不可再获得 6 个月的 SPC）

五、非处方药监管制度

（一）标签和说明书管理

1. 标签和说明书的内容

根据指令 2001/83/EC，标签（labelling）指产品直接包装或外包装上的信息。说明书（package leaflet）指药品附带的提供给患者的包含药品信息的插页。

指令 2001/83/EC 的第五章"标签与包装说明书"中规定了标签及说明书的必须内容和可选内容。其中，标签必须包含的内容为：药品名称、有效日期、药品上市许可持有人名称和地址、批准文号和批号、药品的剂型、容量或单位成分含量、辅料、给药方法和重要的警告事项。可选内容是指欧盟不作强制要求和具体规定，各成员国各自可以单独规定的内容，包括药品的价格、报销条件、药品销售条件细化（例如仅在药房销售）和特性信息[1]。

EMA 发布了药品标签（表 4-11）和说明书模板（表 4-12）[2]，申请人参考此类模板，可以确保所提供信息符合法律法规的要求，并保证了欧盟范围内不同药品以及不同国家之间的一致性[3]。

表 4-11 欧盟 EMA 发布的药品标签模板

1. 药品名称
2. 活性成分
3. 辅料清单
4. 药品剂型和含量
5. 服用方式
6. 药品必须远离儿童贮藏的特殊警告
7. 其他特殊警告
8. 有效期
9. 特殊贮藏条件
10. 处置未使用的药品或所产生废物的特殊注意事项（如适用）
11. MAH 名称和地址
12. MAH 编号
13. 批号
14. 药品分类信息
15. 使用说明
16. 盲文信息
17. 药品识别信息 – 二维码
18. 药品识别信息 – 可读数据

---

1 刘靖杰，杨悦. 欧盟处方药与非处方药分类管理［J］. 中国药物警戒，2014，11（08）：472-477.

2 EMA. *QRD product-information annotated template (English) version 10.3*, September 2022.

3 EC. *Guideline On The Readability Of The Labelling And Package Leaflet Of Medicinal Products For Human Use*, January 2009.

表 4-12 欧盟 EMA 发布的药品说明书模板

标题	副标题
1. ×××是什么和用途是什么? （What ××× is and what it is used for）	无
2. 使用前需要知道什么? （What you need to know before you take ×××）	禁止用于（Do not take ×××）
	警告和注意事项（Warnings and precautions）
	立即告知医生（Tell your doctor immediately）
	儿童和青少年（Children and adolescents）
	其他药品与×××（other medicines and ×××）
	怀孕、哺乳期、生育（Pregnancy, breast-feeding, fertility）
	驾驶和操作仪器（Driving and using machines）
3. 如何使用×××（How to take ×××）	如果过量使用（If you take more ××× than you should）
	如果忘记用药（If you forget to take ×××）
4. 可能的副作用（Possible side effects）	无
5. 如何贮藏×××（How to store ×××）	无
6. 包装和其他信息 （content of pack and other information）	×××包含了什么（What ××× contains）
	×××是什么外观和包装是什么（What ××× looks like and contents of the pack）
	MAH 信息（Marketing authorization holder）
	生产商信息（Manufactures）
	最新修订时间（The leaflet was last reviewed in *MM/YYYY*）

2. OTC 标签与说明书的特别规定

指令 2001/83/EC 规定，如果药品是非处方药，在药品的外包装上（如无，则在直接包装上）应当包括药品的使用指导；成员国可以要求标签中包含供给患者时的法律地位（即注明处方药或非处方药）；欧盟委员会应当同成员国和有关各方协商，针对非处方药的标识和说明书上的信息制定并发布指南；为此欧盟委员会在 1998 年发布《变更人用药品供应分类指南》中明确了患者信息要素的要求，之后又针对集中程序授予上市许可的药品发布了《欧盟上市药品的包装信息指南》。2006 年 9 月，欧盟委员会发布新版《人用药品标签和说明书可读性指南》，替代 1998 年 9 月的旧指南。

（1）患者信息要素

对于治疗用途或治疗领域相同的处方药与非处方药，各自的用法可能有所不同，患者仍然可能会认为非处方药比处方药的风险要小。

因此，书面信息（标识与包装说明书）必须能有效地帮助患者安全有效地使用药品，应当在信息中说明药品的正确用法。信息的表述应当足够清楚，以便患者能够正确使用药品。这些信息应当可以作为医疗监督的替代。

与药品一起提供的书面信息，除非需要药师监督，应当足以让患者规避在禁忌症或不安全的情况下使用药品的风险。需要使用通俗易懂的语言清楚表达禁忌症、相互作用、警告和预防措施，并在说明书上突出显示。

（2）蓝框标注

《欧盟上市药品的包装信息指南》[1] 要求用"蓝框"（blue box）标注指令 2001/83/EC 第 57 条要求的额外信息。"蓝框"是为保证欧盟内各成员国标签内容的一致性，出现在包装一侧的框形区，标注信息包括药品价格、供应分类以及是否报销等信息。

如果药品是非处方药，比利时、保加利亚、克罗地亚、匈牙利、德国、意大利、拉脱维亚、波兰、葡萄牙、斯洛伐克共和国、斯洛文尼亚和瑞典这 12 个国家要求在蓝框里予以标注。

特殊情况下，有 2 个国家要求标注非处方药的子类别：斯洛文尼亚要求标注是仅在药店销售的非处方药，还是无需在药店即可销售的非处方药；英国要求无需处方但仅在药店销售的非处方药，标注记号"P"。

3. 标签和说明书的可读性要求

根据指令 2001/83/EC 第 65（c）条有关制定关于标签和说明书上特定信息

1　EU. *Guideline On The Packaging Information Of Medicinal Products For Human Use Authorised By The Union*. April 2021.

可读性的指南的条款，2006年9月，欧盟委员会发布《人用药品标签和说明书可读性指南》(图4-8)。

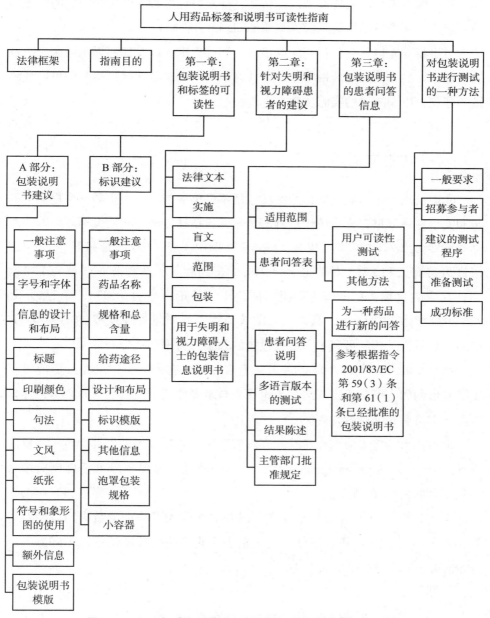

图4-8 2006年《人用药品标签和说明书可读性指南》框架

制定该指南的主要目的是帮助申请人和上市许可持有人起草标签和说明书，便于患者查阅和理解，以便患者能够安全合理地使用药品。指南内容包括标签和说明书内容的表述以及设计布局，针对目标患者人群可能遇到的问题的问答建议，并准备销售演示的模型（mock-up）或样品。

对于特殊人群，还包括如何满足盲文阅读要求，以及如何提供适合失明和视力障碍人群阅读的包装说明书，以及对说明书中患者问答信息开展可读性测试的建议，以及测试的实施步骤。

（二）上市后监测

欧盟药品上市后安全性监测活动包括不良反应报告、上市后安全性研究和定期安全性更新报告，适用于所有的药品，包括处方药与非处方药。

指令 2001/83/EC 和法规 No 726/2004 规定了成员国主管机构、药品上市许可持有人和 EMA 对获得上市许可的药品相关（严重及非严重的）可疑不良反应的收集、数据管理和报告的要求。基于指令 2001/83/EC 和法规 No 726/2004 要求，2012 年，欧盟发布了《药物警戒质量管理规范》（GVP），其中的模块Ⅵ为《药品可疑不良反应报告的收集、管理和提交》。

指令 2001/83/EC 第 107 条规定，上市许可持有人应当记录在欧盟或第三国家发生的所有可疑不良反应，无论是来自患者或医护人员的自发报告，还是来源于上市后研究中的发现。

上市许可持有人应当在其获知在欧盟和第三国家发生的可疑严重不良反应后的 15 天内，向 Eudravigilance 数据库提交信息，可疑非严重不良反应信息在获知后的 90 天内提交。

上市许可持有人应当制定程序，以获取准确和可验证的数据，以便对可疑不良反应报告进行科学审评。初次报告后收集的跟踪随访信息（follow-up information）应当提交更新报告。

（三）生产许可场地检查要求

2001/83/EC 号指令第 40 条规定，成员国应采取一切可行的措施，以确保在辖区内生产的药品在持有生产许可的场地下进行。即使生产仅供出口的药品，也需要获得生产许可。全部和部分生产及分装、包装和改变外观的各种操作，均需获得生产许可。

药品拟从第三国（欧洲经济区以外的国家）进口，并提供给欧盟内任何一个国家，其进口商必须获得成员国监管机构核发的生产许可，且进口商已经确保第三国生产商符合欧盟 GMP。

进入集中程序的药品在上市前需要通过批准前 GMP、GCP 和 GLP 检查，EMA 利用欧盟成员国的专家资源，按协商一致的时间安排表，由各成员国药品监管机构（NCA）以 EMA 的名义开展检查。成员国应 CHMP 的请求，提供能够证明生产商或（欧盟外的）第三国的进口商的生产和控制能力的文件信息。必要时，CHMP 会要求成员国检查员对申请人的生产场地进行专门检查。其他程序上市的药品，由各成员国负责组织检查。

（四）经营和广告管理

1. OTC 药品经营管理

（1）经营许可

在欧盟境内从事药品批发分销活动必须持有企业所在成员国主管机构核发的批发分销许可证，批发商必须遵守欧盟药品分销管理规范 (Good Distribution Practice, GDP) 的规定。各成员国对药品零售的要求尚未统一。

（2）网络销售

指令 2011/62/EU 规定，欧盟应当代表公众识别销售药品的网站的合法性，并建立识别网上销售药品的所属成员国的通用标志，以确认药品的合法性。此外，销售药品的网站、成员国主管机构官网和 EMA 官网应当相互进行链接，以便向公众提供全面的信息。

2014 年，欧盟颁布法规（EU）No 699/2014，颁布了欧盟网上销售药品的统一标志（图 4-9），由绿底白色十字、实体药店所在国国旗和认证链接组成，点击认证链接可以跳转到列出了所有合法经营的在线药店或零售商的官方网页，供消费者查询。

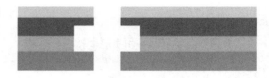

图 4-9　欧盟网上销售药品的统一标志

2. OTC 药品广告管理

（1）面向公众的非处方药广告的要求

指令 2001/83/EC 第 88 条规定，处方药不得对公众发布广告。对于目的和设计是在没有医生干预的情况下用于诊断、处方或监测治疗的药品，可以对公众发布广告。

第 90 条规定，面向公众的非处方药广告应当显著标注为广告，并且宣传的是药品。广告内容应当至少包括：药品的名称，如果药品仅含有一种活性成分，为其活性成分的通用名称；正确使用药品所需的信息，明确地提示患者应当仔细阅读标签或说明书再用药。

同时，面向公众的非处方药广告不应当包括：让人以为没有必要进行医疗咨询或外科手术，特别是没有必要由医生诊断或提供治疗建议；暗示服用的药品保证有效、没有副作用，或者优于或等同于其他疗法或药品的效果；明示或暗示服用药品可提高服用者的健康状况；明示或暗示服用者的健康状况可能因未服用药品而受到影响（向公众宣传疫苗接种的广告除外）。表明药品完全或主要针对儿童；利用科学家、卫生专业人员或不属于上述人员但有社会名气和威望的人士在广告中鼓励患者购买药品；暗示该药品为食品、化妆品或其他消费品；声称因为该药品是天然的所以安全有效；对疾病过程进行简略或详细的表述，可能导致患者进行错误的自我诊断；以不恰当、令人担忧或具误导性的语言提及服药后出现问题的索赔；以不恰当、令人担忧或具误导性的语言，以图示方式展示由疾病或外部引起的伤害，或药品对人体或其某部位的作用。

　　此外，该指令还要求成员国应当禁止在其境内通过广告向公众宣传可报销费用的药品。

　　（2）面向有资格开处方或者提供此类药品的人员的广告的要求

　　指令 2001/83/EC 第 91(1) 条规定，面向有资格开处方或者提供此类药品的人员的广告应当包括与产品特性概要（SmPC）一致的基本信息以及药品的供应分类。

　　成员国还可以要求此类广告包括销售价格或推荐价格（indicative price）的信息，以及保险机构的报销条件。

中英文对照表

英文简称	英文全称	中文全称
CAT	Committee for Advanced Therapies	先进疗法委员会
CHMP	Committee for Medicinal Products for Human Use	人用药品委员会
CMD（h）	coordination group for mutual recognition and decentralized procedure for human medicinal products	人用药品互认程序和非集中程序协调工作组
CMS	Concerned Member States	相关成员国
COMP	Committee for Orphan Medicinal Products	罕见病用药委员会
CP	Centralised Procedure	集中程序
CPMP	Committee for Proprietary Medicinal Products	专利药品委员会
CQAD	Committees and Quality Assurance Department	委员会及质量保障部门
CVMP	Committee for Veterinary Medicinal Products	兽用药品委员会
DCP	Decentralized Procedure	非集中程序
EC	European Commission	欧盟委员会
EEA	European Economic Area	欧洲经济区
EMA	European Medicines Agency	欧洲药品监管局
EMEA	European Agency for the Evaluation of Medicinal Products	欧洲药品评估局
EPAR	European Public Assessment Report	欧盟公众评估报告
GDP	Good Distribution Practice	《分销管理规范》
GVP	Good Pharmacovigilance Practices	《药物警戒质量管理规范》
HMD	Human Medicine Division	人用药品司
HMPC	Committee on Herbal Medicinal Products	草药委员会
INP	Independent National Procedure	单一成员国程序
MHRA	Medicines and Healthcare Products Regulatory Agency	英国药品与保健产品管理局
MRP	Mutual Recognition Procedure	互认程序

续表

英文简称	英文全称	中文全称
MSP	Multiple States Procedure	多成员国程序
NCA	National Competent Authorities	成员国药品监管机构
PDCO	Pediatric Committee	儿科委员会
PRAC	Pharmacovigilance Risk Assessment Committee	药物警戒风险评估委员会
QSMD	Quality and Safety of Medicines Department	药品质量及安全部门
RMS	Reference Member States	参照成员国
SEGD	Scientific Evidence Generation Department	科学证据生成部门
SmPC	Summary of Product Characteristics	产品特性概要
SPC	Supplementary Protection Certification	专利补充保护证书
TAD	Therapeutic Areas Department	治疗领域部门

第五章
加拿大非处方药监管

OTC

1985
《食品药品法》
制定处方药清单，明确包含清单内活性成分的药品为非处方药
《食品药品条例》
建立药品识别号申请（DINA）、新药申请（NDS）和简略新药申请（ANDS）三条药品上市路径，均适用于非处方药
建立处方药清单更新程序和处方药转换为非处方药的路径

1991
明确处方药转换为非处方药的要求

1995
非处方药分类细化，建立较低风险非处方药上市程序：第IV类专论申请（DINF）和标识标准申请（DINA）程序
启动国家药品分类计划，细化非处方药销售条件

2004
加拿大卫生部开展专论和标识标准上市药品再审查

2007
加拿大卫生部对不符合专论和标识标准的药品进行补充性上市前合规评估

2013
《将药品成分从处方药转换为非处方药指南草案：转换申请》
完善处方药转换为非处方药程序

2014
加拿大卫生部开展非处方药专论评估试点行动，第IV类专论数量减少至 8 个

2022
《将药品成分从处方药转换为非处方药指南草案：转换申请》
详细规定处方药转换为处方药的申请流程
加拿大卫生部已建立标识标准 33 个

一、非处方药监管发展历程

（一）制定处方药清单，界定非处方药

1985 年，《食品药品法》（F&DA）[1] 和《食品药品条例》（FDR）[2] 颁布实施。《食品药品法》第 29.1 条授权加拿大卫生部制定药用成分清单，即处方药清单（PDL）。当药品包含清单中的活性成分时，必须凭借执业医师开具的处方才能购买。《食品药品条例》中进一步规定处方药是指全部或部分成分在处方药清单中的药品。

根据《食品药品条例》规定，非处方药指的是不适用于《食品药品条例》和《麻醉品管制法规（Narcotic Control Regulations）》要求的必须凭处方销售的人用药品以外的药品，包括天然健康产品、消毒剂等，本文仅讨论作为药品的非处方药。

（二）建立非处方药上市基本路径

《食品药品条例》规定了药品识别号申请（DINA）、新药申请（NDS）或简略新药申请（ANDS）路径，这三条路径均适用于非处方药。

《食品药品条例》还规定了处方药清单（PDL）更新要求，建立处方药和非处方药转换路径。1991 年，在治疗产品计划局[3]（Therapeutic Products Programme）发布的问答中明确了处方药转换为非处方药的要求[4]。2013 年，加拿大卫生部发布《确定人用和兽用药品的处方状态指南》，明确了在确定药物

1　Food and Drugs Act（R.S.C., 1985, c. F–27）.

2　Food and Drug Regulations（C.R.C., c. 870）.

3　2001 年 4 月 1 日，治疗产品计划局机构重组为治疗产品局（TPD），停止对其他活动的监管，仅负责药品和医疗器械领域。

4　Health Canada. *Therapeutic Products Programme Questions and Answers*, January 1991.

作为处方药还是非处方药销售时应当考虑的原则和因素 [1]。2022 年，在《将药品成分从处方药转换为非处方药指南草案：转换申请》中详细规定了处方药转换为非处方药的申请流程 [2]。

药品的处方药地位是由加拿大卫生部确定，之后由各省和地区来确定非处方药的销售条件。在 1995 年之前，各省和地区分别确定非处方药的销售条件，差异较大。在 1995 年，为统一各省和地区非处方药销售条件，国家药房监管机构协会（NAPRA）组织启动了国家药品分类计划（National Drug Schedules program），基于风险将非处方药进行了更为详细的销售条件分类。

（三）建立低风险非处方药专论和标识标准路径

1995 年，为简化较低风险的非处方药的上市程序，治疗产品计划局建立了特定治疗类别或者活性成分的非处方药第 IV 类专论（Category IV Monographs）和标识标准（Labelling Standards）路径，非处方药上市时经过上市前行政审查而非技术审评，确认申请内容与非处方药的第 IV 类专论和标识标准内容的符合性，并由申请人签署合规承诺书即可上市。这类申请也属于药品识别号申请（DINA），称为非处方药第 IV 类专论药品识别号申请（DINF）或标识标准药品识别号（LS DINA）申请。

2004 年，加拿大卫生部回顾发现，自该上市前行政审查程序开始实施以来，大多数提交非处方药申请的药品均未满足专论或标识标准的基本要求。2004～2006 年间，加拿大卫生部集中资源对先前所有的这类申请进行了为期两年的"再审查"，最终认为，行政审查程序会导致部分上市非处方药的不合规，而事后进行"再审查"导致本就有限的审评资源愈加紧张。

自 2007 年 1 月 15 日起，加拿大卫生部健康产品与食品分部（HPFB）下设的治疗产品局（TPD）启动对不符合第 IV 类专论或标识标准的药品开展补充性

1　Health Canada. *Guidance Document: Determining Prescription Status for Human and Veterinary Drugs*, June 20th 2013.

2　Health Canada. *Switching a medicinal ingredient from prescription to non-prescription status draft guidance document: Applying for a switch*, April 21st 2022.

上市前合规评估，这套评估程序（attestation process）从 2007 年起持续至今。

2013 年 7 月 1 日，加拿大卫生部基于非处方药和天然健康产品均属于副作用和使用风险较低产品的考虑，将非处方药上市的监管业务由原来的治疗产品局（TPD）移交至隶属于健康产品与食品分部（HPFB）的原天然健康产品局（NHPD），并将该局更名为天然健康和非处方产品局（NNHPD）。

2014 年 8 月 11 日，天然健康和非处方产品局（NNHPD）认为第 IV 类专论数量太多，影响审评效率，为评估第 IV 类专论程序的合理性，启动非处方药专论评估试点行动（The Non-Prescription Drug Monograph Attestation Pilot），一年后，发现仅有 8 个支持非处方药申请的第 IV 类专论符合要求。NNHPD 在试点期间制定了新版的专论评估申请表并要求申请人签署声明承诺所提交资料与 8 个专论之一的某个专论完全相符。

二、非处方药监管组织架构

加拿大卫生部是公众健康管理的联邦政府部门，负责监管产品和管理健康风险。加拿大卫生部除了联邦层级的各部门外，还将 13 个行政区划分为 8 个区域，在各区域设有实验室和办事处。

加拿大卫生部下设的健康产品与食品分部（HPFB）负责管理和评估健康产品和食品健康相关的风险和获益，包括药品、生物制品和放射性药品、医疗器械和天然健康产品，确保能最大限度地减少公众的健康风险因素，同时最大限度地确保健康产品的安全性。健康产品与食品分部由三个部门构成：天然健康和非处方产品局（NNHPD）、资源管理和运营局（RMOD）以及已上市健康产品局（MHPD）（图 5-1）。

（一）天然健康和非处方产品局

天然健康和非处方产品局（NNHPD）负责监管天然健康产品和非处方药产品上市，确保公众可以获得安全、有效和高质量的产品。天然健康和非处方产品

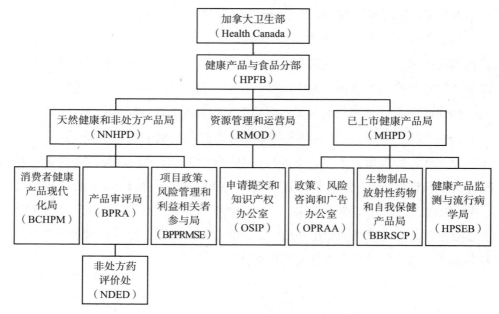

图 5-1　加拿大非处方药监管组织架构示意图

局调整了低风险产品上市申请时需要提交资料和证据的标准，简化低风险产品申请上市时的"繁琐程序"[1]，降低药企申报成本，减少审评资源的不必要占用。

　　天然健康和非处方产品局下设一个办公室与五个分局。其中，与非处方药监管相关的为项目政策、风险管理和利益相关者参与局（BPPRMSE）、产品审评局（BPRA）和消费者健康产品现代化局（BCHPM）。项目政策、风险管理和利益相关者参与局负责制定和更新有关天然健康产品和非处方药的政策和指南；对已识别产品风险提供行动支持；建立和维护与利益相关者的关系。产品审评局负责对非处方药的安全性、有效性和标识进行审评，BPRA 下设的非处方药评价处（NDED）负责对申请人申请非处方药上市时提交的资料进行技术审评[2]。消费者健康产品现代化局负责包括天然健康产品、化妆品和非处方药在

1　Health Canada. Natural and Non-prescription Health Products（NNHPD）six-month calendar of activities：July to December 2014［EB/OL］.（2014-09-26）［2022-07-01］. https:// www.canada.ca/en/health-canada/services/drugs-health-products/natural-non-prescription/ activities/calendar/january-june-2014.html.

2　Health Canada. Natural and Non-prescription Health Products Directorate［EB/OL］.（2020-03-05）［2022-07-01］. https://www.canada.ca/en/health-canada/corporate/about-health-canada/branches-agencies/health-products-food-branch/natural-non-prescription-health-products-directorate.html#bpra .

内的自我保健产品的监管现代化工作。

（二）已上市健康产品局

已上市健康产品局（MHPD）负责收集、监测和分析不良反应以及医疗器械和用药事件的数据，对已上市的健康产品（医疗器械除外）进行获益 – 风险评估，向医疗保健专业人员和公众传达与产品相关的风险，制定已上市健康产品的政策和监督健康产品的广告活动。此外，该局还领导制定了不良反应报告的法规，并与国际组织密切合作，协调各国监测系统以促进信息共享[1]。

已上市健康产品局下设两个办公室和四个子局：已上市药品局（MPB）负责处方药上市后监管；政策、风险咨询和广告办公室（OPRAA）负责非处方药上市后监管；生物制品、放射性药品和自我保健产品局（BBRSCP）负责天然健康产品与非处方药上市后监管；健康产品监测与流行病学局（HPSEB）负责健康产品安全性问题监测和流行病学分析。

（三）资源管理和运营局

资源管理和运营局（RMOD）负责监督和协调健康产品与食品分部的政策和监管活动，核发药品识别号（DIN），并管理与药品相关的知识产权制度[2]。与非处方药监管相关的是申请提交和知识产权办公室（OSIP）。

申请提交与知识产权办公室为 RMOD 的各个部门提供以下支持：①人用药品申请和药品主文件的处理和收费；②药品识别号的核发；③数据库管理、统计报告和网络发布；④药品相关知识产权制度的管理，包括《专利药品（合规通知）法规》《专利法》下的《专利补充保护证书法规》（*the Certificate of*

1　Health Canada. Marketed Health Products Directorate［EB/OL］.（2022–04–08）［2022–07–01］. https://www.canada.ca/en/health–canada/corporate/about–health–canada/branches–agencies/health–products–food–branch/marketed–health–products–directorate.html.

2　Health Canada. Resource Management and Operations Directorate［EB/OL］.（2022–05–18）［2022–07–01］. https://www.canada.ca/en/health–canada/corporate/about–health–canada/branches–agencies/health–products–food–branch/resource–management–operations–directorate.html.

Supplementary Protection Regulations）和《食品药品条例》下的《数据保护规定》（*the Data protection provisions*）的执行。

三、非处方药上市管理制度

（一）处方药与非处方药分类与判定原则

加拿大卫生部和国家药房监管机构协会（NAPRA）共同对药品的分类负责，按法律地位、销售条件、安全性有效性共有三种分类方式（图5-2）。

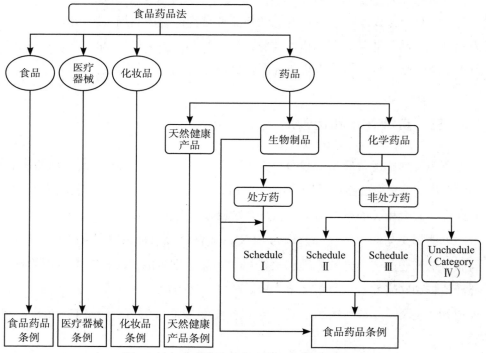

图5-2 加拿大药品分类方式及对应管理条例

1. 按法律地位分类

加拿大卫生部负责对所有与健康相关的产品进行监管。《食品药品法》适用于药品、食品、医疗器械和化妆品监管，并制定了配套的法规。药品包括天然健康产品、生物制品和化学药品，其中化学药品又分为处方药和非处方药。

2. 按销售条件分类

药品的法律地位是在联邦层级，即由加拿大卫生部确定的，而在省和地区可以进一步严格限制销售条件，由加拿大国家药房监管机构协会将非处方药分为四类（表 5-1）。

表 5-1　加拿大处方药和非处方药分类及销售条件 [1]

药品分类	销售条件
Schedule Ⅰ	①需要处方才能出售 ②在经过诊断和专业干预后由药剂师向公众提供 ③在省级药品法规规定的受监管的环境中进行销售
Schedule Ⅱ	①不需要处方 ②不及 Schedule Ⅰ 类药品监管严格 ③需要药剂师在销售地点的专业干预指导 ④有时需要专业转诊 ⑤只能在药剂师指导下获得，并且必须存放在公众无法直接获取或患者无法自我选择的位置
Schedule Ⅲ	①无需处方即可获得 ②在某些自我选择的情况下可能会带来一些风险 ③在药剂师的直接监督下在商店货架上出售 ④受限于省或地方法规要求，需要额外专业服务
Unschedule（Category Ⅳ）	①不属于 Schedule Ⅰ 、Ⅱ 、Ⅲ类药品 ②无需专业人员监督即可出售 ③消费者可以做出安全有效的选择判断 ④标识清晰，并附有使用说明 ⑤可以在任何零售点（retail outlet）出售

　　Schedule Ⅰ类药品为处方药，需要处方才能出售，并且应在药房等受监管的环境下，经过诊断和专业干预后由药剂师向公众提供；Schedule Ⅱ 、Ⅲ 、Unschedule（Category Ⅳ）类药品均为非处方药，患者不需要处方即可获得，其中 Schedule Ⅱ类非处方药需要在药剂师的专业指导下购买；Schedule Ⅲ类

1　The Drug & Alcohol Testing Association of Canada. .Understanding Drug Schedules.［EB/OL］（2017-11-09）［2022-07-01］. https://datac.ca/understanding-drug-schedules/.

药品是指如果依赖自我选择可能会有风险，但在药剂师的监督下可直接在货架上出售的药品；Unschedule（Category Ⅳ）类药品是除以上三类药品之外的药品，无需专业人员指导即可出售，消费者可根据药品标识信息自行购买。

即使加拿大卫生部确定某药品为非处方药，在某些省和地区仍然可以根据国家药房监管机构协会规定的药品分类销售限制性要求，该药品可以作为Schedule Ⅰ类处方药销售。

3. 按安全性有效性分类

此外，加拿大还将药品按是否为新药进行分类，新药与非新药的注册路径不同。

《食品药品条例》中规定，新药是指：①含有某种物质，无论是作为活性成分还是非活性成分、载体、包衣、赋形剂、溶剂或其他成分，在加拿大作为药品上市的时间和数量不足以证明其安全性和有效性；②两种或多种药物的复方，无论是否有其他成分，没有以该复方或以该复方中药物的配方比例上市过，且药品上市的时间和用量不足以证明其安全性和有效性；③在生产商确定的处方，推荐、建议或声明的药品用途或药品的使用条件（包括剂量、给药途径或作用持续时间）下，该药品上市的时间和用量不足以证明其安全性和有效性[1]。

4. 处方药和非处方药判定原则

加拿大卫生部主要是基于三项判定原则及其相关因素来对处方药与非处方药状态进行判定，如果三项原则和相关因素均不适用，那么药品将作为非处方药产品[2]。

原则一：是否需要执业医师监督

该药品拟用于诊断、治疗、缓解、预防或监测疾病或异常身体状况或其他症状时，需要执业医师监督。在某些情况下，需要执业医师监督患者用药以降

1　Food and Drug Regulations (C.R.C., c. 870)
2　Health Canada. *Guidance Document: Determining Prescription Status for Human and Veterinary Drugs*, June 20th 2013.

低用药的直接或间接风险。执业医师参与疾病的诊断、治疗和监测，包括选择和监测药品的使用，可以帮助减少损害发生的概率，并提高获益。该原则有以下 8 点考虑因素。

（1）药品用于公众不易诊断的严重疾病

对于公众不易诊断的疾病，治疗该疾病的药品通常会作为处方药，包括公众可能误诊为轻症，而实际为严重疾病的情况。在这些情况下，治疗轻症的药品也将是处方药，例如依赖自我诊断识别的症状或体征属于不同疾病的共同特征，个人不一定具备正确诊断疾病的知识或经验。

（2）药品的使用可能掩盖其他疾病

当药品的使用可能掩盖或隐藏患者的其他严重疾病时，自行用药可能会延误严重疾病的诊断和治疗，造成健康风险，药品通常作为处方药。

加拿大卫生部还会考虑是否可以通过增加产品标识信息，以减少延误诊断和治疗的可能。例如，增加警告信息，说明用药一段时间后，如果患者的症状或体征仍然存在，应当向医生咨询。在某些情况下，如果修改标识可以充分解决可能掩盖严重病症的问题，药品可以作为非处方药。

（3）疾病治疗与监测需要执业医师参与

某些药品需要在执业医师参与的情况下才能达到治疗的最佳效果，降低潜在危害，增加潜在的获益。如果一般人群不具备专业技能和知识很容易错误选择药品，该药品就应当确定为处方药。

可能需要执业医师参与的情况包括，例如：① 当药品无效或引起不良反应、需要改变药品剂量时、停止药品使用或更换药品时；② 确保在疾病好转或恶化的情况下，继续作出正确的使用决策时；③ 指导患者在治疗前或治疗期间进行监测；④ 如果患者病情变化，可以进行病情监测，或者更频繁监测；⑤ 评估监测结果；⑥ 对同时患有其他可能影响治疗效果的疾病的患者进行更密切的监测。

（4）药品的使用需要复杂的或个性化指导

当需要根据患者的病情进行用药调整时，或者当一般人群无法轻易理解药品信息时，可能需要个性化指导。当需要执业医师为患者提供依据病情的用药解释和指导时，通常药品会作为处方药。包括医生为患者选择合适的剂量、在治疗过程中改变药品剂量，或者考虑到患者的年龄、体重、病史、合并用药、疾病严重程度、检测结果、基础健康状况（如肝或肾功能）等调整用药方案。医生在开出药品处方时可以与患者沟通，以确保信息传递清晰易懂。

如果使用说明、禁忌症、药物相互作用、警告和注意事项等药品信息难以理解，则该药品通常是处方药。

（5）执业医师运用专业知识来给药或监督用药

如果药品给药途径复杂，需要执业医师运用专业知识来给药或监督用药，则该类药品通常被作为处方药。

（6）药品的安全窗狭窄

对于某些治疗剂量和毒性剂量相近的药品，患者用药剂量必须准确。安全窗狭窄的药品如果出现误用，意外超过剂量，忽视警告或禁忌说明，或者用药时间比推荐用药时间长，会带来严重后果，则加拿大卫生部会考虑将其作为处方药。

有时药品仅在特定亚组人群中具有狭窄的安全窗，这些药品通常作为处方药，例如儿童、孕妇、老年人以及具有某些遗传特征的人。如果在药品标识中标明禁止此类特定亚组人群使用，加拿大卫生部考虑将其作为非处方药。

（7）在正常剂量下，药品可能或已知会引起严重不良反应或相互作用

如果在正常剂量下给药，可能会导致严重的不良反应，或者与食物或其他药品发生严重相互作用，需要执业医师的参与来控制患者用药风险，则该药品通常作为处方药。如果药品有可能或已知会在特定亚组人群（例如儿童、孕妇和老年人）中发生严重的不良反应，通常也作为处方药。

加拿大卫生部评估某些药品的标识是否可以有效地警示公众，避免潜在的相互作用和不良反应，从而避免伤害。如果可以通过在标识中标注警示性的内容避免伤害风险，则可以不作为处方药。

（8）药品具有依赖性或潜在成瘾性

如果药品有可能导致依赖或成瘾，应当作为处方药。根据《受管制药品和物质法》及其他相关法规，大多数可能导致依赖或成瘾的药品作为受管制药品监管。这类药品的记录、存储和分发等均有严格要求，以限制潜在误用，如吗啡、美沙酮等药品。

原则二：药品上市经验

考虑到药品的上市使用经验有限，有必要作为处方药由执业医师监督用药。

（1）新上市药品

新上市药品是在有限人群中获得的临床试验数据。当药品用于可能与临床试验受试者不同的更广泛人群时，会遇到患者人群有并发症和合并用药、更大的遗传多样性、更大的年龄范围等情况。随着药品更长时间的广泛使用，潜在的长期毒性或罕见不良反应可能会出现，但在上市初期，企业对更广泛人群的长期影响可能缺乏了解，执业医师的参与可以帮助患者合理使用处方药并控制风险。

（2）新用途（new use）的药品

药品可能已经上市，但其使用条件可能发生变化，例如新适应症、新规格、新剂量、新年龄组或新给药途径。在某些情况下，可能缺乏关于药品新用途的长期用药指导信息，按照处方药管理有助于确保在执业医师的监督下安全用药。

（3）少数患者使用的药品

某些药品仅用于少数患者，例如治疗罕见病的药品只被极少数目标患者群体使用，可能更难以确定长期使用结果。因此有必要进一步监测长期使用药品的不确定性，通常药品作为处方药。

（4）药理作用未完全表征的药品

对于某些药品，药理作用尚未完全理解，用药的长期结果存在一定的不确定性，通常作为处方药。

随着用药经验的增长和对药品的深入理解，确定处方药和非处方药的因素可能变化，分类可以调整。有时药品在加拿大上市之前已在其他国家上市，如果其他国家拥有完善的上市后监测系统，则可能已经获得有关用药和疗效的信息，此时加拿大卫生部也会考虑境外使用经验。

原则三：潜在风险

使用药品可能对人造成伤害或对公共健康带来风险，作为处方药可以通过执业医师的监督用药来降低风险。

（1）有可能危害公共健康

有些药品如果被广泛使用或使用不当，可能会引起公众健康问题，该类药品通常作为处方药。例如，该药品可能有助于产生耐药菌株（细菌、病毒或真菌）或耐药寄生虫菌株，通常会作为处方药。

（2）有害的非医疗用途

如果一种药品具有可能导致有害的非医疗用途的误用或滥用风险，通常作为处方药。患者获得该类药品时需有执业医师监督。在许多情况下，药品中的药用成分也将根据《管控药品和物质法》作为管控药品监管。

例外情况

加拿大卫生部在确定药品是否应当仅凭处方调配时会考虑上述三个原则和相关因素。如果符合这些原则或因素中的一个或多个，该药品通常会作为处方药。但是，在某些情况下，为了个人或公共健康的获益，可能例外处理。若按非处方药管理对公众健康和安全的获益超过了凭处方购买的获益，则会考虑将药品作为无需处方即可获得的非处方药。例如，硝酸甘油是一种治疗心绞痛的药品，通常需凭处方购买。但是，对于正在经历心绞痛的患者，无法找到硝酸甘油并且离医院很远，这种情况下，如果硝酸甘油是非处方药，则可以直接从药房购买，更利于挽救生命。

出于更好地提供公共卫生服务，也有例外情况。例如，每年因流感入院的人数众多，有的人因此死亡，大规模为公众接种流感疫苗可以减少流感感染的人数。加拿大卫生部考虑了许多既定情况，包括药品的性质和医疗保健专业人员的能力，认为大规模接种流感疫苗能够减少受流感影响和伤害的人数，其获益超过了要求开具处方的获益。因此，流感疫苗不作为处方药，开展大规模的公共卫生疫苗接种可以保护个人和公众健康。

（二）上市路径

在加拿大，非处方药上市共有五种途径（图5-3）：药品识别号申请（DINA）；特殊的DINA—第Ⅳ类专论药品识别号申请（DINF）；非处方药标识标准药品识别号申请；新药申请（NDS）或简略新药申请（ANDS）；转换路径。

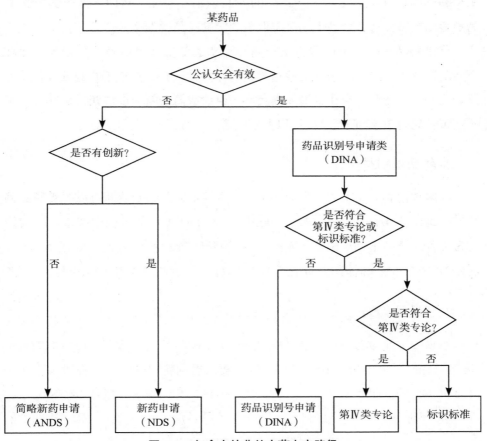

图5-3　加拿大的非处方药上市路径

药品适合哪种路径上市根据公认的安全性、有效性、创新性等相关因素判断。对于"新药"，提交NDS或ANDS申请；对于符合第Ⅳ类专论或非处方药标识标准的药品，提交DINF或非处方药标识标准DINA申请；对于其他药品，提交DINA申请。

（三）药品识别号申请路径

1. 药品识别号

药品识别号（DIN）是由加拿大卫生部根据《食品药品法》规定分配给允许上市药品的由计算机生成的一组由八位数字组成的唯一编码，生产商将DIN编码印刷在包装上，为上市后的药品识别和验证、召回、检查和质量监测等活动提供支持，药品识别号类似于中国的药品批准文号。

获得药品识别号编码代表该药品经加拿大卫生部评估确认其符合《食品药品法》及《食品药品条例》的相关要求，并且该药品具有正向的风险获益特征。此外，新药还应当在申请人提交新药申请或简略新药申请获得批准后，额外发布合规通知（NOC）[1] 才可以上市销售。

2. 药品识别号申请

根据《食品药品条例》第 C.01.014.1 条规定，药品制造商可以提交药品识别号申请（DINA）以期获得药品识别号。在 DINA 评估过程中如果药品被认定为《食品药品条例》中的"新药"，则需要通知申请人提交 NDS 或 ANDS[2]，提交 NDS 与 ANDS 被视为申请了 DIN 识别号 [3]，无需重复申请识别号。

3. 药品通知表

加拿大卫生部通过电子邮件向生产商发送药品通知表（Drug Notification Form，DNF），表中包含 DIN 编码，以及授权后的特定信息，此表即为药品获得 DIN 编码的证明。

1　Health Canada. *Guidance Document: Regulatory Requirements for Drug Identification Numbers*, May 3rd 2019.

2　Health Canada. *Guideline on Preparation of DIN Submissions*, January 22nd 1995.

3　Food and Drug Regulations（C.R.C., c. 870）.

4. 上市通知

根据《食品药品法》第 C.01.014.3 条规定，生产商必须在药品首次销售之日起 30 天内，在填写完整的 DNF 上签名，并发送回加拿大卫生部，附上一份声明确认 DNF 信息的正确性，并注明首次销售的日期。这种生产商发送回加拿大卫生部的通知被称为上市通知（Market Notification）。

如果药品的商品名、生产商名称中的某个或两个均发生变更，只需要对原有的 DNF 修订后签名，并反馈至加拿大卫生部即可；如果药品的活性成分、活性成分规格、剂型、监管路径中的某个或某几个属性发生变更，持有 DIN 的生产商就需要通过提交新的药品识别号申请（DINA）来为变更后的药品申请一个新的 DIN 编码，原有 DIN 作废[1]。

（四）第Ⅳ类专论及标识标准药品识别号申请路径

加拿大卫生部通过已上市药品的评估，对低风险的 Unschedule（Category Ⅳ）类非处方药建立专论，称为第Ⅳ类专论，也为某些标识有特殊要求的非处方药制定了若干标识标准，非处方药可通过第Ⅳ类专论药品识别号申请（DINF）路径或非处方药标识标准药品识别号申请路径申请上市。这两种路径下的上市药品均不属于新药[2]。

1. 非处方药第Ⅳ类专论和标识标准内容

非处方药第Ⅳ类专论和标识标准是为在特定使用条件下具有良好的安全性和有效性特征的非处方药而建立的，包括允许的使用条件和标识要求，例如剂量、预期用途、使用说明、警告、活性成分及其复方等。第Ⅳ类专论按照治疗类别制定，标识标准则按照治疗类别或活性成分制定，规定有标识的格式、字

1　Health Canada. *Guidance Document: Regulatory requirements for Drug Identification Numbers (DINs)*, March 23rd 2021.

2　Health Canada. *Guidance for completing the Drug Submission Application Form*, September 15th 2019.

体、颜色及可读性要求（表 5-2）。当非处方药及其标识与专论或标准中规定的信息一致时，申请人可以在药物提交申请中引用第Ⅳ类专论或标识标准的信息。

表 5-2　加拿大第Ⅳ类专论和标识标准内容 [1, 2]

内容	第Ⅳ类专论	标识标准
前言	√	√
活性成分	√	√
给药途径	√	√
剂型	√	√
用途或目的	√	√
剂量说明（适用人群的亚组人群、用量、活性成分组合等）	√	√
风险信息（注意事项和警告、禁忌症、已知的不良反应）	√	√
非活性成分	√	√
储藏条件	√	
规格标准（须满足《食品药品法条例》中明确的要求）	√	√
其他要求（如标识格式、字体、颜色及可读性等要求）		√
药品事实标签	√	√
特别说明		√
参考的国外文献（例如美国 FDA 的专论等）	√	√

如果拟上市非处方药尚未纳入第Ⅳ类专论或标识标准，或者当药品活性成分或其标识不在已公布的第Ⅳ类专论和标识标准的范围内时，申请人必须提交

1　Government of Canada. Non-prescription Drugs：Category Ⅳ Monographs［EB/OL］.（2016-01-26）［2022-07-01］. https://www.canada.ca/en/health-canada/services/drugs-health-products/drug-products/applications-submissions/guidance-documents/non-prescription-drugs-category-iv-monographs.html.

2　Government of Canada.Nonprescription Drugs：Labelling Standards-Drug Product.［EB/OL］.（2016-09-25）［2022-07-01］. https://www.canada.ca/en/health-canada/services/drugs-health-products/drug-products/applications-submissions/guidance-documents/nonprescription-drugs-labelling-standards.html.

证据支持在预定的使用条件下药品的安全性、有效性和质量可控性，包括但不限于以下情况：①第Ⅳ类专论或标识标准中没有规定的用途；②第Ⅳ类专论或标识标准中没有规定的活性成分；③规格或剂量超出第Ⅳ类专论或标识标准中允许的限度；④药品引用一个以上的第Ⅳ类专论或标识标准的内容，但在单个第Ⅳ类专论或标识标准中没有明确规定；⑤拟申报的药品是新药。

2. 第Ⅳ类专论或标识标准申请

如果申请人申请药品中的活性成分是第Ⅳ类专论或标识标准中的活性成分，则可以引用第Ⅳ类专论或标识标准，即第Ⅳ类专论申请（DINF）和标识标准申请（LS DINA），这两类申请仍属于 DINA 申请。这两种申请路径下提交的资料略有不同[1]（表 5–3）。

表 5–3　第Ⅳ类专论和标识标准申请的资料要求

资料要求	第Ⅳ类专论申请（DINF）	标识标准申请（LS DINA）
药品提交申请表	药品申请表（HPB 3011 表格）或专利药品注册编号申请证书（HC/SC–XXZ 4093 表格）（如适用）	
承诺声明	非处方药专论承诺声明	DIN 提交承诺声明
资料符合性	无	与标识标准对比，是否符合标识标准，如有不符合，应当进一步提供资料

申请人如果递交第Ⅳ类专论申请，需随申请表提交一份符合专论的承诺声明[2]，承诺药品信息完整准确并符合专论，非活性成分具有安全性特征，标识信息和商品名与 DINA 申请一致，生产场地符合 GMP 要求，稳定性数据符合要求，不含有《食品药品法》中禁止使用的成分，符合加拿大卫生部发布的指南和政策，在上市许可允许的条件范围内销售等内容。

申请人如果递交非处方药标识标准申请，则随申请表提交一份承诺声明，承诺数据完整准确，生产场地符合 GMP 要求，稳定性数据符合要求，注射剂和眼用制剂容器符合要求，药品中不含有苯甲醚、三氯甲烷等成分，除《食品

1　Health Canada. *Guideline on Preparation of DIN Submissions*, February 22nd 1995.

2　Health Canada. *Non-prescription drug monograph attestation form*, 2013.

药品法》C.01.040.2 节中列出的着色剂以外不含任何其他着色剂，如使用动物组织需符合相关要求，生物等效性、药效学和临床研究或药学等效性已经过评估等内容。此外，还应当和已公布的标识标准进行对比，证明符合标识标准，如有不符合之处，应当进一步提供资料。

加拿大卫生部对申请人提交的材料进行科学审评后，作出审评决定，对符合要求的申请发送药品通知表，申请人向加拿大卫生部发回上市通知。

加拿大卫生部已按照治疗类别公布 8 类非处方药的第Ⅳ类专论，包括初级防晒品、痤疮治疗药、去头屑产品、抗菌皮肤清洁剂、足癣治疗药、药用护肤品、尿布疹产品和润喉糖（表 5-4）。已公布非处方药标识标准 33 个（表 5-5）。

表 5-4　加拿大非处方药第Ⅳ类专论[1]

序号	第Ⅳ类专论标题	建立时间	更新时间	API 数量
1	润喉糖	1995 年	2017 年	13
2	足癣治疗药	1995 年	2009 年	9
3	抗菌皮肤清洁剂（个人家用）	2006 年	2021 年	10
4	去头屑产品	2006 年	2018 年	4
5	尿布疹产品	2007 年	2018 年	6
6	药用护肤品	2007 年	2018 年	6
7	初级防晒品	2013 年	2018 年	41
8	痤疮治疗药	2016 年	2021 年	3
合计				92

注：截至 2022 年 6 月。

---

[1] Health Canada. *Communication on changes to the Non-prescription Drug Monograph Attestation Process*, January 11th 2016.

表 5-5　加拿大非处方药标识标准

序号	标识标准标题	建立时间	序号	标识标准标题	建立时间
1	对乙酰氨基酚	2016 年	18	法莫替丁	1997 年
2	乙酰水杨酸	2013 年	19	阴道内注射（咪康唑和克霉唑）	1994 年
3	肛门直肠药品	1994 年	20	泻药：散装成型	2012 年
4	抗酸剂	1994 年	21	泻药：通用	1994 年
5	驱虫药	1996 年	22	泻药：肠道清洁	1994 年
6	抗胀气药	1996 年	23	泻药：乳果糖	1994 年
7	抗真菌药（萘替酚和咪唑）	1993 年	24	泻药：润滑剂	1994 年
8	抗真菌药（外用）	1995 年	25	泻药：刺激剂	1997 年
9	止咳药 - 成人	2015 年	26	泻药：大便软化剂	2015 年
10	次水杨酸铋	1996 年	27	非典型抗组胺药	1998 年
11	儿科咳嗽感冒产品符合性证明	2009 年	28	中毒治疗药	1994 年
12	咳嗽感冒药	2009 年	29	安眠药	1993 年
13	环庚啶	1992 年	30	外用麻醉 / 止痛 / 止痒	2015 年
14	成人口服鼻减充血剂	2016 年	31	外用抗生素	1992 年
15	茶苯海明	1994 年	32	外用鼻减充血剂	2014 年
16	环氧乙烷气体灭菌剂	1995 年	33	水杨酸三乙醇胺	1995 年
17	成人祛痰剂	2014 年			

注：截至 2022 年 6 月。

（五）新药与简略新药申请路径

1. 新药申请资料

申请人提交新药申请（NDS）需要包含足够的信息和资料，使加拿大卫生部可以评估其安全性和有效性。

申请中应当包含支持药品安全性、有效性和质量的信息和数据，包括非临床和临床研究的结果（加拿大境内外获得）、与药品生产有关的详细信息、包装和标识的详细信息以及安全性试验的详细报告、临床有效性的实质性证据、所有新药研究人员的姓名和资质的声明等。

2. 简略新药申请资料

仿制药申请人须提交一份简略新药申请（ANDS）证明仿制药与参比制剂药学和生物等效，且具有相同的给药途径和使用条件。ANDS 中应当包含足够的信息和材料，使加拿大卫生部能够评估仿制药的安全性和有效性。简略新药申请应当包括：参比制剂信息；与参比制剂药学等效的证据，或者加拿大卫生部认为需要进行的其他研究证据，包括证明与参比制剂生物等效的生物等效性研究、药效学研究和临床研究证据。

3. NDS/ANDS 申请程序

拟作为非处方药的"新药"申请，申请人应当向天然健康和非处方产品局提交一份"新药申请"，即 NDS 或 ANDS。

天然健康和非处方产品局（NNHPD）下设的非处方药评价处（NDED）对申请人提交的信息进行全面审评，必要时咨询外部顾问和咨询委员会。非处方药评价处审评安全性、有效性和质量数据，以评估药品作为非处方药上市销售的潜在风险获益比；同时会审查申请人拟向消费者提供的药品标识和说明书。

如果非处方药评价处在审评后认为该药品作为非处方药上市销售的获益大于风险，并且风险可控，则转由天然健康和非处方产品局行政审批。行政审批通过后，由资源管理和运营局向该药品的上市许可申请人发出允许上市的合规通知（NOC）和分配 DIN 编码，将药品信息登记在药品数据库中，该药品即可在加拿大上市销售。

4. 资料提交及变更

根据《药品申请管理指南》[1]，自 2004 年开始，加拿大卫生部正式启用电子

---

1 Health Canada. *Guidance Document: The Management of Drug Submissions and Applications*, July 7th 2021.

通用技术文件（eCTD）提交申请。

2018 年 1 月 1 日以后，加拿大卫生部要求所有药品的 NDS 或 ANDS、新药补充申请（sNDS）或简略新药补充申请（sANDS）以及所有附加信息和后续的上市后监管要求，也必须以 eCTD 格式提交，例如上市后安全信息的更新报告（PSUR）、风险管理计划（RMP）等。

如果已获得上市许可且 DIN 编码仍然有效的药品的生产商和药品的商品名发生变更，变更原因包括但不限于企业合并、收购、重组或者与其他企业达成药品所有权转让协议，则需重新提交 NDS/ANDS，或提交 sNDS/sANDS[1]。这些申请不可以包含任何科学数据，且不必要求进行监管审评。除药品商品名以外的所有信息都必须与先前保持完全一致，以便卫生部通过行政程序快速完成生产商名称或商品名的变更，减少审评资源的占用。

5. 参比制剂

（1）参比制剂的确定

拟在加拿大注册的仿制药，申请人必须证明其与参比制剂具有药学等效性和生物等效性。《食品药品法》规定加拿大参比制剂（Canadian Reference Product，CRP）可以为：①已由加拿大卫生部发出合规通知并在加拿大上市的原研药；②已发出合规通知，但因药品已不在加拿大上市而无法用于生物利用度研究，但根据药品特性和生物利用度特性，加拿大卫生部可接受其作为参比制剂的药品；③根据药品特性和生物利用度特性证明与加拿大上市的原研药生物等效的境外来源药品，可接受其作为参比制剂。在加拿大的仿制药说明书中会标注所使用的参比制剂，例如药品 "24 HOUR ALLERGY REMEDY" 氯雷他定片的参比制剂为 CLARITIN® 片剂（图 5-4）[2]。

1　Health Canada. *Guidance Document: Administrative Processing of Submissions and Applications Involving Human or Disinfectant Drugs*, October 1st 2020.
2　Health Canada. *Product monograph 24 Hour Allergy Remedy(Loratadine Tablets, USP)*, June 4, 2020.

CLINICAL TRIALS

Comparative Bioavailability Studies
A randomized, 2-way crossover, bioequivalence study of loratadine administered as 4 × 10mg tablets in healthy subjects under fasting conditions was conducted to compare the rate and extent of absorption of 24 Hour Allergy Remedy tablets (loratadine tablets, USP) 10mg vs the Canadian reference product, CLARITIN® Tablets (loratadine tablets) 10mg manufactured by Schering Canada.

图 5-4　氯雷他定片说明书中参比制剂的标识

（2）使用境外参比制剂的条件

当无法获得加拿大已上市参比制剂时，某个境外来源的药品如果符合加拿大参比制剂定义中的第③项要求，能够证明与加拿大上市原研药品生物等效时，也接受使用这种境外来源的药品作为参比制剂。境外参比制剂适用于：①固体口服速释剂型（包括口服崩解剂型）；②速释口服混悬液；③需要在体内证明生物等效性的缓释口服混悬液、速释鼻腔混悬液和速释口服溶液；④速释口服干粉剂（吸入粉剂）。

申请人拟购买的境外参比制剂必须确保符合以下要求，才能被加拿大卫生部接受作为加拿大参比制剂[1]，如果提供的证据不符合规定，生产商应当通过适当的体内比较研究来证明生物等效性。

为确保境外来源参比制剂与加拿大上市原研药品同等质量（equivalent quality），应当提供证明该药品是获得某个国家或地区的监管机构批准上市的文件，该国家或地区的药品审评标准与加拿大的审评标准相当。例如美国、欧盟（通过集中程序或非集中程序获批）、日本、瑞士、澳大利亚，并且符合《食品药品法》中关于新药的要求和加拿大卫生部的指南和政策要求。

为确保境外来源参比制剂和加拿大上市原研药品相同，应当在药品申请中证明境外来源的参比制剂是由境内同一原研企业在原产国或地区上市的，具有相同的药用成分、规格和剂型的药品。

应当提供加拿大上市原研药品和境外来源参比制剂的相关信息：产品标识、分析检测报告（按仿制药申请中的质量标准进行检验）、购买凭证（批号、

1　Health Canada.Use of a Foreign-sourced Reference Product as a Canadian Reference.［EB/OL］.（2020-10-01）［2022-07-01］. https://www.canada.ca/en/health-canada/services/drugs-health-products/drug-products/applications-submissions/guidance-documents/canadian-reference-product-guidance-overview.html.

日期和购买地点）及按要求提供原始容器密封系统包装的样品。

应当对境外来源的参比制剂和加拿大上市原研药品进行体外比较试验，并提供分析结果，分析检测方法应当经过验证。

当境外来源参比制剂和加拿大上市原研药品含有较高风险的药物成分时，其安全性和疗效可能会出现不可接受的差异。因此，境外来源参比制剂不应当是剂量或浓度安全窗狭窄的药品，或者不应当在使用该药物时需要对患者进行监测，以避免治疗无效或者过度治疗的后果。

对于固体口服速释剂型（包括口服崩解剂型）：该药品成分具有"高溶解性"[1]，与加拿大上市原研药品颜色、形状、大小、重量、包衣类型（例如无包衣、薄膜包衣）以及非活性成分的质量和用量相同。在生理 pH 范围内（pH1.2~6.8），应当至少提供境外来源参比制剂和加拿大上市原研药品在三种介质中的多点溶出度对比结果，对溶出度的评估应当进行充分的取样（例如在 5、10、15、30、45、60 和 120 分钟），并持续到药品中 90% 的药品成分被溶解或完全溶解，并且在至少 12 个独立的剂量单位进行溶出度曲线的分析，使用相似性系数（f2）考察溶出度曲线的相似性，f2 值如果在 50 和 100 之间，表明这两个溶出度曲线是相似的。

对于速释口服混悬液：该药品的活性成分具有"高溶解性"，且与加拿大上市原研药中非活性成分的质量和用量相同。如果没有非活性成分用量信息，申请人应当提供与加拿大上市原研药的配方比较分析结果。非活性成分用量相同指的是，在加拿大上市原研药品中每种赋形剂的用量（或浓度）应当在境外来源参比制剂中每种赋形剂的用量（或浓度）的 ±5% 范围之内。如超出标准，应当有科学的理由解释这一差异。此外，应当提供两种产品配方的定性和定量比较。在溶出度比较方面与固体口服速释剂型（包括口服崩解剂型）部分的要求相同。

对于需要在体内证明生物等效性的缓释口服混悬液、速释鼻腔混悬液和速释口服溶液：应当与加拿大上市原研药品的配方、理化特性以及给药装置属性相同。对于配方比较研究，与加拿大上市原研药中非活性成分的质量和

1　在 37℃ ±1℃、pH 值为 1.2~6.8 的范围内，最高单次治疗剂量的药物成分完全溶于 250ml 或更少的水中，即在 pH 值范围内剂量 – 溶解度体积（DSV）≤ 250ml，则该药物被归类为高溶解性。

用量相同。对于理化性质比较研究，比较结果应当基本相同。基本相同是指比较结果差异在 ±10% 范围以内。如超出标准，应当有科学的理由解释这一差异。溶液和混悬液的理化性质比较研究中应当考虑的理化参数包括 pH 值、缓冲能力（对于含有缓冲剂的产品）、黏度、比重或密度、表面张力、渗透压（mol/kg)/(mol/L）、给药剂量的均匀性（如果有给药装置）、液滴大小或体积（如果以液滴形式给药）、液滴大小分布和喷雾形状（如果以喷雾方式给药）。除此之外，还应当对下列特定剂型的理化性质进行额外对比研究：①混悬液：药品特性（如颗粒大小、晶体结构）、粒径分布、溶出曲线（如适用）；②雾化用混悬液：药品特性（如粒径、晶体结构）、粒径分布、雾化时间、给药率和给药总量；③计量吸入器：气压、冰点、折光率、粒径分布、颗粒质量。对于给药装置属性比较研究，应当提供对药品给药装置物理和操作特性（如尺寸、所用材料）方面定性和定量分析结果。对于任何超出可能被视为"正常生产偏差"的差异都将被视为重大差异。

对于速释口服干粉剂（吸入粉剂）：应当与加拿大上市原研药品的配方、理化特性以及给药装置属性相同，配方和装置属性的比较研究方法与在体内证明生物等效性的缓释口服混悬液、速释鼻腔混悬液和速释口服溶液要求相同。

对于理化性质和体外性能比较研究，比较结果应当基本相同。基本相同是指比较结果差异在 ±10% 范围以内。如超出标准，应当有科学的理由解释这一差异。吸入粉剂的理化性质比较研究中应当考虑的理化参数包括药品特性（如颗粒大小、晶体结构）、产品特性（如载体的粒径分布）、松密度和堆积密度、颗粒形态（形状、质地和表面特性）、熔点、静电荷、孔隙率、比表面积、吸湿性和含水量、颗粒粒径分布以及递送剂量的均匀性。

（六）处方药转换非处方药路径

1. 活性成分转换

加拿大卫生部对处方药实施严格管理，在处方药清单（PDL）中列出所有处方药的活性成分，并且经评估后可从 PDL 中增加或删除活性成分。

从 PDL 中删除活性成分是企业通过提交药品申请的形式来启动的。如果该企业申请从 PDL 中增加或删除药物活性成分会影响目前市场上的其他产品，那么加拿大卫生部会在官网上发布通知告知受影响产品的企业，并与企业进行充分的协商，将协商结果纳入征求意见进行考虑。如果协商的结果是受影响的企业同意从 PDL 中增加或删除该药物活性成分，那么企业将需要向加拿大卫生部提交申请，更新已批准产品标识等信息。

2014 年 5 月 7 日，《活性成分从处方药状态转换为非处方药状态的数据要求指南》中规定，活性成分由处方药状态转换到非处方药状态可以通过新药申请（NDS）或补充新药申请（sNDS）来实现，分别对应部分转换申请和完全转换申请；其中部分转换申请是申请人拟将药用成分的部分使用条件转为非处方药，但药用成分和其他使用条件仍保留在 PDL 中，只将转换为非处方药的使用条件从 PDL 中删除，此类申请应当提交新药申请；完全转换申请是申请人拟将药用成分和所有批准的使用条件全部转换为非处方药，活性成分从 PDL 中删除，此类型应当提交补充新药申请[1]。

2022 年 4 月 21 日，《将活性成分从处方药状态转换为非处方药状态指南草案》公开征求意见[2, 3]，替代 2014 年的文件，为转换程序提供新的规定和要求，该草案公示期已于 2022 年 6 月 20 日结束。该指南草案中规定，企业可以要求从 PDL 中删除药物成分，包括但不限于以下情况：①企业上市的处方药有长期的使用经验，药品信息已被公众广泛获知，可提出转换申请；②企业拟计划研发新的非处方药，但是该产品的活性成分在 PDL 中，而企业未上市包含该活性成分的处方药，此时在具有充分数据支持的情况下可提出处方药成分转换为 OTC 的申请。

---

1 Health Canada. Data requirements for switching medicinal ingredients from prescription to non-prescription status［EB/OL］.（2014-05-07）［2022-07-01］. https://www.canada.ca/en/health-canada/services/drugs-health-products/natural-non-prescription/legislation-guidelines/guidance-documents/data-requirements-switching-medicinal-ingredients-prescription-to-non-prescription-status.html.

2 截至 2022 年 7 月 1 日，该指南草案处于征求意见结束，暂未最终发布阶段。

3 Health Canada. Switching a medicinal ingredient from prescription to non-prescription status draft guidance document：Applying for a switch［EB/OL］.（2022-04-21）［2022-07-01］. https://www.canada.ca/en/health-canada/programs/consultation-draft-revised-guidance-switching-medicinal-ingredient-prescription-non-prescription/applying-switch.html.

2.转换申请路径

申请人可通过 NDS 或 sNDS 申请将处方药的活性成分从 PDL 中删除，进而完成将处方药转换为非处方药。

提交 NDS 的情况为：①申请转换的产品为非新药处方药，这种转换代表使用条件的改变（即在没有医生监督的情况下作为非处方药上市），需要提交 NDS；②如果转换申请会导致新药类处方药的部分使用条件发生变化，而某些使用条件仍可作为处方药的使用条件（即部分转换），此时需要提交 NDS，并为非处方药重新申请新的药品识别号，以便将同一药用成分的处方药与非处方药区分开来，在这种情况下，企业还需要提交处方药的 sNDA，来删除作为非处方药使用条件的信息。

无论使用条件是否改变，如果新药类处方药完全转换为非处方药，而不再作为处方药销售，此时应当提交 sNDS，此类转换申请可以保留处方药原有的药品识别号或申请新的药品识别号（图 5-5）。

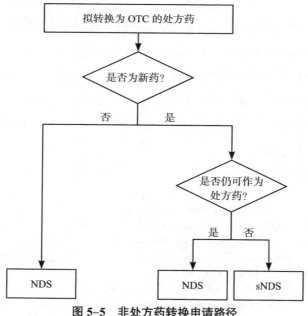

图 5-5 非处方药转换申请路径

3. 转换程序

如果申请人准备将处方药转换为非处方药，需要向加拿大卫生部请求召开申请前会议，并准备支持数据，可能会要求申请人开展进一步的研究。此后，申请人准备并提交 NDS 或 sNDS 资料，包括安全性、有效性和质量方面的必要数据，产品标识以及 PDL 评估信息等，加拿大卫生部会对提交的申请文件进行完整性审查，如果未发现缺陷，则进入审评阶段。

经过审评后，如果加拿大卫生部认为该申请可接受，则拟计划修订 PDL，删除 PDL 中的药物成分或者删除药物成分的某些使用条件，并在官网上发布"征求意见通知"，同时暂停 NDS 或 sNDS 审评进度。随后，对意见征集期间（75 天）收集的意见进行分析，如果决定继续推进，则会发布"修订意向通知"。

在"修订意向通知"六个月公示期结束后，加拿大卫生部修订 PDL 并发布"修订通知"，并为非处方药发布合规通知（NOC），如有必要，企业还应当获得药品企业许可证（DEL）[1]，最终该产品即可以作为非处方药在加拿大上市（图 5-6）。

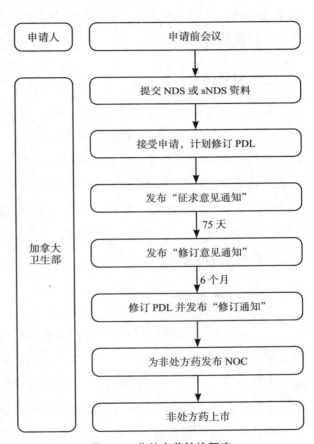

图 5-6 非处方药转换程序

_____

1 在加拿大，药品企业在进行生产、包装、检测、进口、销售和批发等活动前，首先需要获得加拿大卫生部颁发的药品企业许可证（DEL）。

非处方药转换程序由天然健康和非处方产品局进行审查。申请人在准备为"首次转换"提交申请时，可以与审评专家沟通有关转换证据是否充分的问题，从而有望进一步简化程序。

（七）相关独占权

根据《食品药品条例》规定，对于创新药物，获得上市批准后给予 8 年的数据保护期，获批后前 5 年内为增加儿科人群用途开展儿科研究，可以延长 6 个月数据保护期[1]。

1. "创新药物"定义

和"新药（new drugs）"的定义不同，加拿大将"创新药物（innovative drugs）"定义为指含有先前未被批准的药物成分（medicinal ingredient），且不是先前批准的药物成分的改变（variation），如盐、酯、对映异构体、溶剂化物或多晶型的药物。根据创新药物的定义，含有先前已在加拿大批准的活性成分的药物，将不会得到数据保护；对于因新适应症、剂型或通过补充新药申请（sNDS）进行的其他更改而获批的药物，不得延长保护期限，但包含儿科临床研究数据的 sNDS 除外。

2. OTC 数据保护

当 OTC 作为创新药物上市后可获得 8 年的数据保护期，后续新药能否获得上市批准需要与创新药物进行直接或间接的比较，确定是否落入创新药的数据保护期范围。加拿大卫生部为确定药物的安全性、有效性、特性和使用条件提供证据的数据（如关键性临床试验）提供数据保护期。

通常在判断药物是否能获得数据保护时有两个考虑因素：首先是确定候选的活性成分是否是一种新的化学实体，其次是支持候选活性成分批准的数据是否为新的、关键的数据（获取该数据是否需要付出巨大的努力）。

1　Health Canada. *Guidance Document: Data Protection under C.08.004.1 of the Food and Drug Regulations*, April 8th 2021.

OTC 只有作为创新药物上市才能获得 8 年数据保护期，在 8 年内不批准后续仿制药的简略新药申请（ANDS）和依赖第三方文献数据或者市场经验（market experience）的新药申请（NDS），获批后前 6 年内不受理上述申请。如果在 8 年数据保护期的前 5 年内提交的补充新药申请（sNDS）中，包含了为增加儿科人群用途而开展的临床研究的数据，并且能为儿童带来健康获益的，可以额外延长 6 个月的数据保护期。

四、非处方药监管制度

（一）标识管理

1. 非处方药标识内容

2016 年 6 月 30 日，已上市健康产品局（MHPD）、健康产品与食品分部（HPFB）和加拿大安全用药规范研究所（Institute for Safe Medication Practices Canada）联合发布了《非处方药和天然健康产品良好标识和包装规范指南》，旨在使非处方药标识上已有的信息更加统一，更易于公众快速简便地查找、阅读和理解（图 5–7）。

指南主要对标识和包装设计方案进行规范，并引入同药品事实标签类似的标识格式——加拿大药品事实标签（Canadian Drug Facts Table, CDFT）[1]，还包括消费者行为研究的内容。

2017 年 6 月 13 日，加拿大卫生部发布《非处方药简明语言标识要求》（PLL），对加拿大药品事实标签的格式进一步标准化，2018 年 9 月发布《非处方药简明语言标识法规问答》[2]。2021 年 2 月 16 日，为使非处方药更利于患者

---

1 Health Canada. *Good Label and Package Practices Guide for Non-prescription Drugs and Natural Health Products*, September 28th 2018.
2 Health Canada. *Questions and Answers: Plain Language Labelling Regulations for Non-prescription Drugs*, January 19th 2018.

自我选择，加拿大卫生部发布《非处方药标识要求指南》[1]，对非处方药的药品事实标签中的字体、文字粗细、文字大小、打印颜色、标题格式等进行规定。此外，非处方药的药品事实标签格式及布局具有灵活性，可根据实际内容进行调整。

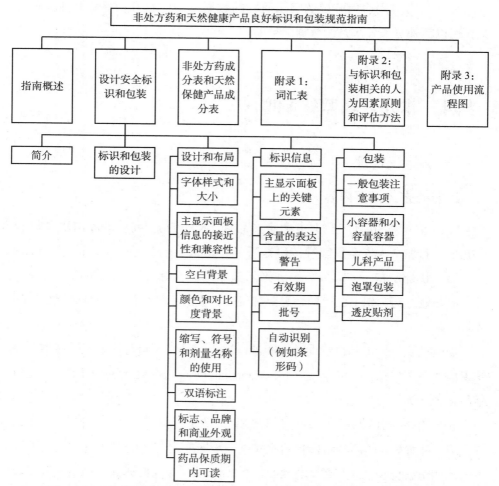

图 5-7　2016 年《非处方药和天然健康产品良好标识和包装规范指南》框架

药品事实标签中必须包括的内容有：活性成分（药用成分及其规格或含量）、目的（每种活性成分的作用）、用途（产品的预期获益）、警告（包括不

1　Health Canada. *Labelling requirements for non-prescription drugs guidance document*, February 16th 2021.

适宜用药的情形、可能发生的副作用以及何时获得医疗帮助）、用药指导（如何安全用药）、其他信息（何时需要阅读包装说明书以获取更多信息、如何正确存储或处置药品）、非活性成分以及其他问题（如何联系药品的负责企业或报告不良反应）（图 5-8）。

药品事实（Drug Facts）		
活性成分（每个剂量单位） 成分 A××××mg		目的 ×××
用途　缓解·×××××·×××××		
警告 过敏警告 可能会导致严重过敏反应		
不要使用如果·×××××××·×××××××		
在使用前询问医生如果你有·×××××××·×××××××·怀孕或哺乳		
当使用产品时，请不要驾驶机动车或操作机器。该产品可能导致嗜睡或兴奋。		
停用或询问医生如果·×××××××·×××××××		
远离儿童。如果过量使用，则立即呼叫毒品控制中心。		
用药指导　片剂不要咀嚼		
6 岁以下儿童		询问医生
6 岁儿童	如有需要 Y 小时服用 X 片	24 小时内不要超过 Z 片
6 岁以上儿童或成人	如有需要 Y 小时服用 X 片	24 小时内不要超过 Z 片
其他信息　室温下储存（15~30℃）		
非活性成分		
如有疑问，请联系 1-8××-×××-××××		

图 5-8　加拿大药品事实标签样式

《食品药品条例》规定，处方药内外标识的左上角必须标明符号"Pr"，该符号不得出现在任何其他类药品的标识上。

2. 非处方药标识的可读性

根据《食品药品条例》第 A.01.017 条要求，人用药品标识中的信息都必须符合下列条件。

（1）出现在标识上的信息应当突出显示，以便消费者在购买和使用习惯条件下容易辨别，应当使用通俗易懂的语言。

（2）标识的格式，包括其文字和任何图形，不得妨碍对（1）款所述信息的理解。

《非处方药和天然健康产品良好标识和包装规范指南》进一步提高非处方

药标识的可读性，对非处方标识的可读性进行了详细的规定，包括标识字体样式和尺寸、药品信息布局、空格、颜色和对比度、双语标识、标识的关键元素、规格、警告、有效期、批号和自动识别条码（如条形码）等。《非处方药的简明语言标识要求》旨在确保药品标识和包装更易于阅读和理解，以促进药品的安全使用；非处方药标识一般使用通俗易懂的语言，确保目标人群能够清晰地理解药品标识的信息。

3. 非处方药标签消费者行为研究

根据《非处方药和天然健康产品良好标识和包装规范指南》，消费者行为研究是指一套用于识别消费者购买产品时遇到的问题，以及为消除或减少这些问题的后果而开发解决方案的可行性方法。消费者行为研究中应当模拟或模仿产品使用环境，以获得消费者在预设情境中对标识和包装的真实理解程度。消费者行为研究不是质量保证测试，也不是市场研究，该研究是在受控条件下进行，以识别消费者是否可以合理使用特定产品或给药系统来实现特定目标的研究。

消费者行为研究有助于确认消费者是否能够安全有效地选择和使用健康产品，或者会发生错误使用，使用困难或根本无法使用产品的情况。对于非处方药开展消费者行为研究是必要的，因为消费者必须理解标识，才能在没有医疗保健专业人员支持的情况下安全有效地使用产品。消费者行为研究可能还需要考虑不正常使用是否可能导致延误治疗，如果可能延误治疗，消费者是否会因此遭受严重的健康后果；消费者是否能够识别禁忌症并理解必要的预防措施和警告，以及消费者是否能够区分使用该产品可能已知的不良反应，何时应当停止服用该产品，并寻求医疗建议。

（1）研究设计

消费者行为研究可用于发现有关消费者产品体验的更具体信息，虽然不作强制要求，但鼓励申请人在标识和包装设计的下述情况中考虑开展消费者行为研究：

新的标识或包装设计；增加产品种类（如增加缓释配方）；对当前上市的

1　Health Canada. *Good Label and Package Practices Guide for Non-prescription Drugs and Natural Health Products*, December 14th 2020.

产品进行变更（如新的包装装置、新的使用说明、新的递送系统、新的目标人群）；标识布局或颜色的重大变更（如可能影响关键信息的可读性或布局的变更）；药品法律状态的变化（如从处方药转换为非处方药，在某些情况下，可能需要进行消费者行为研究）；产品标识或包装的上市后安全问题。

消费者行为研究会带来一定的成本，但这些前期投资通常远低于纠正设计不良的包装和标识的经济成本，也会增加产品上市后严重不良反应的风险。良好的包装和标识设计可以提高用户满意度，并且最终可以降低成本。

（2）研究方法

理解力测试　理解力测试是根据语言、布局和图形评估消费者对标识中沟通要素的理解。在理想情况下，应当将所有关键信息应用在产品标识上。理解力测试包括让访谈员向参与者展示健康产品或模型，并要求他们陈述标识内容的含义。然后，访谈员提出其他问题，以评估预期含义和理解含义之间的差异，并确定这些差异的潜在解决方案。

自我选择研究　自我选择研究是测试消费者是否可以将标识信息应用于个人健康状况，并做出正确的使用或不使用产品的决定（自我选择决定）。需要解决的关键问题是：消费者能否识别产品的使用目的，以及根据健康状况，对产品是否适合使用做出良好的判断。因此，自我选择研究根据产品的推荐用途、拟定产品标识上规定的注意事项、警告及其个人健康状况，评估消费者判断非处方药是否适合其使用的潜在的能力。

认知演练　认知演练包括引导少数消费者完成一个程序或任务，通常在设计程序的早期，检查消费者所经历的心理活动和挑战，可以作为失效模式和影响分析（FMEA）的一部分，应用于任何环境。认知演练可用于评估对特定人群存在禁忌的药品。消费者在完成任务时进行思考并表达，使调查人员能够理解消费者的期望和面对的挑战。通过认知演练确定的潜在的设计方案应当用于改善药品标识和包装的设计。通过让消费者参与到自己选择用药的环境中（现实生活或"高度模拟环境"）实现对用药条件的准确理解，将提高认知演练结果的价值和获益。

失效模式和影响分析（FMEA）　FMEA 是一种前瞻性的风险评估，可在更广泛的环境中系统地评估产品相关的危害和风险点。FMEA 代表一种识别风险和优先排序的方法，确定用于减少或解决问题或潜在错误的策略。例如，降低错误发生的可能性，降低错误后果的严重性，或者增加错误被注意到的可能性，并评估降低风险的策略。

实际使用研究　实际使用研究包含了自我选择研究和标签理解力研究的元素，还提供了关于消费者对推荐剂量和用药方案依从性的信息，有利于发现产品潜在滥用情况。实际使用研究根据消费者对警告、剂量说明以及构成非处方药标识的其他建议的遵守情况，确定产品在拟定的非处方药使用条件下的安全性和有效性。这些研究旨在确认消费者在日常生活中使用该产品的方式。

（二）生产场地检查

加拿大卫生部负责对企业生产场地进行现场检查，以确保在获得生产许可之前满足 GMP 要求。

在检查前，加拿大卫生部会提前通知企业并告知检查日期，同时要求提供检查前的某些信息，但是并非是每次检查前都提前通知，如果是对消费者的健康和安全有直接风险，或者检查是用于评估对法律及法规的遵守情况时则不需要提前通知。

在检查期间，检查员会观察、确认和评估企业的生产工艺，并审查相关记录和程序，检查内容包括但不仅限于药品质量体系、设备设施、数据的完整性和记录保存、确认和验证、设备资质和维护、员工培训和资质、书面程序、原辅料控制、仓储设施、工艺流程、环境和污染控制、卫生条件、产品检测和稳定性、包装或标识控制流程、销售和召回、供应商资质、留样等。检查员在发现企业未充分满足监管要求时，会指出缺陷，包括重大缺陷、主要缺陷和其他缺陷。

检查结束时，加拿大卫生部会安排末次会议，以检查结束通知的形式告知缺陷项，会议结束后，检查员会给企业发送一份检查结束通知的副本。企业应当制定和实施纠正和预防措施（CAPA）计划，其中包括预计完成整改的时间。加拿大卫生部对提交的 CAPA 计划进行评估，如果认为存在缺陷，企业将只有一次机会对 CAPA 计划进行修订。此外，在对企业进行下一次检查期间，如果发现缺陷没有得到充分整改，企业可能会再次收到缺陷通知，并被归类为高风险，这可能会导致企业不合规，即表明该企业的生产活动不符合法律和法规要求[1]。

（三）上市后监测

1. 药品不良反应报告

（1）强制报告

报告主体　生产商和医疗卫生机构应当按照《食品药品法》要求向加拿大卫生部报告所有严重的药物不良反应。

快速报告　生产商应当在收到药品严重不良反应后的 15 日内通过邮件、传真或邮寄方式，向加拿大卫生部提交所有境内发生的与该药品有关的任何严重不良反应报告，以及境外发生的与该药品有关的任何严重的非预期药品不良反应报告。

医疗卫生机构应当在首次记录严重药物不良反应后的 30 日内，以邮件、传真、邮寄或 Medeffect 系统向加拿大卫生部报告严重药物不良反应信息。

（2）自发报告

加拿大卫生专业人员和消费者等可通过 Medeffect 系统、电话和传真或邮件自愿将可疑的不良反应报告给加拿大卫生部。

（3）年度报告

生产商应当编制年度报告，列明过去 12 个月内收到或已识别的药物不良反应和严重不良反应等信息，以邮件、传真、邮寄或 Medeffect 系统向加拿大卫生部报告（表 5-6 ）。

1　Health Canada. *Good manufacturing practices inspection policy for drug establishments (POL-0011)*, April 7th 2022.

表 5-6 不良反应报告类型、报告主体、报告渠道及时限要求

报告类型	报告范围	报告主体	报告渠道	时限
强制报告	境内严重 ADR 和境外严重非预期 ADR	生产商	邮件、传真或邮寄	15 日
	严重 ADR	医疗卫生机构	邮件、传真、邮寄或 Medeffect 系统	30 日
自发报告	可疑的 ADR	卫生专业人员、消费者等	邮件、传真、电话、Medeffect 系统	—
年度报告	过去 12 个月内的 ADR 和严重 ADR 等信息	生产商	邮件、传真、邮寄、Medeffect 系统	—

2. 药品不良反应数据库

消费者、卫生专业人员、上市许可持有人和公众可以通过加拿大不良反应在线数据库（Canada Vigilance Adverse Reaction Online Database）查看报告的不良反应，内容包括患者特征、不良反应性质、可疑药品、同时服用的其他药品、病史和实验室数据、治疗不良反应的药品、患者用药结果以及报告人信息。该数据库每月更新一次。

（四）经营和广告管理

1. OTC 药品经营管理

（1）经营许可

在加拿大，药品企业在进行生产、包装、检测、进口、销售和批发等活动前，首先需要获得加拿大卫生部颁发的药品企业许可证（DEL）。线下或者线上的零售药店还需要获得各省和各地区药店监管机构核发的许可后才可销售药品。

（2）药品销售

销售条件 加拿大实行严格的医药分业制度，医院使用的药品直接计入住院费用，不向患者直接销售药品。患者凭医生开具的处方可以到任意药店购买

Schedule Ⅰ类药品（处方药）；Schedule Ⅱ类非处方药无需处方，需要在销售网点药师的专业指导下购买；Schedule Ⅲ类非处方药在药师的监督下可直接在货架上出售；Unschedule（Category Ⅳ）类非处方药无需专业人员指导即可出售，消费者可根据药品标识信息自行购买。

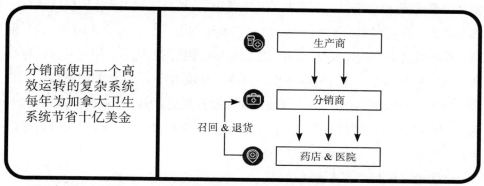

图 5-9　加拿大药品分销模式

网络销售　处方药和非处方药均可以在网上销售。与线下相同，线上的零售药店也需要获得各省和各地区药店监管机构核发的许可后才可以销售药品，获得许可的网上药店才能使用".pharmacy"域名，证明其合法性，以便于消费者安全购买药品。

经加拿大国家药房监管机构协会（NAPRA）统计，全球有超过 35 000 家网上药店，但仅有 1400 家是安全且合法的[1]。

2.OTC 药品广告管理

（1）非处方药广告要求

已上市健康产品局下设的政策、风险咨询和广告办公室（OPRAA）负责对药品广告的真实性进行监管，并监督健康产品的广告活动。《食品药品法》规定任何人不得以虚假、误导性、欺骗性或可能使消费者对药品的性质、价值、数量、成分、优势或安全性造成误导的方式进行药品广告[2]。《食品药品条

1　NAPRA.Online Pharmacies.［EB/OL］.［2022-07-01］. https://www.napra.ca/online-pharmacies.

2　Food and Drugs Act（R.S.C., 1985, c. F-27）.

例》中禁止针对严重威胁生命或严重衰弱疾病的药品的广告行为。在加拿大，地方性消费者保护法也可能适用于针对公众的药品广告[1]。

加拿大广告标准局（ASC）联合加拿大卫生部于 2006 年 10 月发布《已上市健康产品（包括天然健康产品在内的非处方药）面向消费者发布广告的指南》以替代 1990 年的《消费者药品广告指南》。该指南的主要内容包括针对广告文案中广告商可能选择广告内容的文字表述给出了正确或者错误的范例，包括：单一或者更多活性成分对应的适应症或推荐使用的情形、用法或剂量和给药说明、用药周期、成分和副作用的描述（必须出现）、儿童的用药指导（必须出现）、和其他产品的疗效比较或者除疗效外其他方面的比较、（专家、名人的）背书或代言、贮存条件、结构功能声称、疗效保证、上标脚注等典型范例[2]。

（2）非处方药广告审查流程

加拿大的药品广告分为两种：面向消费者的广告和面向医疗保健专业人员的广告。非处方药广告由加拿大卫生部委托经认证的第三方独立机构进行预审，预审机构有加拿大广告标准协会（ASC）、MIJO 公司（前身为广播许可咨询委员会）和医药广告咨询委员会（PAAB）。这些广告预审机构（APAs）的董事会或咨询机构可能包括来自学术界、消费者团体、媒体、广告公司、制药行业和医疗保健专业协会的利益相关者，协助广告商确保在媒体上发布的广告符合《食品药品法》和《食品药品条例》的规定，广告预审机构名单及相关信息可通过加拿大卫生部官网查询。

针对消费者的非处方药广告，由经认证的独立机构——加拿大广告标准协会和 MIJO 进行预审，一般审查包括针对消费者的广播、电视、互联网、大众印刷品、社交媒体、户外广告牌以及公共交通上的广告文案，也可能提供新产品发布和广告概念的咨询。

针对医疗保健专业人员的非处方药广告，由经认证的独立机构——医药广

1　Randy Sutton, John Greiss. Pharmaceutical Advertising Canada [EB/OL]. [2022–07–01]. https://iclg.com/practice–areas/pharmaceutical–advertising–laws–and–regulations/canada.

2　Health Canada. *Guidance document: consumer advertising guidelines for marketed health products(for nonprescription drugs including natural health products)/ Health Products and Food Branch*, October 18th 2006.

告咨询委员会进行预审。一般审查包括所有媒体中针对医疗保健专业人员的广告内容，例如印刷出版物、音频、视频、电子通信媒介，以及尚未考虑的任何新媒体，也可能提供新产品发布和广告概念的咨询。

针对医疗保健专业人员的处方药广告，由医药广告咨询委员会进行预审和审查；针对消费者的处方药广告，仅允许一种只描述品牌名称而不做健康声明的提醒性广告（remider ads），由加拿大广告标准协会和医药广告咨询委员会提供咨询意见[1]（表5-7）。

表5-7　广告预审机构预审对象及职责

药品类别	目标人群	广告预审机构	职责
非处方药	消费者	加拿大广告标准协会（ASC）	广告预审
		MIJO	
	医疗保健专业人员	医药广告咨询委员会（PAAB）	广告预审
处方药	消费者	加拿大广告标准协会（ASC）	提供咨询意见
		医药广告咨询委员会（PAAB）	
	医疗保健专业人员	医药广告咨询委员会（PAAB）	广告预审

对经预审机构审查后认为合法合规的非处方药广告，加拿大卫生部会分配给该广告一个许可编码，广告商向媒体证明该广告内容已经通过审查，符合相应的法律和法规。为避免广告发布后因不合规导致的更改给持有人带来高昂的变更成本，广告的副本应当在药品开始生产前就提交给预审机构。

1　Health Canada. *Guidance Document–Health Canada and Advertising Preclearance Agencies' Roles Related to Health Product Advertising*, November 3rd 2010.

中英文对照表

英文简称	英文全称	中文全称
ANDS	Abbreviated New Drug Submissions	简略新药申请
ASC	Advertising Standards Canada	加拿大广告标准局
BBRSCP	Bureau of Biologics, Radiopharmaceuticals and Self-Care Products	生物制品、放射性药品和自我保健产品局
BCHPM	Bureau of Consumer Health Product Modernization	消费者健康产品现代化局
BPPRMSE	Bureau of Program Policy, Risk Management and Stakeholder Engagement	项目政策、风险管理和利益相关者参与局
BPRA	Bureau of Product Review and Assessment	产品审评局
CAPA	Corrective Action and Preventive Action	纠正和预防措施
DEL	Drug Establishment License	药品企业许可证
DIN	Drug Identification Number Application	药品识别号
DINA	Drug Identification Number Application	药品识别号申请
DINF	Category IV Monograph Drug Identification Number Application	第IV类专论药品识别号申请
DNF	Drug Notification Form	药品通知表
eCTD	electronic Common Technical Document	电子通用技术文件
F&DA	Food and Drug Act	《食品药品法》
FDR	Food and Drug Regulations	《食品药品条例》
FMEA	Failure Mode and Effect Analysis	失效模式和影响分析
HC	Health Canada	加拿大卫生部
HPFB	Health Products and Food Branch	健康产品与食品分部
HPSEB	Health Products Surveillance and Epidemiology Bureau	健康产品监测与流行病学局
MHPD	Marketed Health Products Directorate	已上市健康产品局
MPB	Marketed Pharmaceuticals Bureau	已上市药品局

续表

英文简称	英文全称	中文全称
NAPRA	National Association of Pharmacy Regulatory Authorities	国家药房监管机构协会
NDED	the Non-Prescription Drug Evaluation Division	非处方药评价处
NDS	New Drug Submissions	新药申请
NHPD	The Natural Health Products Directorate	天然健康产品局
NNHPD	Natural and Non-prescription Health Product Directorate	天然和非处方健康产品局
NOC	Notice of Compliance	合规通知
OPRAA	Office of Policy, Risk Advisory, and Advertising	政策、风险咨询和广告办公室
OSIP	Office of Submissions and Intellectual Property	申请提交和知识产权办公室
PDL	Prescription Drug List	处方药清单
PLL	Plain Language Labelling Regulations for non-prescription drugs	非处方药简明语言标识要求
RMOD	Resource Management and Operations Directorate	资源管理和运营局
RMP	Risk Management Plan	风险管理计划
TPD	Therapeutic Products Directorate	治疗产品局

如对专论感兴趣，欢迎扫码阅读：

指南文件：加拿大儿科使用非处方口服止咳和感冒药标识标准

加拿大主要防晒霜（药用）专论

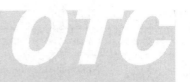

第六章
澳大利亚非处方药监管

1989
《治疗产品法》
建立治疗产品监管法律体系
建立治疗产品注册和登记路径

1990
《治疗产品条例》

2012 起
OTC 药物监管指南开始制定，并不断完善更新
为申办方或申请人注册新 OTC 药物或对已注册 OTC 药物变更提供指导

2013
建立 OTC 药品专论，简化注册路径

2017
《第 92 号治疗产品命令——非处方药标识标准》
规定非处方药标识信息

2018
《治疗产品允许适应症规定》
成为澳大利亚治疗产品登记路径的判定依据

2022
《治疗产品允许成分规定》
成为澳大利亚治疗产品登记路径的判定依据

一、非处方药监管发展历程

澳大利亚在 1989 年和 1990 年先后颁布实施了《治疗产品法》(*Therapeutic Goods Act 1989*) 和《治疗产品条例》(*Therapeutic Goods Regulations 1990*),作为澳大利亚治疗产品管理的上位法律法规,适用范围包括处方药、OTC 药品、补充剂、医疗器械和生物制品等。除大麻等管制药品外的治疗产品都由治疗产品管理局进行监管。

根据《治疗产品法》第 3 章药品和其他非医疗器械类治疗产品有关治疗产品注册和登记的规定,建立了治疗产品的两条上市路径:注册路径和登记路径,均适用于非处方药,包括申请条件、缴费、专利、注销等规定,不包括对广告的管理内容。《治疗产品条例》对《治疗产品法》作了细化和执行层面的规定。

为了进一步优化部分注册路径上市 OTC 药品的申请,缩短审评时间,澳大利亚治疗产品管理局(TGA)从 2013 年 9 月开始建立 OTC 药品专论,至 2015 年 9 月,TGA 陆续对 OTC 药品专论进行五次增补,已建立 14 种活性成分的 OTC 药品专论,包含口服、鼻用和外用制剂等。

2017 年 8 月,为了规范非处方药标识,TGA 制定了《第 92 号治疗产品规定—非处方药标识标准》,对非处方药标识应当包含的信息、主标识信息进行了规定[1]。

为了优化注册路径的仿制药上市,允许使用境外来源参比制剂进行仿制药生物等效性研究,2018 年 1 月,澳大利亚对《治疗产品条例》进行修订,要求卫生部指定与澳大利亚具有相同监管水平的海外国家或地区。TGA 发布《被确定为具有可比性的境外监管机构的国家和管辖区名单》[2],明确了允许用于生物等效性研究的境外生产参比制剂的来源国家和管辖区名单以及选择条件。该文件适用于 OTC 类仿制药的上市申请。

1　Therapeutic Goods Order No 92 – Standard for labels of non–prescription medicines (2017).
2　TGA. *List of countries and jurisdictions determined to be comparable overseas regulators (CORs)*, October 24th 2019.

从某些适应症用药更适合自我诊断和用药的角度考虑，2018 年 3 月，TGA 根据《治疗产品法》第 26A 条允许的某些药品以登记路径上市和第 26BF 条规定的允许适应症范围，制定了《治疗产品允许适应症规定》，明确了拟在澳大利亚以登记路径上市 OTC 和补充剂的所有允许的适应症及相关要求[1]，《治疗产品允许适应症规定》自此成为治疗产品能否适用登记路径的判断依据之一。2018 至 2022 年间，TGA 对列出的适应症及对应要求进行了两次更新。

适应症范围确定后，TGA 进一步遴选了适用于 OTC 和补充剂的低风险活性成分和辅料清单。2022 年 3 月，TGA 根据新修订《治疗产品法》第 26BB 条要求制定了《治疗产品允许成分规定》，列出了在澳大利亚通过登记路径上市的 OTC 和补充剂的所有活性成分、辅料及其使用要求，这些成分属于低风险成分。《治疗产品允许成分规定》自此也成为澳大利亚治疗产品登记路径的判定依据。TGA 持续审查该规定，通过添加或删除成分；澄清、删除或添加限制；发布警告声明等方式来更新该规定中的内容[2]，以确保其收载的所有成分都属于低风险药品。

二、非处方药监管组织架构

在澳大利亚，除大麻等管制药品外的治疗产品均由澳大利亚卫生部下属的健康产品监管组织（HPRG）的 TGA 进行监管，TGA 实际为 HPRG 下设部门。

TGA 包括 HPRG 下设的三个司（Devision）及一个法律部门（服务部门，并非分支机构），与 OTC 监管有关的司为药品监管司（MRD）、医疗器械和产品质量司（MDPQD）、监管实践和支持司（RPSD）。

TGA 还有七个外部法定咨询委员会，向 TGA 提供技术或科学问题方面的决策支持。此外还有四个其他外部咨询委员会或咨询论坛，就流感疫苗、行业咨询事项和治疗产品广告等提供建议或促进 TGA 与行业之间的交流（图 6-1）。

1　TGA. *Therapeutic Goods (Permissible Indications) Determination (No 1) 2021*, January 19th 2021.

2　TGA. *Changes to the Permissible Ingredients Determination*, March 1st 2023.

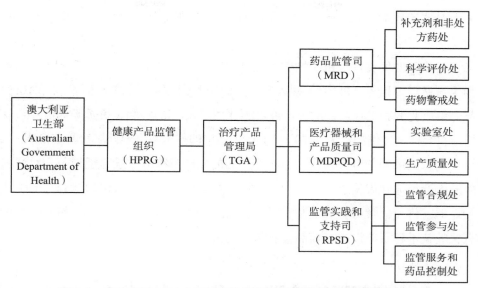

图 6-1　澳大利亚 TGA 与 OTC 药品监管相关的内部组织架构示意图

（一）药品监管司

药品监管司（MRD）负责审评和批准在澳大利亚上市的新药申请，以及监测药品和疫苗在上市后的安全性。MRD 下设五个处，其中与 OTC 药品监管有关的是补充剂和非处方药处、科学评价处和药物警戒处。

补充剂和非处方药处负责监管非处方药以及补充剂。科学评价处负责批准在澳大利亚上市的生物制品和仿制药申请。该处还向药品监管司提供科学意见，以支持其决策，特别是评价治疗产品的毒理和药物化学，提供生物科学方面的专业知识。药物警戒处负责监测药品和疫苗，确保上市后的质量、安全性和有效性。该处还评估和审批所有治疗产品的某些临床试验，并在监测和管理药品短缺方面发挥作用，支持政府的 COVID-19 疫苗损害补偿计划。

（二）医疗器械和产品质量司

医疗器械和产品质量司（MDPQD）下设四个处，其中与非处方药监管相关的是实验室处（Laboratories Branch）和生产质量处（Manufacturing Quality Branch）。

实验室处负责基于微生物学、免疫生物学、分子生物学、生物化学、化学和生物材料工程等开展实验室检测、进行质量评估和开发检测程序。该处还参与上市后监测和治疗产品的上市许可的评估。TGA 的实验室负责确保治疗产品质量符合标准，例如：为评估药品上市申请中的技术数据等开展实验室检测。

生产质量处负责确保药品等治疗产品的生产商符合质量管理规范，对境内外的生产场地开展检查，以及为符合可比性条件的境外监管机构检查过的生产场地颁发许可。该处还参与协调治疗产品的召回，并提供与 GMP 和质量管理有关的技术建议，以支持药品监管部门的决策。

（三）监管实践和支持司

监管实践和支持司（RPSD）向 HPRG 提供专业监管政策建议和支持性服务，确保高效、最佳的监管运作。RPSD 下设三个处，与 OTC 药品监管相关的是：监管服务和药品控制处和监管合规处。监管服务和药品控制处负责监管、决策内部协调和提供数据分析支持。监管合规处负责与治疗产品违法有关的合规和执法行动，包括非法广告、进口、出口、制造和销售治疗产品的监管行动。

（四）咨询委员会

根据《治疗产品条例》要求，TGA 设立了若干法定外部咨询委员会，外部咨询委员会负责应 TGA 要求提供建议，包括：①药品的质量、安全性和有效性，包括药物警戒；②药品列入治疗产品目录集（ARTG）；③ARTG 中条目的变更；④ARTG 中条目的保留或删除；⑤药品的风险评估和风险管理；⑥其他方面。

此外，TGA 还有四个其他外部咨询委员会或咨询论坛。

1. 法定咨询委员会

截至 2022 年 5 月，TGA 共有 7 个法定咨询委员会，分别为生物制品咨询委员会（ACB）、补充剂咨询委员会（ACCM）、医疗器械咨询委员会（ACMD）、药品咨询委员会（ACM）、化学药品注册分类咨询委员会（ACCS）、药品分类咨询委员会（ACMS）、疫苗咨询委员会（ACV）。在 7 个咨询委员会中，与 OTC 药品监管相关的为药品咨询委员会、化学药品注册分类咨询委员会和药品分类咨询委员会。

（1）药品咨询委员会

ACM 成立于 2017 年 1 月，由原处方药咨询委员会（ACPM）、药品安全咨询委员会（ACSOM）和非处方药咨询委员会（ACNM）的职能合并后组建。其职能是就澳大利亚上市销售药品的质量、安全性和有效性相关问题，向TGA 提供独立的科学意见。

ACM 成员包括具有特定科学、医学、临床以及消费者健康的专业背景的专家，其所有成员均由 TGA 部长直接任命。

（2）化学品注册分类咨询委员会和药品分类咨询委员会

ACCS 和 ACMS 根据《治疗产品法》有关成分分类（scheduling of substances）部分的规定成立。ACCS 与 ACMS 共同就现行《药品和有毒物质统一分类标准》的变更向卫生部长提出建议；ACMS 主要为药品分类提出建议，在某些情况下也为化学品分类提出建议；ACCS 主要为化学药品分类提出建议，某些情况下也为药品分类提出建议[1]。ACCS 和 ACMS 均由 9 名州或地区提名的成员和不超过 8 名卫生部长指定的具有特定科学、医学、临床以及消费者健康方面的专业背景的专家组成。

2. 其他咨询委员会或论坛

TGA 还设有 4 个其他咨询委员会或论坛，分别为流感疫苗委员会（AIVC）、补充剂和 OTC 药品监管和技术咨询论坛（ComTech）、医疗器械监管和技术论坛（RegTech Forum）、治疗产品广告规范委员会（TGACC）。其中与 OTC 药品监管相关的是 ComTech 和 TGACC。

ComTech 是一个促进 TGA 与补充剂和非处方药行业代表之间沟通的论

---

1 Therapeutic Goods Act 1989–NO.21, 1990（2021）.

坛，就 TGA、协会或补充剂和非处方药行业成员普遍关注的当前和新出现的监管或技术问题进行交流，寻找改进当前监管和合规活动的机会。

TGACC 主要为与《治疗产品广告法》相关的政策提供意见；为与治疗产品广告有关的新问题提供沟通平台；通过教育和广告领域的合规优先事项行动，解决特定类别治疗产品的广告不合规问题。

三、非处方药上市管理制度

（一）药品分类

1. 药品和有毒物质分类

澳大利亚建立了药品和有毒物质分类（scheduling of medicines & poisons），这是一种物质国家分类系统[1]，将药品成分和有毒物质根据保护公众健康和安全需求的控制程度分为 10 个类别（schedule）（表 6-1）。

表 6-1　澳大利亚药品和有毒物质统一分类

类别	适用情形	法律地位
1	当前未使用	
2	药房售卖	OTC
3	需药剂师指导	OTC
4	需要处方	处方药
5	需要警告	
6	有毒物质	
7	危险的有毒物质	
8	管制药品	处方药
9	常规情况下被禁止使用的物质	处方药
10	对健康有危害，应禁止销售、供应和使用的物质	

1　TGA. *Scheduling basics of medicines and chemicals in Australia*, 2022.

这些分类在《有毒物质标准》（the SUSMP）中公布，又称《药品和有毒物质统一分类标准》（SUSMP）。OTC 药品被归类为第 2 类、第 3 类以及未包括在任何分类中的一般销售药品。

药品的分类等级可以进行调整，例如等级 4 处方药用物质可以通过下调分类级别转换为控制程度更低的非处方药用物质。

2. 药品的法律分类

澳大利亚《治疗产品条例》中的药品分类如表 6-2 所示。

表 6-2　澳大利亚《治疗产品条例》中的药品分类

类别	内容
处方药	《治疗产品条例》附表 10 规定的处方药成分种类清单
补充剂	传统草药、营养补充剂、维生素和矿物质、顺势疗法制剂、芳香疗法制剂、传统中药和传统印度药
非处方药	除处方药和补充剂之外的其他药品、防腐剂以及防晒霜

在《治疗产品法》《治疗产品条例》以及在 2018 年发布的《治疗产品分类工具》对药品的分类进行了明确界定。

处方药指《治疗产品条例》的附表 10 中规定的药品，包括《药品和有毒物质统一分类标准》中第 4、8、9 类，以及其他被规定为需要处方的物质（例如医用气体、疫苗、放射性药物等），这类药品只能凭借医药专业人员的书面处方才能提供给患者使用，但含有治疗心脏病的口服硝酸盐的药品、鼻用糖皮质激素、定量哮喘吸入剂、尼古丁透皮贴剂这四类药品虽然在处方药清单中，按照处方药标准进行审评及上市，但是无需处方也可购买。

补充剂指由《治疗产品条例》的附表 14 补充剂成分种类清单中的成分组合而成的药品，主要包括传统草药、营养补充剂、维生素和矿物质、顺势疗法制剂、芳香疗法制剂、传统中药和传统印度药。

OTC 药品指除《治疗产品条例》中的处方药和补充剂之外的其他药品、防腐剂以及防晒霜。

（二）基于风险的药品上市路径

在澳大利亚，所有药品在通过审评后，都必须列入由治疗产品管理局制定的澳大利亚治疗产品目录集（ARTG）中，并获得 ARTG 编码。药品通过注册（Registered，R）或者登记（Listed，L）路径上市后均被列入 ARTG。对于高风险的药品，必须进行注册并获得"AUST R"编码；对于低风险的药品，采用登记程序并获得"AUST L"编码（表 6-3、图 6-2）。

药品上市后，TGA 还将继续对其进行监测以确保其安全。如果药品出现任何问题，TGA 可能会暂停或取消该药品的注册或登记。不论是注册还是登记路径，提出申请的药品不能是以前被取消过注册或登记的药品。

表 6-3　澳大利亚登记类药品和注册类药品的差异

属性	登记（Listed）	注册（Registered）
ARTG 类别	AUST L	AUST R
上市前审评	无	是
适用范围	同时符合《治疗产品允许成分规定》《治疗产品允许适应症规定》	处方药，其他 OTC 产品等
上市后合规性审评	是	无
上市后监测（例如不良事件监测）	是	是
需要处方	不需要	处方药需要，非处方药不需要

1. 登记类药品

登记类药品为低风险药品，所含的成分必须为列在《治疗产品允许成分规定》中的成分，同时，适应症必须是列在《治疗产品允许适应症规定》中的适应症，并且不得含有《有毒物质标准》中列出的物质。

登记药品在上市前无需经过 TGA 审评，制造商在提交登记申请时，自我确认（self-certification）药品的质量、安全性和有效性符合法律要求后，即可在 TGA Business Services 电子系统自动验证，完成登记，上市前无需经 TGA 审核其标识。登记类药品包括一些非处方药和大多数补充剂，标识上必须显示 "AUST L" 编码作为已经在 ARTG 中登记的证明。

2. 注册类药品

注册类药品为相对高风险的药品，需要由制造商提交注册申请，提供全面的质量、安全性和有效性数据，由 TGA 审评药品的质量、安全性和有效性，同时 TGA 还在药品上市前审查其标识。注册类药品包括所有处方药、大多数非处方药和一些补充剂，在获得 TGA 批准后，取得 "AUST R" 编码作为已经在 ARTG 上注册的证明。

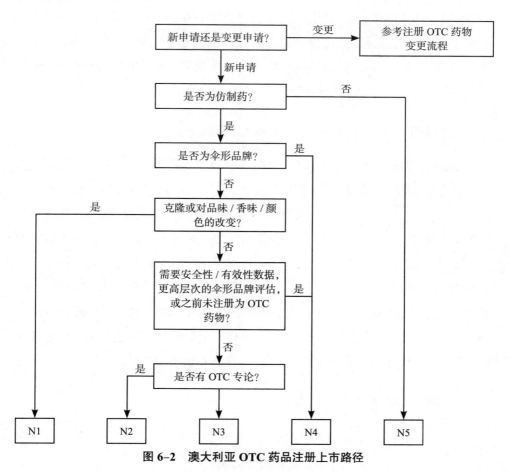

图 6-2　澳大利亚 OTC 药品注册上市路径

（三）登记路径

1. 登记程序的适用范围

在澳大利亚，通过登记程序上市的非处方药需要同时满足两个条件：所含的成分必须为列在《治疗产品允许成分规定》中的活性成分和辅料；且适应症必须是列在《治疗产品允许适应症规定》中的适应症，并且不得含有《有毒物质标准》中列出的物质。

非处方药拟通过登记路径上市，应当提交电子申请，TGA Business services 电子系统自动验证申请是否符合要求，通过验证后，申请人必须签署一份电子的法律声明，保证申请符合所有上市条件，其提供的信息真实可靠。申请人支付费用后，药品自动登记在 ARTG 中，分配 "AUST L" 编码，并生成登记药品证书。申请人收到完成申请通知并获得 "AUST L" 编码，下载登记药品证书，药品可以上市销售[1]。

2.《治疗产品允许成分规定》新 OTC 成分的纳入

在澳大利亚，允许作为 OTC 使用成分目录实行动态调整，对于未纳入《治疗产品允许成分规定》的新 OTC 候选成分，包括活性成分和辅料，如果拟作为非处方药使用，应当首先将其纳入《治疗产品允许成分规定》，新成分申请人必须根据《治疗产品法》第 26BD 条向卫生部提出申请，建议卫生部增加列入候选 OTC 成分。TGA 将评估该成分用于登记路径的药品时是否具有适当的质量和安全性，评估结束后，TGA 将提出是否纳入候选 OTC 成分的建议。如果该候选 OTC 成分被确认是安全的并且具有适当的质量，卫生部可以决定同意增补该成分。对成分可以附加使用条件，例如附加对产品中某种成分规格的限制或对产品最大日剂量的限制，以便保证安全性和质量。

3. 非处方药注册分类与申请级别

根据风险等级，N1 与 N2 级别为风险可忽略不计的仿制药，N3 与 N4 级

1　TGA. *General guidance for listed medicines*, May 20th 2020.

别为低风险的仿制药，N5 级别为中等风险的非仿制药，即新药。根据药品类型，N5 级别为新药；N1、N3、N4 级别为仿制药；N2 级别为专论药品（表 6-4）。

表 6-4 OTC 药品注册申请级别与分类

申请级别	申请级别分类	申请条件
N1	• 符合 OTC 申请"克隆"的标准，除口味、香味、颜色（FFC）之外，与参照药物完全相同 • 影响口味、香味、颜色的成分含量小于 2% *w/w* 或 *w/v* • 药品名称中不包括与需要更高级别评估的"伞形品牌"命名药品有关的风险[1]	• 参比制剂的质量、安全性、有效性必须是全面评估过的，且符合包括药品标识要求等的现行标准 • 参比制剂的生产商已授权 TGA 使用参比制剂的所有文件用于 N1 申请审评
N2	• 符合 OTC 药品专论要求 • 药品名称中不包括需要更高级别评估的"伞形品牌"命名药品有关的风险	药品完全符合特定的 OTC 药品专论的要求
N3	• 不包含在 N1、N2 和 N4 中的其他仿制药 • 药品名称中不包括需要更高级别评估的"伞形品牌"命名药品有关的风险	• 不需要评估或提供安全性和有效性数据 • 需要对质量数据进行全面评估。如果产品的所有质量方面与之前由 TGA 全面评估的产品相同，那么可以提供简化的质量数据（包括制剂标准）

N4	符合以下条件之一的仿制药：
	• 需要提供安全性、有效性数据（临床与毒理学），不提供此类数据的需要写明理由
	• 之前未通过下调分类级别注册为 OTC 药品
	• 包括需要更高级别评估的"伞形品牌"命名药品有关的风险，包括：
	  ○ 缓释药品（肠溶片和肠溶胶囊除外）
	  ○ 需要生物等效性数据或不提供该数据的理由
	  ○ 新辅料、新给药途径的辅料、比已批准规格更高的辅料
	  ○ 同时需要①参照药等效性声明允许不同品牌替代的参照药；②生物等效性数据或不提供该数据的理由的仿制药
	• 依赖配方的外用药
		需要对质量数据进行全面评估。如果产品的所有质量方面与之前由 TGA 全面评估的产品相同，那么可以提供简化的质量数据（包括制剂标准）

---

1 "伞形品牌"（Umbrella branding）指以相同的"品牌"（brand）命名的两种或两种以上药品，"伞形品牌部分"（Umbrella branding segment）是药物名称的一部分。

申请级别	申请级别分类	申请条件
N5	• 作为已有药品的延伸，具有新适应症、新规格、新剂型、新用途、新的药品组合、不同的使用人群的新药 • 活性成分包含新化学实体的药品	• 提供安全性、有效性数据（临床与毒理学），或不提供此类数据的需要写明理由 • 需要对质量数据进行全面评估。如果产品的所有质量方面与之前TGA全面评估的产品相同，那么可以提供简化的质量数据（包括制剂标准）

申请人可以使用OTC申请决策流程图（OTC application placement flowchart）工具确定申请级别。不同级别的OTC药品所需准备的申请资料不同。OTC药品的CTD文档共分为五个模块：模块1为OTC药品模块，适用于所有级别的申请；模块2为模块3、4、5中包含数据的概述、书面总结和列表总结，适用于特定的N3、N4、N5级别申请；模块3为ICH M4Q质量指南部分，适用于特定的N1、N2、N3、N4、N5级别申请；模块4为ICH M4S安全性指南部分，适用于特定的N4、N5级别申请；模块5为ICH M4E有效性指南部分，适用于特定的N4、N5级别申请（表6-5）。

表6-5 各申请级别资料要求 [1]

模块	类别	N1	N2	N3	N4	N5
	目录	R	R	R	R	R
1.0.1	附信（申请信）	R	R	R	R	R
1.0.3	对提供信息要求的回应	D	D	D	D	D
1.2.3	专利认证	D	D	D	D	D
1.3.1	产品信息（PI）和说明书					
1.3.1.1	产品信息—清版	D	D	D	D	D
1.3.1.2	产品信息—注释版					
1.3.1.3	说明书					

1 TGA. OTC dossier documents matrix[EB/OL]. [2022-07-01]. https://www.tga.gov.au/publication/otc-dossier-documents-matrix-0.

续表

模块	类别	N1	N2	N3	N4	N5
1.3.2	消费者药品信息（CMI）					
1.3.2.1	消费者药品信息—清版	D	D	D	D	D
1.3.2.2	消费者药品信息—注释版					
1.3.3	标识模拟样本	R	R	R	R	R
1.4	关于申请资料中数据审评专家的信息					
1.4.1	质量专家					
1.4.2	非临床专家	N/A	N/A	N/A	D	D
1.4.3	临床专家					
1.5	对不同类型申请的具体要求	D	D	D	D	D
1.5.1	基于文献的文件要求	N/A	N/A	N/A	N/A	D
1.5.5	参比药品数据信息使用授权书	D	D	D	D	D
1.5.7	非处方药承诺书	R	R	D	D	D
1.5.8	伞形品牌评估	N/A	N/A	N/A	N/A	D
1.6	API 药品主文件（DMFs）和欧洲药典专论适用性证书（CEPs）					
1.6.1	来自外部的相关资源 [1]					
1.6.2	申请人的声明 [2]	N/A	N/A	O	O	D
1.6.3	DMF 和 CEP 的信息授权访问函					
1.7	遵守会议和提交前程序	N/A	N/A	N/A	N/A	N/A
1.8	与药物警戒有关的信息	不适用于 OTC				
1.9	生物药理学研究摘要					
1.9.1	生物利用度或生物等效性研究摘要	N/A	N/A	N/A	D	D
1.9.2	不提供生物药理学研究的理由					

1　从 API 制造商处获得 DMF/CEP 信息，包括任何可用的 TGA 参考号。
2　与 API 制造商达成正式协议，确保制造商在对 API 作出任何重大变更之前，向申请人和 TGA 报告任何变更。该协议独立于 TGA。

续表

模块	类别	N1	N2	N3	N4	N5
1.10	与儿科有关的信息	不适用于 OTC				
1.11	国外监管信息[1]	N/A	N/A	O	O	O
1.11.1	国外监管状态[2]					
1.11.2	国外产品信息					
1.11.3	国内外申请数据的相似性和差异性					
1.11.4	国外监管机构审评报告					
1.12	抗生素耐药性数据	不适用于 OTC				
2.2	简介	N/A	N/A	D	D	D
2.3	质量总结	N/A	N/A	N/A	D	D
2.4	非临床综述	N/A	NA	N/A	D	D
2.5	临床综述	N/A	NA	N/A	D	D
2.6	非临床的书面和表格总结	N/A	NA	N/A	D	D
2.7	临床总结	N/A	NA	N/A	D	D
3	质量	D	R	R	R	R
4	非临床研究报告	N/A	N/A	N/A	D	D
5	临床研究报告	N/A	N/A	N/A	D	D
5.3.1	生物药剂学研究报告	N/A	N/A	N/A	D	D

注：R. 所述文件是有效申请所必需的。

D. 文件的提供取决于特定文件的监管要求。CTD 模块 1 中包含的信息将为确定是否需要这些文件提供帮助。

O. 文件的提供是可选的。没有要求该文件与申请一起提交。但是，如果申请人认为该信息与申请有关，可以提供该文件。

N/A. 该文件不相关，不应随申请提交。

1　包含与新药的境外监管信息或注册路径药物的重大变更有关的文件。对于新的 OTC 药物申请或对现有 OTC 申请的变更，通常不需要填写模块 1.11。需要填写的情况如：在其他国家同时提交的 API 的新药申请（N5 级申请）；在另一个国家注册的新组合药物（N5 申请）。

2　包括该药物在境外提交类似申请的提交国家清单，相同或类似药物上市国家清单以及在国外批准、延期、撤回或拒绝批准的详细信息。

（四）注册路径

在澳大利亚，除登记类路径上市的非处方药，其余所有非处方药均采用注册路径。非处方药拟通过注册路径上市，同样需要在 Business services 电子系统中提交申请。

注册申请按风险等级分为 N1~N5 五个申请级别。申请人需要根据拟申请 OTC 药品的特性判断申请级别并选择对应路径（表 6-4）。

注册路径申请人首先需要进行新药成分核对，申请人通过对照 TGA 公布的已批准成分列表（ingredients table）和保密配方列表（proprietary ingredients table）中收载的成分，检查拟申请的药品中是否含有新成分或者需要进行评估的成分，如有新药成分则仅适用于 N5 级别申请。在完成新药成分核对后，判断其申请级别（N1~N5）。此后，申请人需要核对相关指南和强制性要求，确定拟申请药品已经符合拟申请 OTC 药品的生产商符合 GMP 要求；并准备拟申请 OTC 药品的行政和技术文件。完整填写申请表并提交；完成申请费用缴纳后，TGA 开始形式审查，包括申请级别是否正确、是否已经提供该级别申请所需信息、是否已付费等，对于无效申请将退回不予受理；符合要求的申请，TGA 进行审评，在审评过程中可能要求申请人提交更多信息，也可能咨询专家委员会的建议；此后，TGA 作出是否批准申请的决定，并发送书面通知；申请人完成注册。

1. 新药申请：N5 级别

N5 级别的申请适用于活性成分包含新化学实体的药品，以及具有新适应症、新规格、新剂型、新用途（new directions）、新的药品组合、不同的使用人群的新药。申请人首先需要对照 TGA 公布的已批准成分列表和保密配方列表中收载的成分，检查拟申请的药品中是否含有新成分、保密配方或者需要进行评估的成分。TGA 的已批准成分列表收载了澳大利亚已批准的所有药用成分，包括活性成分和辅料；保密配方列表收载了澳大利亚已批准的所有保密配方，通常包含两种或两种以上已批准的成分。

对于新的保密配方，需要提交完整的保密配方申请表，以获得保密配方编号（proprietary ingredient ID number）供后续注册使用。

对于新成分（new substance，包括活性成分和辅料），存在以下两种选择：①将其作为 OTC 药品申请的一部分，在申请的附信（cover letter）中说明原因，并提供新成分所需的数据，包括安全性和化学数据；②在提交 OTC 药品申请之前单独提交新物质申请（仅适用于防晒霜），填写新物质申请表，并提供新成分所需的数据。

需要进行评估的成分包括收载于 TGA 的已批准成分列表中，但在拟申请药品中的用途或浓度尚未被批准；或者收载于 TGA 的已批准成分列表中，但是有限制使用条件的信息，例如只能外用，需要评估是否超出限制。对于需要进行评估的成分，申请人在选择申请级别时将其作为考虑因素，在申请的附信中说明原因，并提供所需的数据。若无法判断成分是否需要评估，可以通过电子邮件向 TGA 咨询。

N5 级别申请需要提交非临床与临床数据，审评支持数据并准备模块 2 总结和综述，以及数据审评专家的信息。

2. 仿制药申请：N1、N3、N4 级别

（1）N1、N3、N4 申请适用

N1 级别申请是指除口味、香味、颜色（FFC）之外与参照药物完全相同的 OTC 仿制药申请，所谓"克隆"产品。申请人无需提交非临床与临床数据，但是需要提交 OTC N1 申请伴随承诺书（Assurances to Accompany an OTC New Medicine N1 Application）[1]，在其中承诺产品的标识、包装、口味/香味/颜色改变、产品质量、参比制剂等符合规定。

N3 级别申请适用于不包含在 N1、N2 和 N4 中的其他仿制药，在药品名称中不包括与需要更高级别评估的"伞形品牌"命名药品有关的风险。无需提交非临床与临床数据，也无需提交承诺书。

N4 级别申请适用于需要提供安全性、有效性数据（临床与毒理学）和之

1　TGA. *Assurances to accompany an OTC new medicine N1 application*, November 2015.

前未通过下调分类级别注册为 OTC 的药品，包括与需要更高级别评估的"伞形品牌"命名药品有关的风险。该申请需要提交非临床与临床数据、审评支持数据，并准备模块 2 总结和综述，以及数据审评专家的信息。

（2）参比制剂选择[1]

使用澳大利亚上市销售的原研药参比制剂　拟在澳大利亚注册仿制药，申请人必须证明该仿制药与在澳大利亚上市销售的原研药参比制剂具有生物等效性。澳大利亚上市参比制剂即原研药，指的是经 TGA 全面评估在澳大利亚批准上市的药品[2]。

使用境外来源参比制剂　如果申请人能证明境外来源的原研药和澳大利亚上市参比制剂（Australian Reference Product，ARP）相同，TGA 可以接受来源于境外的参比制剂（Overseas Reference Product，ORP）用于生物等效性研究[3]。境外来源参比制剂适用于固体口服、速释和缓释片剂和胶囊、口服混悬剂。对于需要进行生物等效性研究的其他剂型，应当使用澳大利亚上市参比制剂。

如果申请人拟使用境外来源参比制剂，申请人必须确保同时符合以下两个条件：①在监管体系与澳大利亚具有可比性的国家或司法管辖区注册并获批的产品，目前这些国家和地区包括加拿大、日本、新加坡、瑞士、英国、美国、欧盟；②在原产国由与澳大利亚本土参比制剂同一家企业生产，或者由与该公司有许可授权的企业实体销售。

为了证明境外来源和澳大利亚的参比制剂是相同的，申请人需要提供证据。申请人可以利用决策树来帮助申请人确定提交证据的内容（图 6-3）。

1　TGA. *Choice of the reference product for bioequivalence of generic medicines*, December 16th 2019.

2　TGA. OTC generic and originator medicines［EB/OL］.（2015-11-29）［2022-07-01］. https://www.tga.gov.au/otc-generic-and-originator-medicines.

3　TGA. OTC medicines - Safety and efficacy data［EB/OL］.（2015-11-30）［2022-07-01］. https://www.tga.gov.au/book-page/2-otc-generic-medicines.

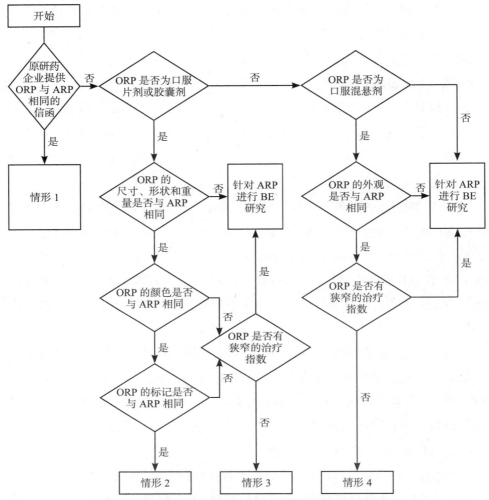

图 6-3 澳大利亚仿制药境外参比制剂选择证据要求决策树

*ARP：澳大利亚上市参比制剂；ORP：境外参比制剂。

澳大利亚境外来源与澳大利亚上市的参比制剂在不同情形下的证据核对如表 6-6 所示。

表 6-6 澳大利亚境外来源参比制剂与澳大利亚上市参比制剂证据核对表

证据要求	情形 1	情形 2	情形 3	情形 4
原研公司的声明（证明完全相同）	√			
剂型尺寸、形状、重量、颜色和标记相同		√		

续表

证据要求	情形 1	情形 2	情形 3	情形 4
剂型尺寸、形状和重量相同		√		
相同的药品成分的含量		√	√	√
定性配方相同		√	√	√
标识和产品信息相同		√	√	√
检测结果相同		√	√	√
溶出特性相同		√	√	√
非治疗指数狭窄的药品成分证明			√	√
药品成分具有良好表征的剂量反应曲线证据			√	√
理化性质相同			√	√
生产工艺（仅限改良释放产品）相同			√	
物理外观相同				√
悬浮体粒度分布相同				√
再悬浮次数相同				√

3. 专论药品申请：N2 级别

（1）澳大利亚 OTC 药品专论

TGA 针对 N2 程序建立了 OTC 药品专论。符合专论条件的药品申请人无需在申请中提供完整的支持数据，而是需要填写一份承诺书（Assurances to accompany an OTC new medicine N2 application），以确认药品的标识、活性成分、配方、生产、辅料检测、制剂检测、容器、稳定性和申请资料等符合 OTC 药品专论要求。但根据《澳大利亚非处方药监管指南》中的要求，申请人必须拥有完整的药品数据，TGA 可能会在申请人提交注册申请后的 30 天内要求其递交完整数据[1]。

1　TGA. *Requirements for OTC new medicines N2 applications (using OTC medicine monographs)*, July 20th 2021.

OTC 药品专论中包含了对于专论药品标识、活性成分、配方、生产、辅料检测、制剂检测、容器、稳定性的要求。OTC 药品专论仅适用于符合专论中列出的特定成分名称（AAN）的药品，不包括未列出的盐和衍生物。如果申请的药品不符合 OTC 药品专论中规定的所有要求（例如，适应症、剂量、剂型或规格超出或不同于相关标准中列出的可接受的要求），该申请将不被视为 N2 级别申请，必须选择更高的注册申请级别。TGA 目前共建立了 14 个OTC 药品专论（表 6-7）。

表 6-7　澳大利亚 TGA 建立的 OTC 药品专论

名称	适用范围	发布时间
口服阿司匹林片	单一活性成分的片剂	2013 年 9 月 6 日
盐酸溴己新	单一活性成分	2015 年 9 月 15 日
氢溴酸右美沙芬	单一活性成分的口服制剂	2015 年 9 月 15 日
愈创甘油醚	单一活性成分的咳嗽祛痰药	2014 年 12 月 15 日
洗手液	洗手液（不包括术前使用的洗手液）	2015 年 9 月 15 日
口服布洛芬	布洛芬作为单一活性成分的口服药品	2013 年 9 月 6 日
通便剂：多库酯钠和（或）番泻苷	多库酯钠和（或）番泻苷的口服泻药	2015 年 9 月 15 日
盐酸洛哌丁胺	作为单一活性成分的口服药品	2014 年 12 月 16 日
甲苯咪唑	作为单一活性成分的口服药品	2014 年 12 月 16 日
口服对乙酰氨基酚	作为单一活性成分的口服药品	2013 年 9 月 6 日
福尔可定	作为单一活性成分的口服液体制剂	2014 年 7 月 10 日
盐酸雷尼替丁	作为单一活性成分的口服药品	2014 年 12 月 16 日
皮肤外用咪唑类抗真菌药 – 克霉唑和硝酸咪康唑	克霉唑或硝酸咪康唑作为单一活性成分的外用咪唑类抗真菌药品	2014 年 7 月 10 日
局部鼻用减充血剂	盐酸羟甲唑啉或盐酸赛洛唑啉单一活性成分的局部鼻减充血药	2014 年 7 月 10 日

（2）N2 级别申请要求

N2 级别申请，申请人同样无需提交非临床与临床数据，但是需要提交

OTC 新药 N2 申请伴随承诺书，承诺产品符合相关专论要求；申请人拥有完整的产品数据，并且可以在收到 TGA 要求后的 30 日内，以规定的申请格式提供给 TGA；产品的标识、活性物质、配方、生产、辅料检测、制剂检测、容器、稳定性等符合规定。

（五）处方药转换非处方药路径

在澳大利亚，处方药是指《药品和有毒物质统一分类标准》中第 4、8、9 类，以及其他被规定为需要处方的物质（例如医用气体、疫苗、放射性药物等），其中第 4 类为需要处方，第 8 类为管制药品。如果想要将含有第 4 类或者第 8 类物质的处方药转换为第 2 类或者第 3 类物质的非处方药，首先需要变更物质分类级别。

根据《治疗产品法》规定，任何人都可以按照规定提出对《药品和有毒物质统一分类标准》（SUSMP）中的物质分类的修订申请，若为重新分类申请，卫生部长在收到申请后，将根据分类的考虑因素，咨询 ACCS 和 ACMS，以确定是否应当将该物质列入 SUSMP 中，卫生部长需根据意见确定新的物质分类[1]。在此过程中，澳大利亚卫生部长咨询委员会（AHMAC）负责制定药品和化学品分类和毒物监管控制政策原则，卫生部长（实际为其指定的代表）是药品和化学品分类级别变更的决策者，ACCS 和 ACMS 为决策者提供建议。SUSMP 每年更新三次，各州和地区通过相关的药品和毒物立法来实施。

在完成物质分类级别变更后，如果拟将某个药品从第 4 类或者第 8 类（处方药）调整为第 2 类或者第 3 类（非处方药），则应当按照《澳大利亚非处方药监管指南》的要求选择登记或者注册路径提交上市申请。

1　TGA. *Scheduling handbook: Guidance for amending the Poisons Standard*, July 2019.

（六）相关独占权

1. 新纳入 OTC 成分的独占保护

在 TGA 对候选 OTC 成分进行评估，认可该成分可以纳入《治疗产品允许成分规定》[1] 中后，可以授予独占期。《治疗产品法》第 26BB（2A）条允许新成分的申请人独占使用该成分。TGA 禁止未获授权的药品申请人在登记路径药品中使用该成分，市场独占期为 2 年。独占期内仅允许受保护成分由新成分的申请人和任何其他获得授权的申请人将该成分用于登记路径药品。其他药品申请人可以使用该成分开发药品并为上市登记做准备，但在 2 年独占期到期之前，不能将产品投放市场。

独占权仅适用于登记类药品（包括补充剂、防晒霜和口腔保健品）的新活性成分或辅料成分，不适用于为成分类别转换或变更任何现有成分要求提交的申请，例如：①从辅料成分变更为活性成分；②更新许可使用剂量水平（例如从 0.5% 变为 1%）；③变更给药途径（例如从外用变为口服）；④改变制备方法或纯度等；⑤允许使用现有种属的新菌株（例如嗜酸乳杆菌的 LA-5 菌株）。

市场独占权授予第一个申请人作为首个"创新者"，但在成分获得批准之前，TGA 可能先后或同时收到两份竞争性申请。为了管理竞争性申请，TGA 将按照"先到先得"的原则考虑有效申请。如果拟申请的成分在提交前阶段已经在审查中，TGA 可能会向后续申请人提供非正式建议，告知已有其他竞争性申请。如果对 TGA 正在评估的成分收到第二份或更多申请，将在初步评估阶段通知申请人，说明已存在针对同一物质的现有申请。如果第二份或更多申请通过初审，并且申请人希望继续其申请，则将其放入队列但不立即进行审评。如果第一份申请被拒绝，并且所有申诉期均已过期，则将通知队列中的下一份申请，并在付费后进入审评阶段。如果第一份申请审评通过，该成分可以纳入《治疗产品允许成分规定》，TGA 将联系队列中的申请人并确定是希望继

1　TGA. Applications for new substances in listed medicines ［EB/OL］. ［2022-07-01］. https://www.tga.gov.au/sites/default/files/applications-new-substances-listed-medicines.pdf.

续，还是希望撤回申请。为确保第一个申请人完全获得 2 年的市场独占权，在独占期到期之前，成功申请独占使用的成分将不会立刻纳入《治疗产品允许成分规定》中。

2. 新活性成分数据保护期

根据《治疗产品法》第 25A 条规定，对于尚未包含在治疗产品目录集（ARTG）中的新活性成分，自药品首次注册之日起 5 年内，TGA 禁止在注册路径药品进行审评时使用包含该新活性成分的数据信息，即 TGA 对于含有新活性成分的注册药品给予 5 年的数据保护期。

四、非处方药监管制度

（一）标识管理

2013 年 4 月，TGA 发布了《第 70 号治疗产品规定（草案）》（TGO 79），就治疗产品标识新规范征求公众意见，由于该草案中标识可读性要求较弱，在征求公众意见后，TGA 对草案进行了修订，并且将草案拆分为针对处方药的《第 91 号治疗命令（草案）》（TGO 91）以及针对非处方药的《第 92 号治疗命令（草案）》（TGO 92）。2017 年 8 月，TGA 发布了《第 92 号治疗产品规定—非处方药标识标准》[1]，旨在使药品标识更易于阅读和理解，降低医疗保健人员用药差错的风险，方便消费者获取需要的信息，明确必须在药品标识上标注的信息[2]。

1. 非处方药标识的一般要求

药品包装由主包装（primary pack）和中间包装（intermediate packaging）组成，包装上必须贴有符合标准要求的标识。药品的主包装是指将药品及其容

1　Therapeutic Goods Order No 92 – Standard for labels of non-prescription medicines（2017）.

2　TGA. *Medicine labels: Guidance on TGO 91 and TGO 92*, March 23rd 2021.

器提供给消费者的完整包装。中间包装是指一层包裹一个或多个容器的包装，且被封装在主包装内。并非所有药品都有中间包装，如果容器上的标识信息被中间包装遮盖，那么中间包装上的标识必须包括药品的名称、活性成分名称、配方、治疗产品目录集（ARTG）编号、申请人名称。如果容器被封装在递送装置内且无法取出，则必须将全部标识信息展示在递送装置上。如果是通过注册路径上市的非处方药，必须在主包装上以表格的形式展示关键健康信息（CHI），包括活性成分、适应症、警告、使用说明、其他信息。

根据《非处方药标识标准》规定，标识指的是在容器、中间包装和主要包装上展示的药品印刷信息。标识上包含的信息应当不被遮挡且清晰可见，并配有可读性文字说明，

Medicine Information	
Active Ingredient (in each tablet)	**Prupose**
Paracetamol 500mg·······························Analgesic	
Uses	
For the temporary relief of pain associated with × × × × × Reduces fever	
Warnings	
Do not	
× (*as relevant to the scheduling status of the medicine*) give to children 6 years of age or less OR give to children under 12 years of age	
× take with other products containing paracetamol, unless advised to do so by a doctor or pharmacist	
Unless advised by a doctor, do not use	
× for longer than a few days at a time if you are an adult	
× in children and adolescents for longer than 48 hours at a time	
While using this product	
· Keep to the recommended dose	
· If an overdose is taken or suspected, ring the Poisons information Centre (Sustralia 13 11 26, New Zealand 0800 764 766) or go to hospital straight away even if you feel well because of the risk of delayed, serious liver damage	
! Contains × × ×, × × ×. Products containing xxx can cause × × ×. (as relevant)	
Directions for use	
Adults and children 12 years of age and over: Take 1–2 tablets every 4–6 hours as necessary with water. Do not take more than 8 tablets in 24 hours.	
Other information	
Store below × × ℃ away from light. Do not use if the tamper evidence seal is broken or missing. Distributed by: × × × ×	

图 6-4　澳大利亚非处方药标识样式

背景采用可以形成强烈对比的一种或多种颜色。标识内容应当包括药品名称、活性成分名称、配方、剂型、治疗产品目录集（ARTG）编号、药品有效期、适应症、储存条件、药品使用说明、申请人名称和联系方式、相关警告声明（例如，外用药品应当声明"注意：不可吞咽"或"仅供外用"）等（图6-4）。

2. 主标识要求

许多药品可能有超过一个标识，或标识出现在多个包装面上，为了减少出现不必要的信息重复，要求在主标识上显示最重要的信息，其余的信息可以显

示在其他标识或包装面上。

"主标识"是标识中最醒目地标示药品名称的部分，主标识内容包括药品名称、活性成分名称、配方、剂型等。如果药品是防晒剂、含有四种及以上活性成分的登记类药品，则每种活性成分名称、配方、剂型可以不标注在主标识上。如果注册类药品不能满足主要包装上的关键信息要求，则可以将活性成分名称、配方以不小于 2.5mm 的文字显示在侧面或背面标识上。

3. 非处方药标识特殊规定

眼用制剂在主包装上应当包括药品中所有抗菌防腐剂的名称，如果不含抗菌防腐剂（眼药膏除外），需要特别声明"不含抗菌防腐剂，仅使用一次并丢弃"。如果是多剂量使用的药品，应当说明开启之后的使用时限。

用于皮肤或黏膜的制剂、吸入剂或者是计量鼻喷剂，其容器和主包装上的标识必须标明抗菌防腐剂的名称。

药品的活性成分如果包含顺势疗法制剂，容器上的主标识和主包装上的主标识必须声明该药品是顺势疗法药品，其文字大小不得小于该药品名称文字大小的 50%，且不得小于 2mm。同时，如果药品中有非顺势疗法成分，必须在容器和主包装的标识上区分顺势疗法和非顺势疗法成分。

药箱的标识上应当包括箱子的名称、生产商以及里面各种药品的名称、剂型、配方、各类警告、储存条件、有效期等。

四种以下活性成分的小容器包装的药品应当以不小于 2mm 的字体展示药品的名称和所有活性成分名称。四种及以上活性成分的小容器药品，应当以不小于 1.5mm 的文字展示活性成分名称、配方、剂型、治疗产品目录集（ARTG）编号、申请人名称等。

塑料安瓿的标识除包含药品名称、活性成分名称、配方外，要求特别强调批准的给药途径。

复方药品在标识上的有效期标注以有效期最短的成分为准，储存条件遵从储存要求最严格的成分。

（二）生产场地检查

澳大利亚 TGA 采用基于风险的方法定期检查药品和生物制品的生产企业，以确保其符合 GMP 标准，包括处方药、非处方药和补充剂。向澳大利亚供应药品或生物制品的境外生产企业也必须按照同样的标准生产治疗产品。如果是被 TGA 认为具有可比性的境外监管机构（COR，包括加拿大 Health Canada、日本 PMDA、新加坡 HSA、瑞士 SwissMedic、英国 MHRA、美国 FDA）批准或核发许可的生产企业，TGA 检查员可能无需检查生产场地。

TGA 采用基于风险的方法来确定对生产企业检查的频率，包括飞行检查。根据与产品和生产工艺相关的内在风险以及生产企业合规历史确立。检查组由一名首席检查员领导，在适当的情况下配备一名或多名检查员、技术专家和观察员。首席检查员负责主持与生产企业的启动和结束会议，并准备最终报告。特别注意的是，如果是首次上市的生产企业，将会对生产场地、工艺和操作程序进行全面系统的检查。在检查结束时，首席检查员将组织召开结束会议，并在会议期间将初始缺陷清单提交给生产企业进行讨论。会议为企业提供了澄清和解释任何已识别缺陷的机会。检查的持续时间取决于生产过程的性质和复杂性。检查一般需要 1~5 个工作日。

检查后，生产企业会在检查结束后的 4 周内收到一封信函，确认检查期间发现的任何缺陷。生产企业收到信后，需要在 4 周内答复。生产企业的答复必须包含：①针对已识别的所有关键和主要缺陷的纠正和预防措施（CAPA）计划；②对于归类为"其他"的缺陷，提供答复日期、所采取的纠正措施和完成的日期。CAPA 的内容必须包括：调查所有关键和主要缺陷的根源；为解决根源问题而采取的纠正措施；为解决根源问题而采取的预防措施；为解决缺陷问题而采取的变更措施；完成所有措施的日期。生产企业的答复必须尽可能清晰和全面，并具有解决问题的明确时间框架。企业的答复代表着企业承诺解决已识别的缺陷，首席检查员依赖该答复来判断生产企业是否已经或将及时有效地进入合规状态。除非首席检查员要求，否则生产企业通常不需要提供客观证据来回应缺陷和不符合项。一旦生产企业的答复被接受，可以认为生产企业将执行所描述的行动。任何重大变更或整改延迟都应与相关的首席检查员讨论。若企业未能采取有效措施解决缺陷问题，将在下一次检查时进行指明，并可能影响生产企业的风险等级和检查频率。

TGA 通常会在收到生产企业的答复后 4 周内进行审查，如果 TGA 认可相关答复，检查将结束，并向生产企业发出最终检查报告。如有必要，可能会要求生产企业提供额外的信息和证据，任何要求必须以书面形式发出，并明确说明后续答复的截止日期。生产企业通常应当在 4 周内对检查结果作出书面答复，但是如果发现严重或重大的合规问题，这一期限可能会缩短。以往生产企业需要提供客观证据，即已解决缺陷的书面证据。现在，TGA 认为更有效的方法是延长下一次检查的持续时间，以便 TGA 能够评估生产企业针对缺陷采取的行动。下一次检查的延长时间取决于生产企业的合规水平。对于上次检查未发现重大缺陷的生产企业，不需要延长期限。如果发现的缺陷数量较多，下一次检查最多可以延长一天时间。

（三）上市后监测

TGA 寻求提高治疗产品的药物警戒能力，以保护公众健康安全，并通过"生命周期方法"对全部处方药、非处方药和补充剂进行监测和警戒。由于在治疗产品目录集（ARTG）中收载的治疗产品的临床试验数据是有限的，在上市后的实际使用经验可以发现以前未知的安全性和有效性信息，并提供有关不良事件的信息。

TGA 的治疗产品警戒系统由一套集成的治疗产品警戒工具组成，包括对治疗产品在研发、上市、供应的整个生命周期的持续风险获益信息收集、监测、评估和管理。

1. 不良事件报告数据

澳大利亚不良事件报告数据库（DAEN）汇总所有已报告给 TGA 的药品不良事件信息。这些报告来自公众、全科医生、护士、其他医药专业人员和行业。数据库涵盖从 1971 年 1 月 1 日开始，直至当前日期前 90 日内的全部报告。TGA 利用不良事件报告来监测潜在的安全性问题信号。

对于治疗产品，从所有渠道收集到的可疑 ADR 报告均应当报告。对于可疑 ADR 报告，即使申请人不认可报告中的可能因果关系的评价或未提供因果关系的评价，如果报告人或申请人认为 ADR 与可疑药品之间可能存在因果关系也应当报告。

2. 企业强制报告

在澳大利亚，严重不良反应指的是导致死亡、住院、残疾等与药品有关的任何医学事件。重大安全问题是申请人认为需要 TGA 紧急关注的，与药品相关的新安全性问题或经过验证的信号。

根据《治疗产品法》，药品申请人必须向 TGA 报告所有怀疑与药品有关的严重不良事件，通过不良事件管理系统（AEMS）提交报告。所有严重不良反应报告必须在 15 日内提交给 TGA。为了满足快速报告的时间要求，申请人可提交满足最低数据要求的初始报告，随后在必要时提交包含更详细数据的跟踪报告[1]。申请人还必须在 72 小时内向 TGA 提交与药品相关的所有重大安全性问题。

非严重不良反应以及在澳大利亚境外发生的严重不良反应报告应当以表格的方式包含在定期安全性报告中进行阶段性累积性报告。定期安全性报告要求在药品获批后至上市销售之前，至少每 6 个月提交一次；已上市销售的药品，在首次上市销售的前两年，至少每 6 个月提交一次，接下来的两年，每年提交一次，之后每三年提交一次。

3. 自愿报告

消费者和医药专业人士均可通过不良事件管理系统自愿向 TGA 提交不良事件报告。消费者还可以通过 NPS Medicinewise 药品不良事件热线电话或者发送邮件报告不良事件（表 6-8）。

---

1 TGA. Pharmacovigilance responsibilities of medicine sponsors［EB/OL］.（2018-06-27）［2022-07-01］. https://www.tga.gov.au/book-page/your-regulatory-reporting-requirements.

表 6–8　澳大利亚药品不良事件报告方式

报告方	报告方式	报告时限要求
药品申请人	通过不良事件管理系统在线报告	严重不良反应报告：15 日 跟踪报告：15 日
消费者	通过 NPS Medicinewise 药品不良事件热线电话报告 通过不良事件管理系统在线报告 向 TGA 发送邮件报告	无
医药专业人士	通过不良事件管理系统在线报告	无

　　TGA 在上市后监管中发现问题时，将告知医疗保健专业人员和消费者用药的风险，并重新评估产品的风险获益概况。必要时，TGA 将采取相关行动，包括要求更改产品标识、生产变更、召回，必要时从治疗产品目录集（ARTG）中删除该药品。

（四）经营和广告管理

1. OTC 药品经营管理

（1）经营许可

　　澳大利亚药品批发经营实行属地管理，根据地方立法，批发药品必须持有批发许可证。另外，药房也应当经过审批，根据澳大利亚 1953 年颁布的《国家卫生法》[1]，药剂师可申请在特定场所提供药品，并获得批准，即开办药房需要申请并获批。

（2）药品销售

　　销售条件　在澳大利亚，OTC 药品无需处方即可出售，按照《药品和有毒物质统一分类标准》，第 2 类 OTC 药品需要药房售卖，第 3 类 OTC 需要在药剂师指导下才能获得，未包含在任何分类中的治疗轻度疾病的低风险 OTC 药品，可在药店、超市和健康食品商店自行购买。

　　网络销售　在澳大利亚，处方药和非处方药均可以在网上销售。网站应当

1　National Health Act 1953– No. 95, 1953（2021）.

显示实体店地址、邮箱地址、工作电话及公司的具体信息，如澳大利亚公司号码（ABN）。

2. OTC 药品广告管理

（1）澳大利亚广告监管范围

澳大利亚的药品广告分为两种，一种是可以同时直接面向公众的广告，包括非处方药广告。另一种是面向医疗保健人员的广告，包括处方药、某些需药剂师指导药品以及生物制品广告。

《治疗产品法》和《治疗产品条例》规定了面向公众和面向医疗保健人员的广告的要求，面向公众的治疗产品广告还需要遵守《治疗产品广告准则》。

《治疗产品法》将与治疗产品相关的广告定义为以直接或间接促进产品使用或供应为目的的任何声明、图片或设计，并包括声明、图片或设计的任何媒介物。其中"目的"并不是指广告商发布信息的目的，而是公众认为其存在这样的目的。简单来说，如果公众认为治疗产品的信息促进了产品的使用或供应，TGA 就会将其视为广告。法案禁止向公众宣传特定类型的治疗产品，并明确广告时应当满足的一系列要求。同时，法案为广告监管提供了一系列合规执法工具，帮助 TGA 处理不合规的广告。

（2）违反广告规定的处罚

TGA 依据《治疗产品法》第 42BAA 条"允许部长或其代表制定与治疗产品广告相关的法规"颁布的《治疗产品广告准则》，旨在禁止误导或欺骗公众，确保企业合法营销和广告宣传，促进治疗产品的正确使用。根据《治疗产品法》第 42DM 条的要求，任何以不符合《治疗产品广告准则》的方式向公众宣传治疗产品的行为均属于违法，在第 42DMA 条中规定了民事处罚。任何人都可以举报不合规的治疗产品广告。

当广告不符合 TGA 的要求时，TGA 将视情节轻重采取不同措施，包括：

发布教育函或教育约谈（educational letter or educational visits）：TGA 会发送信函或安排约谈。

发布警告信（warning letter）：TGA 会对广告商发送一封警告信，要求修改广告内容，并确保在规定的时间内完成整改。若未能解决警告信中提到的问题，TGA 将会升级合规行动的等级。

证实通知（substantiation notice）：TGA 会使用证实通知确认广告的责任人或获取信息以证实广告中的声称。如果广告商未遵守证实通知的要求，将会处以 105 000 美元的罚款。若在证实通知的答复中使用虚假或误导性的信息，最高将处以 210 000 美元的罚款和（或）12 个月的监禁，同时 TGA 会因广告商提供虚假和误导信息向其提起民事诉讼。

部门指令（direction from the secretary）：卫生部将指导广告商采取措施，处理或纠正不合规的广告。

暂停或撤销 ARTG 的治疗产品：TGA 可以根据广告的不合规性，暂停或撤销 ARTG 中列入。

公众警告通知（public warning notice）：如果 TGA 怀疑有关治疗产品违反法律规定，可以向公众发布关于此类广告的警告。

罚款通知（infringement notice）：对于违规广告，对个人最高处以 2520 美元的罚款，对法人团体最高处以 12 600 美元罚款。即使处以罚款，也需要被执行人提供对广告的解决措施，避免刑事或民事诉讼。

执行承诺（enforceable undertakings）：对员工进行强制性培训，并采取必要的措施，以确保任何未来的广告符合规定。

刑事诉讼（criminal prosecution）。如果广告商因违法宣传的行为犯罪，根据情况处罚：若导致人员伤害，处以最高 5 年监禁或 844 000 美元罚款，或二者并罚。若故意违法将被处以 12 个月监禁或 211 000 美元罚款，或二者并罚。TGA 会对违法行为进行持续性处罚，对违法行为的持续时间每天追加罚款。

行政处罚（civil action）。如果法院发现广告商没有遵守相关的广告要求或指示，可以对每项违规行为处以个人 105 5000 美元罚款，或者法人团体 10 550 000 美元罚款[1]。

1　TGA. *Australian Regulatory Guidelines for Advertising Therapeutic Goods*, October 2020.

中英文对照表

英文简称	英文全称	中文全称
AAN	Australian Approved Name	澳大利亚特定成分名称
ACB	Advisory Committee on Biologicals	生物制品咨询委员会
ACCM	Advisory Committee on Complementary Medicines	补充剂咨询委员会
ACCS	Advisory Committee on Chemicals Scheduling	化学药品注册分类咨询委员会
ACM	Advisory Committee on Medicines	药品咨询委员会
ACMD	Advisory Committee on Medical Devices	医疗器械咨询委员会
ACMS	Advisory Committee on Medicines Scheduling	药品分类咨询委员会
ACV	Advisory Committee on Vaccines	疫苗咨询委员会
ARGOM	Australian Regulatory Guidelines for OTC Medicine	澳大利亚非处方药监管指南
ARTG	Australian Register of Therapeutic Goods	澳大利亚治疗产品登记目录集
BP	British Pharmacopoeia	英国药典
ComTech Forum	Complementary and OTC Medicines Regulatory and Technical Consultative Forum	补充剂和非处方药监管和技术咨询论坛
COR	Comparable Overseas Regulator	符合可比性的海外监管机构
CTD	Common Technical Document	通用技术文件
CHI	Critical Health Information	关键健康信息
HSA	Health Sciences Authority	新加坡卫生科学局
HPRG	Health Products Regulation Group	健康产品监管组织
MDPQD	Medical Devices and Product Quality Division	医疗器械和产品质量司
MHRA	Medicines and Healthcare products Regulatory Agency	英国药品和保健品管理局
MRD	Medicines Regulation Division	药品监管司
PMDA	Pharmaceuticals and Medical Devices Agency	日本药品和医疗器械管理局
Ph.Eur.	European Pharmacopoeia	欧洲药典

续表

英文简称	英文全称	中文全称
RASML	Required Advisory Statement for Medicine Labels	药品标签的必要咨询声明
RegTech Forum	Regulatory and Technical Consultative Forum for medical devices	医疗器械监管和技术论坛
RPSD	Regulatory Practice and Support Division	监管实践和支持司
SwissMedic	The Swiss Agency for Therapeutic Products	瑞士治疗产品局
SUSMP	Standard for the Uniform Scheduling of Medicines and Poisons	药品和有毒物质统一分类标准
TGA	Therapeutic Goods Administration	治疗产品管理局
TGACC	Therapeutic Goods Advertising Code Committee	治疗产品广告规范委员会
TGO	Therapeutic Goods Order	治疗产品规定
the SUSMP	The Poisons Standard	有毒物质标准
USP–NF	U.S. Pharmacopeia / National Formulary	美国药典 – 国家处方集

如对专论感兴趣，欢迎扫码阅读：

澳大利亚非处方药专论：愈创（木酚）甘油醚

第七章

日本非处方药监管

OTC

1943
《药事法》
药品管理首部立法

1967
《关于批准生产医药产品的基本政策》
建立了医疗用医药品和一般用医药品的分类管理制度

1969
启动建立一般用医药品许可标准

1975
《药事法》修订
将《关于批准批准生产医药产品的基本政策》中一般用医药品的规定纳入《药事法》中

1979
《药事法》修订
增加了新药再审查的规定
建立了医疗用医药品转换一般用医药品路径雏形

2006
《药事法》修订
将一般用医药品分为 3 类

2008
针对医疗用医药品转换，日本药学会构建了分两个阶段的一般用医药品候选成分筛选和转换机制

2014
《日本复兴战略》
改进了日本医药品转换的第一个阶段程序，将原来的候选需指导用医药品活性成分遴选机制改为评价机制

2014
《药事法》更名为《药品和医疗器械法》
新增需指导用医药品分类，明确了一般用医药品的互联网零售规则

一、非处方药监管发展历程

（一）建立医疗用医药品和一般用医药品分类管理制度

日本现代医药立法起源于 1889 年制定的《药品经营和销售条例》（*Regulations on Handling and Sales of Medicines*）。1943 年，日本颁布了最早的《药事法》。1960 年，日本对《药事法》进行了全面修订，完善药品监管体系，并将修订后的法律命名为《确保药品质量、有效性和安全性的法律》，简称仍为《药事法》。

1967 年，厚生省颁布省令《关于批准生产医药产品的基本政策》（医薬品の製造承認の基本方針）建立了医疗用医药品（处方药）和一般用医药品（非处方药）的分类管理制度，规定了一般用医药品的定义、分类标准和批准要求 [1]，消费者选择和使用一般用医药品时无需凭借处方。

1969 年，为了提高审评的效率，优化对非处方药审评资源的投入，厚生省听取了药品事务和食品卫生理事会（PAFSC）的意见，正式启动建立一般用医药品许可标准工作，按治疗类别（药效群）制定有关活性成分、组成、用法用量、功能主治等的许可标准。对于已建立许可标准的一般用医药品，只需提交产品特性、标准及检验方案等材料，而不用提交临床研究结果等其他数据即可上市。至今，PMDA 已建立 16 类一般用医药品许可标准，并建立了许可标准的更新机制，根据科学技术发展定期审查许可标准，并进行增加、删减或修改。

（二）开展再审查工作建立一般用医药品转换路径

1973 年，日本开展了药品再评价工作，基于医学和药学的最新进展，对

---

[1] 赵莹莹. 我国中成药与美国植物药、日本汉方药在非处方药管理方面的比较研究 [D]. 北京：北京中医药大学，2017.

以往批准的药品的质量、有效性和安全性进行审评。从 1973 年到 1995 年，集中对 1967 年 9 月 30 日之前上市的药品进行再评价。

1975 年，日本修订《药事法》，将《关于批准生产医药产品的基本政策》中一般用医药品的规定纳入《药事法》中[1]。

1979 年，日本修订《药事法》，增加了新药再审查的规定，通过在上市后的特定时间内收集有关药品的有效性和安全性信息，在药品上市后重新评估药品的临床有效性。在再审查过程中建立了医疗用医药品向一般用医药品转换路径的雏形。1983 年，植物固醇（ソイステロール、phytosterol）和匹可硫酸钠（ピコスルファートナトリウム、picosulfate Sodium）首先转换为一般用医药品。

从 1985 年到 1996 年，日本开展了第二次再评价，对 1967 年 10 月到 1980 年 3 月之间批准的药品中的新有效成分、新处方、新用途、新用量、新剂型和新工艺进行再评价。

1988 年，日本开始开展 5 年一次的定期再评价和紧急再评价。药品再审查制度与再评价制度交叉重叠，为节省审评资源，从 1998 年开始日本不再执行药品定期再评价。

1997 年至 2012 年，日本针对 1995 年 3 月前上市的固体口服仿制药开展品质再评价，采用溶出度实验方法，确保仿制药质量与原研药一致[2]。

2001 年，日本厚生省和劳动省合并为日本厚生劳动省（简称厚生劳动省），负责改善和促进社会福利、社会保障和公共卫生。

2006 年 6 月，《药事法》修订，新增一般用医药品销售制度和加强对非法药品的控制，并且根据潜在风险将一般用医药品分成了 3 类：第 1 类（较高风险），第 2 类（中风险）和第 3 类（相对低风险），并针对每个分类实施了药品信息发布和咨询制度。

2008 年，针对医疗用医药品转换为一般用医药品，日本药学会构建了一般用医药品候选成分筛选机制，以适应不断变化的医疗保健环境，促进一般用医药品市场发展。该机制将医疗用医药品转换为一般用医药品分为两个阶段，

1　薬事法の一部を改正する法律（昭和 25 年 12 月 22 日法律第 295 号）.
2　选择这个时间是因为 1995 年 4 月以后新药必须进行溶出度研究后才可申请。

第一阶段是候选活性成分遴选阶段；第二阶段由企业申请包含候选活性成分的药品上市许可阶段。该体系分别在 2008 年、2009 年和 2010 年启动了 3 次，筛选出 22 个候选活性成分[1]。

为了推动医疗用医药品向一般用医药品转换，进一步放宽转换限制，厚生劳动省在 2014 年 6 月修订的《日本复兴战略》中提出，为促进日本民众身体健康、满足日本民众对药品转换的实际需求，加速医疗用医药品向一般用医药品的转换，扩大公众实施自我药疗的一般用医药品的选择范围，促进"自我药疗"的发展，厚生劳动省参考了美国、新西兰等国家的药品转换评估机制，改进了日本医药品转换的第一阶段程序，将原来的候选活性成分遴选机制改为评价机制，搭建了可反映产业界、消费者等更多核心相关群体的意见的评价体系[2-4]。厚生劳动省公开征集申请转换为非处方药的产品提名，学会、社团、企业以及一般消费者均可按照要求提名，同时提交相关资料，包括作为处方药的使用经验、不良反应情况、境外使用情况等。另外，还要阐述可以由医疗用医药品转换为一般用医药品的理由。厚生劳动省定期整理申请产品清单，并会征求相关学会、行业、消费者等的意见后发布转换公告。

2014 年，《药事法》进行修订，该法律被更名为《关于确保药品和医疗器械的质量、有效性和安全性的法律》（*Pharmaceutical and Medical Device Act*），简称《药品和医疗器械法》。在原有医疗用医药品和一般用医药品的分类基础上，新增了需指导用医药品（Guidance-mandatory Drugs），患者无需处方但需要向药剂师咨询才能获取并使用。在此次修订中，还明确了一般用医药品的互联网零售规则。在此之前，只有第 2、3 类一般用医药品可以在网上销售；此次修订明确了可通过网络销售全部一般用医药品，但在销售第 1 类医药品时，患者必须先填写药品使用问卷，然后咨询药剂师指导后方可购买使用。

---

1 厚生劳动省：医療用医薬品の有効成分のうち一般用医薬品 としても利用可能と考えら. れる候補成分について（医学会等からの御意見）（平成 23 年 4 月 11 日）.
2 厚生劳动省：スイッチ OTC 医薬品の候補となる成分の要望募集について.
3 日本国首相官邸：日本再興戦略（2013 年 6 月 20 日）.
4 日本国首相官邸：これまでの成長戦略について.

二、非处方药监管组织架构

2001 年 1 月 6 日，厚生省和劳动省合并成立，日本厚生劳动省负责改善和促进社会福利、社会保障和公共卫生，由本部、理事会、附属机构、特别机关、地方分支机构和外部组织组成。其直属的医药生活卫生局（PSEHB）承担日本的药品监管事务，主要负责临床研究、审批和上市后安全措施。药品和医疗器械管理局（PMDA）作为独立行政法人机构负责对药品和医疗器械的质量、安全性和有效性进行审评，并受 PSEHB 总务课监督。药品事务和食品卫生理事会（PAFSC）对非处方药审评提供相关建议[1]。此外，厚生劳动省将部分非处方药的审批权限下放至都道府县（地方政府）的卫生部门（图 7-1）。

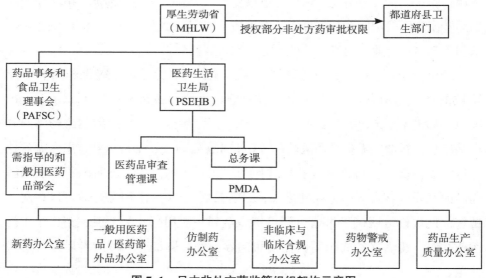

图 7-1 日本非处方药监管组织架构示意图

---

1 厚生劳动省. 主な仕事（所掌事务）［EB/OL］.［2022-07-01］. https://www.mhlw.go.jp/
kouseiroudoushou/shigoto/.

（一）医药生活卫生局

1. 医药生活卫生局本部

医药生活卫生局（PSEHB）是厚生劳动省的 11 个局之一。除了确保药品、医药部外品（quasi-drugs）、化妆品、医疗器械的有效性和安全性以及医疗机构安全政策之外，PSEHB 还负责处理与公众生命健康直接相关的问题。

PSEHB 的总务课负责独立法人机构药品和医疗器械管理局（PMDA）的监督工作。医药品审查管理课（Pharmacentical Evaluation Division）对药品、医药部外品、化妆品、医疗器械生产技术进行指导与监督，负责生产、销售许可证核发以及药品生产和销售等的批准，还负责药品的再审查和再评价、《日本药局方》有关的事宜、有关药品等的标准和注意事项以及罕见病用药的认定[1]。

2. 药品和医疗器械管理局

（1）药品和医疗器械管理局职责

PMDA 负责审评药品和医疗器械、上市后安全性监测、药品不良反应（ADR）救济[2]。

（2）药品和医疗器械管理局组织架构

PMDA 下设的 6 个办公室负责与一般用医药品审评相关的工作，分别为新药办公室、一般用医药品及医药部外品办公室、仿制药办公室、非临床与临床合规办公室、药物警戒办公室和生产质量办公室。

新药办公室的职责是审查临床研究方案和临床试验中药物不良反应报告，并针对不同种类的医疗用医药品进行审评、批准、再审查和再评价工作。

一般用医药品及医药部外品办公室（Office of OTC/Quasi-drugs）对指定

1　厚生劳动省. 主な仕事（所掌事務）– 医薬·生活衛生局［EB/OL］.［2022-07-01］. https://www.mhlw.go.jp/content/000701456.pdf.

2　JPMA. *Pharmaceutical Regulations in Japan 2020 – CHAPTER 1*, 2020.

的需指导用医药品、一般用医药品、医药部外品和化妆品进行审评、出口认证和质量再评价。

仿制药办公室对仿制药进行审评、出口认证和质量再评价。

非临床与临床合规办公室（Office of Non-clinical and Clinical Compliance）审查药品和再生医学产品的审评、再审查或再评价申请中随附的文件，以确保研究数据在伦理和科学上均符合药物非临床研究质量管理规范（GLP）、临床试验管理规范（GCP）、上市后研究质量管理规范（GPSP）以及研究方案等，根据研究结果和申请数据可靠性标准，确认文件是否已适当、准确地编制，并进行现场和书面检查。还对基于 GLP 的研究设施的合规性进行检查和认证。

药物警戒办公室是多部门协同办公室，由两个子办公室组成，分属于新药办公室、一般用医药品或医药部外品办公室，执行与药品相关的安全措施。

药品生产质量办公室（Office of Manufacturing Quality for Drug）进行与良好生产质量管理规范（GMP）等合规性检查相关的工作。

（二）药品事务和食品卫生理事会

药品事务和食品卫生理事会（PAFSC）是厚生劳动省下属的六个咨询机构之一，由药事分科会（Pharmaceutical Affairs Council）和食品卫生分科会（Food Sanitation Council）组成。药事分科会下属的需指导用医药品和一般用医药品部会（Committee on Guidance-Mandatory Drugs and Non-prescription Drugs）对需指导用医药品和一般用医药品申请进行审评，这些药品在活性成分、规格、剂型和给药方法、适应症等方面与现有药品存在显著不同。

需指导用医药品和一般用医药品部会是一般用医药品审评审批的最终决策机构。当申请人向厚生劳动省提交一般用医药品上市申请时，由 PMDA 进行技术审评。厚生劳动省在收到 PMDA 的审评结果后，转由需指导用医药品和一般用医药品部会对 PMDA 的结果进行审查，完成后，需指导用医药品和一般用医药品部会向药事分科会报告是否建议批准，并报告 PAFSC。厚生劳动省通常在收到 PAFSC 批准建议后的 1~2 个月内决定是否批准生产销售。

（三）都道府县卫生部门

都道府县的卫生部门（如大阪府的健康医疗部，京都府的健康福祉部）负责对符合许可标准的药品进行审批。申请人向都道府县的卫生部门提交上市申请，审评机构在完成"信赖性调查"之后，会组织人员进行技术审评以及GMP 合规性检查，根据调查、审评和检查的结果决定是否批准上市。

三、非处方药上市管理制度

（一）药品分类

1. 一般用医药品

根据《药品和医疗器械法》第 4 条，日本将药品按用途分成了三类：一般用医药品、需指导用医药品以及药局用医药品，其中只有药局用医药品需要处方。

一般用医药品指不会对人体产生重大影响，消费者可以根据药剂师提供的信息选择和使用的药品，无需处方。根据风险程度的不同，《药品和医疗器械法》第 36 条将一般用医药品分为三类：第 1 类（较高风险），第 2 类（中风险）和第 3 类（相对低风险）（表 7-1）。

表 7-1　日本医药品分类

分类（风险）	网售	产品解释说明	摆放位置	配备人员
医疗用医药品（最高风险）	否	不需要	柜台内	医师
需指导用医药品（高风险）	否	需要	患者不能自行取得的位置	药剂师

续表

分类（风险）		网售	产品解释说明	摆放位置	配备人员
一般用医药品	第 1 类医药品（较高风险）	允许	需要	患者不能自行取得的位置	药剂师
	第 2 类医药品（中风险）	允许	尽可能	咨询台附近	药剂师或注册销售员
	特殊第 2 类医药品	允许	尽可能	咨询台附近	药剂师或注册销售员
	第 3 类医药品（低风险）	允许	不需要	无特殊要求	药剂师或注册销售员

第 1 类医药品是指由需指导用医药品经厚生劳动省对其进行上市后监测（PMS）后转换来的药品。第 1 类医药品的不良反应以及和其他药物间发生相互作用的风险最高，仅可在配备药剂师的药店售卖，摆放在患者不能自行取得的位置，但销售时药剂师必须主动为患者提供用药指导，如果在上市销售一定时间内没有发生不良反应，一般会对其开展安全性评价，之后将其重新分类至第 2 类或第 3 类医药品[1]。

第 2 类医药品属于中等风险，风险较第 1 类医药品更低。绝大部分一般用医药品都属于第 2 类。该类药品可在配备药剂师的药局或有注册销售员（登录販売者，registered sales clerk；指可以没有医药背景，通过当地都道府县所实施的资格考试取得第 2、3 类医药品销售资格的人员）的药店售卖[2]。如果购买者给儿童、孕妇、哺乳期女性、慢性病患者用药，或有与其他药品同时服用的需求，建议药剂师或注册销售员提供用药指导等相关说明，但在购买者主动拒绝的情况下则不强制。第 2 类医药品包括感冒药、解热镇痛药、止咳祛痰药、肠胃药、一般用汉方药等。此外，如果医药品含有厚生劳动大臣认为需要特别注意的成分，会将该类医药品划入特殊第 2 类医药品。特殊第 2 类医药品与第 2 类医药品相对风险评估相同，但在药物相互作用或患者使用方面有需要特别注意的禁忌症，有增加不良反应的风险，应当特别注意使用方法。因此，特殊第 2 类医药品的标识上应当有特殊说明，且销售地点应当摆放在药剂师咨询台

1　Takatoshi Nakamura (Office Director of Office of OTC/Generic Drugs, PMDA), *Regulation of OTC Drugs in Japan*, October 31st 2014.

2　医薬品、医療機器等の品質、有効性及び安全性の確保等に関する法律（昭和三十五年法律第百四十五号）（令和元年法律第六十三号による改正）.

附近[1]。

第 3 类医药品为风险最低的医药品。这类虽属于医药品，但副作用低，甚至没有副作用，只要不长时间过量使用，基本不会对人体造成伤害，包括眼用制剂以及缓解蚊虫叮咬的皮肤用药等，原则上无需提供任何说明和用药指导[2]。

2. 需指导用医药品

需指导用医药品（Guidance-mandatory Drugs）是由厚生劳动省指定的药品，其疗效不会对人体产生重大影响，购买时无需处方，但必须通过与药剂师面对面的咨询，根据药剂师提供的信息来选择和使用，包括直接申请为一般用医药品上市的药品（Direct OTC）、剧药（Deleterious Drugs）和医疗用医药品刚转换为需要指导用医药品的药品。需指导用医药品存在"考察期"，经厚生劳动省上市后监测（PMS）没有发生不良反应和其他问题的，可以转换为第 1 类医药品继续销售。需指导用医药品销售时无需医生或药剂师开具处方，但会摆放在患者不能自行取得的位置，且患者购买时药剂师必须面对面提供咨询服务和用药指导[3]。

3. 药局用医药品

药局用医药品（Pharmacy Drugs）是指除需指导用医药品和一般用医药品以外的药品，包括医疗用医药品和药局调配药剂。医疗用医药品是指由医生使用或在医生指导下使用的药品，需要医生处方才可以获得并使用。

（二）注册分类

《药品和医疗器械法》第 13 条规定，从事药品生产首先需要获得厚生劳

1　厚生劳动省. 指定第 2 类医药品について（2013 年 5 月 24 日）.
2　独立行政法人医药品医疗机器综合机构. 一般用医药品·要指导医药品の承认申请について.
3　杨帅，徐晓媛. 日本非处方药审批管理政策的研究及启示［J］. 中国药物经济学，2020，15（6）：11-17.

动省颁发的制造业许可；第 14 条规定，为了保证在日本上市的药品的有效性、安全性和质量可控性，每一个上市药品都需要获得厚生劳动省生产销售批准（医薬品、医薬部外品及び化粧品の製造販売の承認），审评工作由 PMDA 或都道府县完成。

根据医药品用途不同，PMDA 将生产销售批准分为医疗用医药品（处方药）以及需指导用医药品或一般用医药品（非处方药）两类。

日本的非处方药，包括需指导用医药品或一般用医药品，其生产销售批准共分为 8 类[1]：第 1 类是含有已上市药品中从未含有的活性成分的药品；第 2 类指新给药途径的药品；第 3 类包括新适应症、新剂型、新规格用量的药品；第 4 类是指药品中含有未在已经批准的需指导用（或一般用）医药品中使用过的新活性成分；第 5 类是指在给药途径、适应症、剂型、规格等方面与已经批准的需指导用（或一般用）医药产品不同；第 6 类是采用新复方的一般用（需指导用）医药品；第 7 类是已批准一般用医药品的仿制药或剂型发生微小改变的申请；第 8 类是其他一般用医药品，部分建立了许可标准。

对于仿制药的参比制剂，日本橙皮书（JP Orangebook）中收录了固体口服制剂的相关信息，包括理化性质、处方工艺、溶出方法、生物等效性等。橙皮书以活性成分进行分类，在溶出方法的"標準"栏下，溶出试验的参比制剂以"＊"或者"＋"两种来表示。其中，"＊"表示开展了临床试验研究的原研药作为参比制剂；"＋"表示已与原研药进行了生物等效性试验，虽然剂型不同或含量规格不同的，但进行了适当的溶出试验比对的药品，也可作为参比标准用于生物等效性试验。若有多家企业同时独自研发原研制剂时，以"＊"或以"＋"表示参比制剂之后再以 a、b 等代号标识不同的企业，例如"＊a""＊b"等（图 7–2）。

---

1 独立行政法人医薬品医療機器総合機構. 医薬品の承認申請について（平成 26 年 11 月 21 日薬食発 1121 第 2 号通知）.

Therapeutic Classification and Category 治疗类别	214 Antihypertensives 214 抗高血压
Nonproprietary Name 非专有名称	Felodipine 非洛地平
Dosage Forms 剂型	Tablets 片剂
Product Characteristics 产品特征	Immediate-release 速释
Content 规格	2.5mg 5mg

Standard Product 参比制剂	Brand Name 品牌名	Company 公司	Content 规格	Product Characteristics 产品特征	No. 编号	Notified full dates 日期
＊a	Splendil Tab. 2.5mg	AstraZeneca K.K	2.5mg	Immediate-release	29	2007/9/28
＊b	Munobal 2.5mg Tab	sanofi K.K	2.5mg	Immediate-release	29	2007/9/28
	CATRAZIL Tab. 2.5mg	Teva Pharma Japan Inc	2.5mg	Immediate-release	29	2007/9/28
＊a	Splendil Tab. 5mg	AstraZeneca K.K.	5mg	Immediate-release	29	2007/9/28
＊b	Munobal 5mg Tab	sanofi K.K.	5mg	Immediate-release	29	2007/9/28
	CATRAZIL Tab. 5mg	Teva Pharma Japan Inc	5mg	Immediate-release	29	2007/9/28

图 7-2　日本橙皮书示例

需指导用医药品或一般用医药品生产销售批准申请提交的资料共分 A~H 八个模块，不同类别申报资料要求不同。除仿制的一般用医药品和许可标准类医药品以外，均需提交药物研发、使用背景以及临床试验数据，申报资料要求见表 7-2、表 7-3。

表7-2 需指导用或一般用医药品的生产销售批准申请资料要求[1]

各模块资料要求

序号	类别	A			B			C			D			E						F							G	H
		1	2	3	1	2	3	1	2	3	1	2	3	1	2	3	4	5	6	1	2	3	4	5	6	7		
1	含有新活性成分	○	○	○	○	○	○	○	○	○	○	○	○	○	○	○	○	×	△	○	○	○	○	△	△	△	○	○
2	新给药途径	○	○	○	×	○	○	○	○	○	○	○	△	○	○	○	○	×	△	○	○	×	△	○	△	△	○	○
3-1	新适应症	○	○	×	×	○	○	×	○	○	○	×	○	△	△	△	○	×	△	×	×	×	×	×	×	×	○	○
3-2	新剂型	○	○	○	×	○	○	×	○	○	×	×	×	△	△	△	○	×	△	×	×	×	×	×	×	×	○	○
3-3	新用量	○	○	○	×	×	○	×	×	×	×	×	×	○	○	○	○	×	△	×	×	×	×	×	×	×	○	○
4	新活性成分的需指导用 （一般用）医药品	○	○	○	×	×	○	△	×	△	×	×	×	△	△	×	×	×	×	△	△	△	△	×	△	△	○	○
5-1	新给药途径需指导用 （一般用）医药品	○	○	○	×	×	○	△	×	△	×	×	×	△	△	×	×	×	×	△	△	△	△	×	△	△	○	○
5-2	新适应症需指导用 （一般用）医药品	○	○	○	×	×	○	×	×	×	×	×	×	△	×	×	×	×	×	×	×	×	×	×	×	×	○	○

1 独立行政法人医薬品医療機器総合機構. 医薬品の承認申請について（平成26年11月21日薬食発1121第2号通知）.

续表

各模块资料要求

序号	类别	A 1	A 2	A 3	B 1	B 2	B 3	C 1	C 2	C 3	D 1	D 2	D 3	E 1	E 2	E 3	E 4	E 5	E 6	F 1	F 2	F 3	F 4	F 5	F 6	F 7	G	H
5-3	一般用（需指导用）新剂型医药品	○	○	○	×	×	○	△	×	△	×	×	×	△	×	×	×	×	×	×	×	×	×	×	×	×	○	○
5-4	一般用（需指导用）新用量医药品	○	○	○	×	×	×	△	×	△	×	×	×	△	×	×	×	×	×	×	×	×	×	×	×	×	○	○
6	一般用（需指导用）新复方制剂	○	○	○	×	×	○	△	×	△	×	×	×	△	×	×	×	×	×	△	△	×	×	×	△	×	○	○
7-1	与已批准的一般用医药品复方制剂类似（仿制药）	×	×	○	×	×	○	△	×	△	×	×	×	△	×	×	×	×	×	△	△	×	×	×	×	×	×	○
7-2	与已批准的一般用医药品剂型上有微小差异的改变	×	×	○	×	×	○	△	×	△	×	×	×	△	×	×	×	×	×	×	×	×	×	×	×	×	×	○
8	其他一般用医药品（包括已制定许可标准的）	×	×	○	×	×	○	△	×	△	×	×	×	×	×	×	×	×	×	×	×	×	×	×	×	×	×	×

注：○代表必要提交；△代表需依据具体申报药品确定是否提交；×表示无需提交。

表 7-3   日本需指导用或一般用医药品生产销售许可申报资料要求

序号	模块类别	具体内容
A	药物研发背景，国外使用背景	1. 药物研发背景 2. 国外使用背景 3. 产品特点，与其他同类产品比较等
B	生产工艺与标准及检测方法等相关资料	1. 药物结构及理化性质等 2. 生产工艺 3. 标准及检测方法
C	稳定性试验的相关资料	1. 长期试验 2. 影响因素试验 3. 加速试验
D	药理作用相关资料	1. 药效学资料 2. 其他药效学和安全性药理学 3. 其他药理学资料
E	体内吸收、分布、代谢、排泄资料	1. 吸收 2. 分布 3. 代谢 4. 排泄 5. 生物等效性 6. 其他药物动力学资料
F	急性毒性、亚急性毒性、慢性毒性、致畸性及其他毒性研究数据	1. 单次给药毒性 2. 重复给药毒性 3. 遗传毒性 4. 致癌性 5. 生殖和成长期毒性研究 6. 局部刺激性 7. 其他毒性
G	临床试验	临床研究报告
H	第五十二条规定的附加资料要求	说明书等

1~7 类需指导用医药品或一般用医药品的生产销售批准，由 PMDA 下设的一般用医药品或医药部外品办公室负责技术审评，厚生劳动省负责行政审批。根据《药品和医疗器械法》第 81 条，第 8 类一般用医药品的注册申请由厚生劳动省授权给都道府县（地方政府）卫生部门审批（表 7-4）。

表 7-4　需指导用医药品或一般用医药品生产销售批准部门

类别	审评部门
第 1~7 类	技术审评：PMDA 一般用医药品或医药部外品办公室 行政审批：厚生劳动省
第 8 类	都道府县（地方政府）卫生部门

（三）厚生劳动省审批程序

申请人按照一般用医药品不同注册分类要求提交申请资料，PMDA 审评行政办公室收到申请人提交的资料后，首先对资料进行信赖性调查，确保所提交的材料符合规范、伦理和科学逻辑。审评人员在审评过程中可以与申请人进行面对面沟通。通过初审并形成初审报告后，PMDA 组织生命科学、医学、兽医学、物理科学、生物统计学等各领域专家组成审评小组，对药品开展技术审评，经过专家会议评审、反复讨论后，PMDA 形成最终的审评报告。在技术审评的同时，PMDA 还会组织 GMP 合规性现场检查。在技术审评和GMP 现场检查完成后，PMDA 会将最终审评报告和 GMP 检查结果一并递交给 PSEHB 的医药品审查管理课。厚生劳动省根据需要向 PAFSC 的需指导用医药品和一般用医药品部会征询意见，并结合技术审评报告和专家意见做出是否批准药品上市的最终决定 [1]（图 7-3）。

1　独立行政法人医薬品医療機器総合機構. 承認審査業務（申請・審査等）[EB/OL].
［2022-07-01］. https://www.pmda.go.jp/review-services/drug-reviews/0001.html.

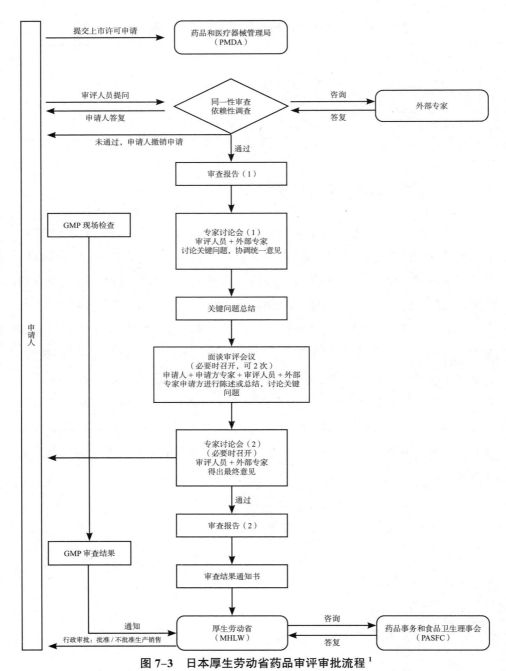

图 7-3 日本厚生劳动省药品审评审批流程 [1]

---

1 独立行政法人医薬品医療機器総合機構. 承認審査業務（申請・審査等）［EB/OL］.
［2022-07-01］. https://www.pmda.go.jp/review-services/drug-reviews/0001.html.

（四）都道府县审批程序

1. 非处方药许可标准

日本按治疗类别（药效群）制定有关活性成分、组成、用法用量、功能主治等的具体许可标准。目前，日本已制定 16 类一般用医药品生产销售许可标准，对于已建立许可标准的一般用医药品，只需提交产品特性、标准及检验方案等材料，而不用提交临床研究结果等其他数据。都道府县的卫生部门负责对符合许可标准的药品进行审批。申请人向都道府县的卫生部门提交上市申请，审评机构在完成"信赖性调查"之后，会组织人员进行技术审评以及 GMP 检查，根据调查、审评和检查的结果决定是否批准上市。许可标准的内容包括：①活性成分种类；②活性成分用量、配方原则；③剂型；④用法用量；⑤适应症；⑥包装规格（Packaging Units）（表 7-5）。

表 7-5　日本非处方药许可标准内容

主标题	副标题	内容
药品范围		符合许可标准的药品范围
许可标准	活性成分种类	活性成分及其配伍条件
	活性成分数量	活性成分的剂量要求
剂型		药品的剂型要求
剂量和服用方法		用法用量
适应症		适应症要求
包装规格		容器最大容量要求

日本感冒药许可标准涵盖了部分解热镇痛药、止咳祛痰药的成分和适应症，但是感冒药不适用于其他许可标准。

以感冒药许可标准为例，许可标准中的活性成分与适应症必须严格对应，超出许可标准范围的不能由都道府县卫生部门审批（表 7-6）。

表 7-6　日本感冒药许可标准适应症要求

适应症	活性成分
流鼻涕、鼻塞、打喷嚏	感冒药许可标准表 1 第二栏的成分（盐酸氮异丙嗪等）
咳嗽	感冒药许可标准表 1 三、四、五、十三或十四栏的成分（丙烯氯苯胺等）
有痰	感冒药许可标准表 1 第三栏的枸橼酸替吡定或羟苯酰苯酸替培啶或第五、六、七、十三、十五栏的成分

截至 2022 年 7 月，《一般用医药品生产和销售许可标准》共收录 1164 种活性成分（表 7-7）[1,2]。

表 7-7　日本已建立许可标准的药品种类及包含活性成分数目

序号	药物	最新更新时间	活性成分（种）
1	感冒药	2017 年	126
2	解热镇痛药	2015 年	52
3	止咳祛痰药	2017 年	119
4	鼻炎口服药	2015 年	47
5	肠胃药	2019 年	256
6	泻药	1998 年	128
7	抗眩晕药	1984 年	49
8	眼科用药	1986 年	56
9	维生素制剂	2019 年	68
10	灌肠剂	1998 年	3
11	驱虫药	1998 年	27
12	鼻炎滴鼻剂	2012 年	20
13	外用痔疮药	1995 年	70
14	抗癣药	2016 年	74

1　独立行政法人医薬品医療機器総合機構. 一般用医薬品・要指導医薬品の承認申請について.

2　厚生労働省. かぜ薬等の製造販売承認基準の英訳について.

续表

序号	药物	最新更新时间	活性成分（种）
15	止痒药	2011 年	43
16	外用止痛消炎药	2021 年	26
	合计		1164

注：数据截至 2022 年 7 月 1 日，包括汉方药。

2. 都道府县卫生部门审批

《一般用医药品生产和销售许可标准》中已经收载的药品由都道府县卫生部门负责上市许可申请。以大阪府为例，申请人向都道府县的健康医疗部提交上市申请后，健康医疗部首先进行"信赖性调查"，确保所提交的材料符合伦理并在科学上可以信赖，然后由公共卫生研究所进行技术审评，健康医疗部药务课生产审查组进行 GMP 现场检查（图 7-4）。健康医疗部根据技术审评和 GMP 检查结果决定是否批准药品上市[1]。对符合《一般用医药品生产和销售许可标准》的药品，技术审评阶段主要考察该药品的生产资料能否证明符合 GMP 以及不同批次产品是否具有稳定的质量一致性。

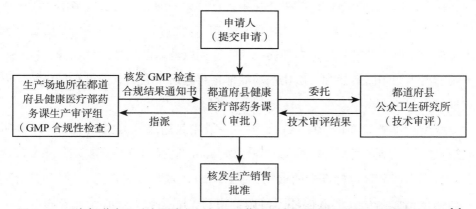

图 7-4　日本都道府县（大阪府）一般用医药品生产和销售许可标准审评审批流程[2,3]

1　陈宁，杨建红，潘红波，等. 美国和日本非处方药专论路径研究及对我国的启示［J］.
　　中国药事，2020，34（11）：1239-1246.
2　大阪府. 地方委任一般用医薬品及び医薬部外品の承認申请について.
3　大阪府. 医薬品适合性调查申请要领【承認定期·输出定期】.

（五）医疗用医药品与需指导用医药品转换路径

《药品和医疗器械法》规定，含有某种活性成分的医疗用医药品（处方药）应当首先转换为需指导用医药品，在上市销售 3~8 年内开展上市后监测，符合规定的可申请转换为一般用医药品。医疗用医药品转换为需指导用医药品分为候选活性成分评价与申请品种转换两个阶段。

1. 候选活性成分评价阶段

在转换的第一个阶段，企业、消费者个人、学会、团体均可以从厚生劳动省等相关网站下载并按要求填写"一般用医药品候选成分"申请表，并通过邮件或传真提交至 PSEHB 的医药品审查管理课。

申请表内容包括：①药品使用状况；②医疗用医药品转换为需指导用医药品的理由；③药品不良反应情况；④药品在境外国家地区的人群使用情况等。医药品审查管理课分类整理申请信息并创建申请项目清单，通过向相关医学会咨询后，召开评估会议讨论把申请中的活性成分转换为需指导用医药品的有效性和安全性。会后公布讨论结果并征集公众意见。随后，再次邀请消费者、业界和学术团体进行转换为一般用医药品的有效性讨论。最后一次评估会议形成结果后，厚生劳动省会公布拟转换为一般用医药品的候选活性成分，PAFSC 下属的需指导用医药品和一般用医药品部会将会议中的重点记录和最终结果形成报告（图 7-5）。

厚生劳动省发布的 1983~2015 年"一般用医药品社区医疗及国际趋势研究报告"[1]，总结了所有已转换为一般用医药品的药品及其治疗类别，除了包含在一般用医药品许可标准中的治疗类别以外，还增加了血清高胆固醇改善药、牙痛与牙槽脓漏药、血液循环障碍调节用药、解痉药、强心药、外用湿疹与皮炎药、口服抗过敏药、祛痘药品、钙制剂、过敏性眼药水与过敏性鼻炎滴鼻剂、戒烟辅助药、过敏性鼻炎口服药、口腔炎治疗药、唇疱疹复发治疗药、过

1　厚生劳动省 .「一般用医薬品の地域医療における役割と国際動向に関する研究報告」が公表されました（平成 27 年 5 月 20 日）.

敏性眼药水、尿频与残留尿感治疗药、阴道念珠菌复发治疗药、肠易激综合征复发症状改善药等一般用医药品的治疗类别。

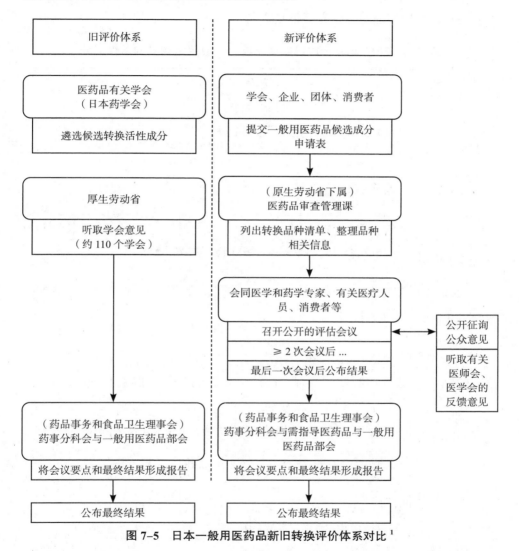

图 7-5　日本一般用医药品新旧转换评价体系对比 [1]

2016 年 4 月 13 日，厚生劳动省举办了首次评估会议，之后从 2016 年 8 月 5 日至 2021 年 12 月 30 日，厚生劳动省共收到 38 种活性成分的转换申请，召开了 9 次评估会议，已完成 29 种活性成分的转换评估。截至 2022 年 1 月已

1　厚生劳动省. スイッチ成分の評価システムの検討について.

批准 11 种转换一般用医药品的候选活性成分（表 7-8）。

当第一阶段完成后，企业可先同 PMDA 沟通审评和所需资料，然后开展说明书和包装标签理解力研究等必要研究。

表 7-8　2016 年后日本已成功转换为一般用医药品的活性成分

活性成分	适应症	申请人	结果
2016 年财年			
透明质酸钠	减轻以下眼部症状：干燥（泪液辅助）、异物感（砂砾感、刺痛）、佩戴软性或硬性隐形眼镜异物感（发黏、刺痛）、疲倦、视力模糊、流泪、眩光、眼屎、充血	非个人	通过
瑞巴派特	改善胃溃疡、急性胃炎、慢性胃炎急性加重期的胃黏膜病变（糜烂、出血、发红、水肿）	个人	通过
美洛昔康	关节痛、背痛、肩痛	非个人	通过
丙酸氯替卡松	缓解花粉引起的季节性过敏症状：鼻塞、流涕、打喷嚏	非个人	通过
聚乙烯醇碘	眼部杀菌、消毒和清洁	非个人	通过
盐酸佐卡巴丁	结膜炎、眼痒	个人	通过
2017 年财年			
萘普生	头痛、牙痛、拔牙后疼痛、耳痛、关节痛、神经痛、腰痛、肌肉痛、肩痛、跌打损伤痛、骨折痛、扭伤痛、痛经、外伤痛的止痛	非个人	通过
酒石酸托特罗定	女性突发的尿急难耐及伴发的尿失禁、尿频	个人	通过
盐酸伊托必利	1. 腹胀、胃胀、食欲不振、烧心、胸闷、反胃（恶心）、呕吐 2. ①胃肠动力下降引起的以下症状：消化不良、胃/腹胀、胃痛、食欲不振、烧心、反胃、呕吐；②消化不良，胃/腹账，胃痛，食欲不振，烧心，恶心，呕吐	非个人	通过
聚卡波非钙	反复腹泻、便秘、腹泻/便秘	非个人	通过
2018 年财年			
枸橼酸莫沙必利水合物	烧心、反胃（恶心）、呕吐	个人	通过

注：1.此处厚生省财年指代时间段为某年 4 月 1 日至次年 3 月 31 日；2."个人"指一般消费者；3."非个人"指学会（日本药学会等）、产业界、学术团体或药企。

2. 申请品种转换阶段

转换的第二个阶段，申请人应当按照一般用医药品注册申请分类中第 4 类的资料要求提交上市许可申请，含有已转换的候选活性成分的原医疗用医药品即可快速转变成需指导用医药品的身份上市。提交的资料包括：① 药物研发背景、国外使用背景、产品特点与其他同类产品比较等；② 标准及检测方法；③ 临床研究结果；④ 说明书和包装标识。

PMDA 的一般用医药品及医药部外品办公室负责医疗用医药品申请转换为需指导用医药品申请的技术审评工作，在审评过程中可能会根据需要征求外部专家的意见。审评通过后，PMDA 将审评报告和相关资料提交给厚生劳动省行政审批，厚生劳动省根据情况征求需指导用医药品与一般用医药品部会的意见。

（六）再审查期

日本 1980 年 4 月开始实施再审查制度，通过在上市后的特定时间内收集有关药物的有效性和安全性信息，在药品上市后重新确认药物的安全性和有效性。再审查期内，PMDA 将不会受理"后发上市药品"的上市申请，同时也不会批准其上市申请。

1. 新活性成分再审查期

含有新活性成分的药品在上市申请时提交的是完整数据，包括 CMC、非临床研究，临床研究的安全性、有效性数据，在其 8 年的再审查期内，PMDA 将不会受理"后发上市药品"的上市申请，同时也不会批准其上市申请。即在保护期内，药品监管机构不能依赖已上市活性成分药品的数据用于批准后发上市药品[1]。

1　Japan Pharmaceutical Manufacturers Association.Pharmaceutical Administration and Regulations in Japan［EB/OL］.［2022–07–01］. https://www.jpma.or.jp/english/about/parj/eki4g6000000784o-att/2020e_contents.pdf.

2. 新复方组合、新适应症、新剂量、新给药途径、新剂型再审查期

对于新复方组合、新适应症、新剂量、新给药途径、新剂型药品，再审查期限为4~8年，PMDA将不会受理"后发上市药品"的上市申请，同时也不会批准其上市申请。

3. 具有显著"临床获益"新药的再审查期延长

在上市后监测中，如果发现已上市药品在长期使用中体现出具有延长寿命、改善生活质量、预防并发症的效果时，需要使用药物流行病学方法来评估其对患者的整体治疗效果。根据申请人提交的上市后监测数据，药品再审查期可以延长至10年。

4. 儿科研究的再审查期

依据《药事法》第14条中规定，进行儿科研究的药品可以获得不超过10年的再审查期。儿科研究的再审查期是在药品原有再审查保护期基础上的延长。再审查期内不受理且不批准后续开展儿科研究的后发上市药品。

四、非处方药监管制度

（一）标识和说明书管理

1. 标识内容

根据《药品和医疗器械法》第50条规定，除厚生劳动省的省令另有规定外，医药品必须在其接触药品的包装材料和容器上注明以下基本信息：生产商或经销商的名称和地址、药品名、批号、规格信息以及药品的使用期限。

药局用医药品应当注明"根据医师处方使用"字样，列入《日本药局方》的药局用医药品，包装上应当标明"日本薬局方"字样以及《日本药局方》中规定的具体事项。

需指导用医药品应当在标识上注明为"要指導医薬品"。一般用医药品应当根据其分类，在包装上注明对应的一般用医药品分类等级，例如"第2類医薬品"。特别需要注意的是，若为特殊的第2类一般用医药品，需要圆圈或者方框标注"第②類医薬品"或"第2類医薬品"。

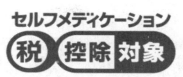

图 7-6　纳入自我医疗税收制度药品通用标识标志

2017年1月，厚生劳动省建立自我医疗税收扣除制度，对购买转换类一般用医药品（包括需指导用医药品以及完成转换进入一般用医药品分类的药品）的人群，在超过一定购买额度后，将进行相关税收扣除。纳入该制度范围的医药品包装上需标明特殊的通用标识标志（图 7-6、图 7-7）[1]。

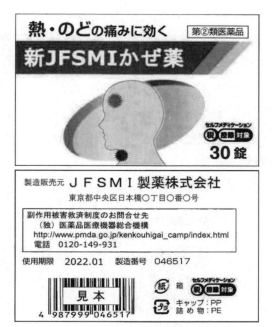

图 7-7　日本一般用医药品标识示例

2. 说明书内容

根据《药品和医疗器械法》第 54 条规定，医药品的随附资料、医药品或其容器或包装（包括内袋）中不得含有任何下列内容：

（1）有关医药品的虚假或误导性信息；

（2）未获批准的适应症或疗效信息；

（3）危害健康的剂量、用量或使用时间。

2011年，厚生劳动省食品药品安全局发布了《一般用医药品包装内页指南》（一般用医薬品の添付文書記載要領について），其中详细规定了一般用医

1　日本一般用医药品联合会. 税制について I 知ってトクするセルフメディケーション税制.

药品说明书的撰写原则和格式要求，说明书应当包括说明书修订日期、商品分类号（批准文号、最新复核日期等）、药品名称、药品类别（需指导用医药品/第几类一般用医药品）、治疗疾病分类、组成与产品描述、适应症、用量及给药途径、警告、禁忌、注意事项、药代动力学、临床研究、临床药理、理化性质等信息，并重点规定注意事项的内容、格式。此外，汉方药说明书需包括药品名称、适应症、用法、成分、使用注意事项（包括不良反应）、贮藏注意事项、生产商联系方式等[1]。

此外，日本一般用医药品说明书上常加入一些卡通形象生动地说明药品服药方法和用药注意事项等警示内容（图7-8）。部分药品也会利用图示标出患者关心的四项说明，第一项是药品照片，能够直观表明药品剂型，第二项是服用周期，分朝、昼、夕、寝四个时间段，第三项和第四项分别是适应症和注意事项。说明书中的直观图片示例可以提高说明书的可读性，减少患者用药错误[2]。

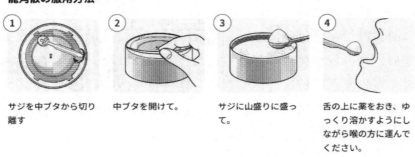

龍角散の服用方法

① サジを中ブタから切り離す

② 中ブタを開けて。

③ サジに山盛りに盛って。

④ 舌の上に薬をおき、ゆっくり溶かすようにしながら喉の方に運んでください。

用法・用量に関する注意

1. 用法・用量を厳守してください。

2. 小児に服用させる場合には、保護者の指導監督のもとに服用させてください。

3. 2歳未満の乳幼児には、医師の診察を受けさせることを優先し、やむを得ない場合にのみ服用させてください。

图7-8　日本药品说明书卡通标识

1　独立行政法人医薬品医療機器総合機構. 一般用医薬品の添付文書記載要領の留意事項について.

2　赵莹莹. 我国中成药与美国植物药、日本汉方药在非处方药管理方面的比较研究［D］. 北京：北京中医药大学，2017.

（二）上市后监测

1979 年，日本《药事法》建立"药品上市后监测（PMS）制度"，用于确保上市药品的质量、有效性和安全性以及合理使用。PMS 制度由药品不良反应和感染收集及报告制度（the ADRs and Infections Collections and Reporting System）、再审查制度和再评价制度组成，其中前两者为常规制度。

1. 不良反应报告制度

上市许可持有人、医疗专业人员（如医生、药剂师、护士）或其他人（如消费者等）通过 PMDA 提供的不良反应报告路径，报告任何可疑不良反应（表7–9）。药品上市许可持有人向 PMDA 报告国内外发生的可疑不良反应，其中导致死亡或危及生命的严重未预期的药品不良反应在 15 日内报告。严重且可预期的药品不良反应通常应当在 30 日内报告，但是含有新活性成分的药品在批准后的两年内，发生的任何预期或非预期严重不良反应均需在 15 日内报告。非预期且不严重的药品不良反应引起的病例应当定期报告，再审查的前 2 年为每半年提交 1次，2 年后改为每年提交 1 次；再审查结束后，除需要快速报告的不良反应以外，需要提交非预期的非严重 ADR 的总结报告，提交频率为每年一次[1]（表 7–10）。

医务人员应当报告与药局用医药品、一般用医药品和医疗器械等使用相关的不良反应。所有上报的不良反应报告均纳入日本药品不良事件报告数据库（JADER）[2]。

表 7–9　日本不同群体报告不良反应的方式

报告群体	报告方式
上市许可持有人	24 小时电子报告；现场受理
医疗专业人员	PMDA 电子报告接收系统
消费者	患者副作用报告电子系统；邮寄报告

1　孟康康，孙楠，董铎. 日本药品上市后监测与评价制度研究［J］. 中国药物警戒，2021，18（10）：5.

2　JPMA. *Pharmaceutical Regulations in Japan 2020 – CHAPTER 4*, 2020.

表 7-10　日本上市许可持有人不良反应报告时限

报告类型		报告时限
非预期	严重	15 日
	非严重	定期安全性报告
预期	严重	15 日 /30 日
	非严重	不要求

2. 再审查制度

日本 1980 年 4 月开始实施再审查制度，通过在上市后的特定时间内收集有关药物的有效性和安全性信息，在药品上市后重新确认药物的临床疗效。

在批准新药时，提交审查数据的数量和质量均有限，例如，批准之前进行的临床研究中受试者人数相对较少，药物的使用时间相对较短以及缺乏在各种条件下（例如伴随用药、并发症和年龄）使用药物的经验。因此，药品上市许可持有人有义务在产品批准后对其药品进行上市后监测，以识别药品实际临床使用中出现的任何疗效问题，或观察疗效水平是否因用量、给药时间、并发症或伴随用药等因素而改变。对因用量、给药时间、并发症或伴随用药等因素引起的任何药品不良反应发生率的显著增加和药品不良反应发生率的变化均应当予以监测和评估。

《药品和医疗器械法》第 14 条第 4 款规定：获得新药批准的药品上市许可持有人，在批准后一定时间内收集在医疗机构使用的数据，通过再审查确认所批准药品的治疗效力和效果、批准用法和用量下的有效性、安全性以及质量。再审查时限 4~10 年不等，一般为 8 年，有时可能延长再审查期（表 7-11）。

表 7-11　日本新药再审查时限

再审查产品	再审查期
罕见病用药	10 年
含有新活性成分的药品	8 年

续表

再审查产品	再审查期
新给药途径的药品	6 年
新复方组合 新适应症 新剂量 新给药途径 新剂型	4~8 年

再审查的新药包括厚生劳动省在上市批准时确定的活性成分、成分配比、用量和使用方式，以及适应症与已获批准的药物明显不同的药物，包括医疗用医药品和需指导用医药品。

当需指导用医药品需要开展药物流行病学调查或者临床研究以确定儿童给药用量时，研究期限可以根据需要在再审查期结束前延长，最长再审查期为 10 年。

对于新药，在再审查期间增加其他适应症的情况下，允许延长新适应症的再审查期限（表 7-12）。

表 7-12　新药增加适应症的再审查期限

现有适应症是常见适应症	再审查期
增加常见适应症	现有适应症剩余再审查期不满 4 年的为 4 年，超过 4 年的按剩余时间
增加罕见病用药适应症	10 年
现有适应症是罕见病用药适应症	**再审查期**
增加常见适应症	5 年 10 个月
增加罕见病用药适应症	10 年

（三）经营和广告管理

1. OTC 药品经营管理

（1）经营许可

《药品和医疗器械法》第 12 条规定，企业需获得第一类药品生产销售业许可（製造販売業許可）才能生产和销售处方药，获得第二类药品生产销售业许可才能生产和销售非处方药。

第 25 条规定，药品销售业许可（販売業の許可）分为三类：①商店销售许可：销售需指导用医药品和一般用医药品；②配置销售许可[1]：通过配置销售或提供一般用医药品；③批发销售许可：向药房所有者、药品制造商、分销商、生产商、销售商、医院、诊所或厚生劳动省规定的其他对象销售或赠送药品。

此外，《药品和医疗器械法》中还规定，商店销售许可由商店所在地的都道府县长（或设立卫生中心的市长或特别行政区的区长）颁发；配置销售许可由销售区域所在地都道府县长颁发；批发销售许可由企业所在地的都道府县长颁发。

（2）药品销售

销售条件　第 1 类一般用医药品仅可在配备药剂师的药店售卖，摆放在患者不能自行拿到的位置，但销售时药剂师必须主动为患者提供用药指导。第 2 类一般用医药品可在配备药剂师的药局或有注册销售员的药店售卖。特殊第 2 类一般用医药品应当放在药剂师咨询台附近销售。第 3 类一般用医药品无需提供任何说明和用药指导，消费者可自行购买。

需指导用医药品购买时无需处方，但必须通过与药剂师面对面的咨询，根据药剂师提供的信息来选择和使用。

网络销售　《药品和医疗器械法》中规定一般用医药品可通过网络销售。为保证药品网络销售的安全，日本连锁药店协会（JACDS）允许符合法规标准的成员药店张贴"合规药店标志"（图 7-9），消费者可通过识别该标志购买药品。此外，符合要求的药店名单将在 JACDS 的网站上公布，以便消费者进行查验，防止合规药店标志被盗用。在网络销售的一般用医药品标识应当明确标明药品分类。

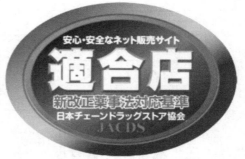

图 7-9　一般医用品合规药店标志

1　日本的一种药品销售方式，销售人员在消费者的家或公司安置装有药品的箱子供其使用，并在下次访问时支付使用的金额。

2. OTC 药品广告管理

根据《药品和医疗器械法》，厚生劳动省将药品广告定义为：①明显地旨在诱导消费者购买产品的信息；②指明医药产品的名称；③能够被公众看到和感知的信息。日本药品广告分为面向医疗保健专业人员的药局用医药品广告和面向大众的一般用医药品广告[1]。

一般用医药品在广告时必须要符合《药品和医疗器械法》的规定和《公平广告标准》中对药品广告的相关规定。首先，任何广告不得有关于安全性和有效性的误导性或虚假信息，以及未经过证实的声称，且不能鼓励滥用或过量服用。其次，禁止向普通公众进行治疗癌症、白血病的药品和再生医学产品广告宣传，处方药不得发布面向公众的广告。最后，禁止在药品获得批准上市前发布广告。

在日本，药品广告不需要经政府部门预先审批，而是实行行业规范管理。日本一般用医药品联合会（JFSMI）是与包括日本国家和都道府县在内的所有利益相关者都有合作的机构，其下设的日本自我药疗行业协会（JSMI）承担着对日本非处方药广告的审查职责。

JSMI 制定了行业规范《一般用医药品的正确广告指南》。JSMI 下设广告审查委员会（ARB）建立了行业自主审查体系，进行一般用医药品广告审查[2]。如果制药企业违背行业协会的规范，将会被协会除名，同时还将被协会处以最高 3 亿日元的罚款。

《药品和医疗器械法》第 72 条规定，当厚生劳动省发现企业存在违法行为时，会要求制药企业停止违法行为，如果不遵守，会采取相关行政处罚，包括罚款，情节严重时暂停、吊销生产经营许可证。根据《药品和医疗器械法》，虚假和夸大的宣传和广告以及在获得上市许可批准之前发布广告，最高可判处两年徒刑，或处以 200 万日元以下的罚款，或二者并罚。《药品和医疗器械法》规定，在广告中对药品、准药品（医药部外品）、化妆品、医疗器械或再生医学等产品的名称、制造方法、功效、效果进行虚假或夸大宣传，厚生劳动省会对其额外征收附加费（课徵金），附加费罚款额为在规定期限内药品总销售额的 4.5%。

1　ICLG.com. *Pharmaceutical Advertising Laws and Regulations Japan 2021-2022*, 2022.

2　Japan Self-Medication Industry. *OTC Advertising Regulation in Japan*, 2022.

中英文对照表

英文简称	英文全称	中文全称
ARB	Advertising Review Board	广告审查委员会
GCP	Good Clinical Practice	临床试验质量管理规范
GLP	Good Laboratory Practice	非临床研究质量管理规范
GMP	Good Manufacturing Practice	生产质量管理规范
GPSP	Good Post-marketing Study Practice	上市后研究质量管理规范
JACDS	Japan Association of Chain Drug Stores	日本连锁药店协会
JADER	Japanese Adverse Drug Event Report database	日本药品不良事件报告数据库
JFSMI	Japan Federal Self-Medication Industries	日本一般用医药品联合会
JSMI	Japan Self-Medication Industry	日本自我药疗行业协会
MHLW	Ministry of Health，Labour，and Welfare	厚生劳动省
PAFSC	Pharmaceutical Affairs and Food Sanitation Council	药品事务和食品卫生理事会
PMDA	Pharmaceuticals and Medical Devices Agency	药品和医疗器械管理局
PMS	post-marketing surveillance	药品上市后监测
PSEHB	Pharmaceutical Safety and Environmental Health Bureau	医药生活卫生局

如对专论感兴趣，欢迎扫码阅读：

日本许可标准：感冒药

第八章

典型国家地区非处方药监管比较

处方药与非处方药分类管理是伴随健康护理观念转变而自然出现的。随着社会经济的发展，诊疗模式逐渐发展变化，从传统的非专业诊疗服务，过渡到完全依赖专业化诊疗服务，再到由于医疗资源的短缺或者出于成本效用考虑的自我诊疗轻微健康问题的需求逐渐增加，自我药疗兴起。在严格监管的处方药中逐渐遴选出或者转换为相对安全性更高的非处方药，或者仅发生了某个处方药的部分适应症和用途进行非处方药的转换，非处方药品的使用不再依赖专业医生的诊断和治疗，而是强调依赖个人健康护理经验和决策，可以在没有专业人员监督的情况下即可以自行判断、选择和使用非处方药。监管机构基于以风险为基础的考虑，将安全性更高的非处方药从处方药审评中分离出来单独建立审评路径和审评要求，优化监管资源分配，提高监管效率。

从六个国家的非处方药监管经验看，每个国家的分类管理发展进程各异，但基本都要经历三个阶段：第一阶段，尚未实施分类管理，或者处方药与非处方药的界线模糊；第二阶段，解决历史遗留问题，对已上市药品开展回顾性审查，通过评价遴选出相对安全的活性成分，划入非处方药管理，部分国家建立了非处方药专论或者生产许可标准、标识标准；第三阶段，在解决历史问题后，各国逐渐建立了常规性的处方药与非处方药转换路径，包括建立单个制剂品种的转换路径，或者通过常规性程序遴选活性成分纳入非处方药管理，同时建立常规的专论（可以理解为生产标准）或者生产许可标准、标识标准的更新修订路径。

相对于非处方药，处方药的上市监管更为严格，通常需要经过严格的审评审批程序。而非处方药从其被从处方药中遴选分离出来开始，就被设定为相对来说更为安全的属性，因此多数国家的监管机构对非处方药采取独立监管路径，在监管资源配备、注册程序、上市后监管等方面与处方药监管形成差异化。非处方药新药通过审评审批路径上市，一部分上市基础良好的产品则通过历史的数据积累和回顾性评价，建立活性成分的标准、标识标准，产品生产企业与标准进行对标，符合要求的通过备案、登记程序即可上市，监管机构对这类产品简化数据资料提交要求，转而更关注药品质量和标识的合法性和适宜性。尽管非处方药的上市程序相对简化，但产品质量的要求并未降低，企业仍然要接受监管机构的日常监管检查，确保企业持续符合药品生产质量规范的基本要求。

非处方药更接近于普通商品，其误用错用风险较低，便于患者自我诊断和选购。除满足患者治疗需求以外，非处方药的研发更关注消费者的偏好和多样化要求，如口味、剂型适宜性、给药方便性、标识可读性，以提高用药的依从性和用药感受。

一、非处方药的涵义

（一）概念界定与目录管理

顾名思义，处方药和非处方药概念的本质差异在于是否需要处方（表8-1）。处方药必须凭执业医师处方才可以购买或者使用。非处方药则不再依赖执业医师的处方作为购买和使用前提。

部分国家或者地区监管机构采用了目录管理方式，进一步区分哪些药品是处方药、哪些药品是非处方药。通常情况下，新药批准上市时就应当被审评机构确认处方药或非处方药的地位。因此，某些国家公布的已上市药品目录中可以明确判断是处方药还是非处方药（如美国的橙皮书），或者公布活性成分的处方药目录集（如澳大利亚的处方药活性成分目录）。通常情况下，按照活性成分的安全性和上市经验等，遴选出安全性更高的非处方药活性成分目录是更高效的监管方式，建立活性成分的专论目录、标识标准目录、生产许可标准目录都属于这种目录管理方式，列出活性成分及其作为非处方药使用时的限制条件，符合目录内条件的就可以简化上市程序，上市后监管措施也随之优化。

表 8-1　各国处方药非处方药概念

国家	处方药概念	非处方药概念
中国	必须凭执业医师或执业助理医师处方才可调配、购买和使用的药品	不需要凭执业医师或执业助理医师处方即可自行判断、购买和使用的药品
美国	任何具有成瘾性或者潜在危害的药品，以及按照新药申请批准时规定仅可凭医生处方分发和销售的药品	在美国 FDA 批准新药申请时规定不需要凭医生处方分发和销售的药品；以及未经过美国 FDA 批准即上市的药品，例如通过专论路径上市的药品
欧盟	受医生处方约束的药品	不受医生处方约束的药品
加拿大	（1）消费者需要凭借执业医师开具的处方才能获得的药品 （2）全部或部分成分在处方药清单（PDL）中的药品	不适用《食品药品条例》和《麻醉品管制法规》的必须凭处方销售的药品以外的药品
澳大利亚	（1）只能凭借医药专业人员的处方才能提供 （2）《药品和有毒物质统一分类标准》第 4、8、9 类以及其他需要处方的物质	除《治疗产品条例》中的处方药和补充剂之外的其他药品、防腐剂以及防晒霜，即《药品和有毒物质统一分类标准》第 2、3 类
日本	药局用医药品：由医生处方的或在医生指导下使用的药品	（1）需指导用医药品 （2）一般用医药品

在对处方药和非处方药进行基本分类的基础上，各国家或者地区的监管机构又对两种不同法律地位的药品进一步细分类别。例如，对特殊管理药品实行更严格的处方管理限制，例如麻醉药品、精神药品等。非处方药是安全性相对更高的药品，各国根据使用时是否需要药师的专业指导、作为非处方药的使用经验多少等进一步分类，限定允许使用的场所、配备药剂师的条件等。通常情况下，对相对安全的非处方药允许在普通商店销售，无需配备医药专业人员（表 8-2）。

表 8-2　各国非处方药分类及使用场所和专业人员配备要求

国家	普通商店销售	药房售卖	药剂师监督
中国	获得《药品经营许可证》乙类 OTC	乙类 OTC	甲类 OTC
美国	允许	允许	允许

国家	普通商店销售	药房售卖	药剂师监督
欧盟	根据各国法律规定	N/A	N/A
加拿大	Ⅳ类无需专业人员指导即可出售	Ⅲ类在药剂师的监督下可直接在货架上出售	Ⅱ类需要在销售网点药剂师的专业指导下购买
澳大利亚	未在任何分类中的药品	第2类非处方药	第3类非处方药
日本	3类一般用医药品：无需提供任何说明和用药指导，消费者可自行购买	2类一般用医药品：可在配备药剂师的药局或有注册销售员的药店售卖。特殊2类一般用医药品应当摆放在药剂师咨询台附近销售	1类一般用医药品：仅可在配备药剂师的药店售卖，摆放在患者不能自行拿到的位置，但销售时药剂师必须主动为患者提供用药指导 需指导用医药品：购买时无需处方，但必须通过与药剂师面对面的咨询，根据药剂师提供的信息来选择和使用

（二）非处方药分类原则

不同国家对药品法律地位的界定方式可分为三种，各种方式可以联合使用（表 8-3）。第一种方式为在审评时由监管机构进行确定的，代表国家有中国（直接申报）、美国以及日本；第二种方式为制定了明确的处方药界定原则，根据患者自我诊断和用药风险的程度对药品进行分类管理，考虑因素主要为医生指导必要性和患者用药差错可能性，代表国家或地区有中国（遴选）、欧盟以及加拿大；第三种方式为制定处方药活性成分清单，当活性成分被允许用于非处方药后，将该活性成分从处方药活性成分清单中删除，代表国家有加拿大、澳大利亚。

我国在 OTC 遴选阶段已建立遴选原则，但较为宽泛，实际遴选判断是由监管机构审评组织专家遴选确定。加拿大制定了明确的分类原则，同时建立处方药（成分）清单，对处方药成分进行相对严格的监管。澳大利亚建立处方药清单界定处方药范围，除包含明确的处方药成分外（《药品和有毒物质统一分类标准》中第 4、8、9 类）外，还要求某些类别的药品也必须作为处方药，例如医用气体、疫苗、放射性药品、注射剂等，实际也相当于制定了处方药判定原则。日本将非处方药分为一般用医药品和需指导用医药品两大类，对直接申请上市的非处方药、处方药刚刚转换的非处方药等作为需指导用医药品进行持续的监测，监测期间没有发生不良反应和其他问题的可以进一步转换为一般用医药品。

表 8-3 各国处方药与非处方药分类管理原则

国家	处方药判定原则	非处方药遴选原则
中国		非处方药遴选原则：应用安全、疗效确切、质量稳定、使用方便（至 2003 年结束）
美国	具有成瘾性或者有潜在危害的，以及按照新药申请批准的药品一般为处方药	相对更安全的，适宜自我诊断的，通过专论路径上市药品为非处方药
欧盟	（1）如无医生的监督，即使正确使用也可能直接或间接造成危害 （2）易出现用药差错，会对人体健康产生直接或间接的危害 （3）所含物质、活性成分及其不良反应有待进一步研究 （4）注射途径给药 （5）当药品监管机构对药品最大单次剂量、最大日剂量、规格、剂型、特定类型包装，或药品特别的使用情形有特殊要求时	不满足处方药条件的人用药品就是非处方药
加拿大	（1）是否需要执业医师监督：①用于不易诊断的严重疾病；②用药可能掩盖其他疾病；③疾病治疗与监测需要执业医师参与；④用药需要复杂的或者个性化的指导；⑤执业医师专业性给药或监督用药；⑥药品安全窗狭窄；⑦在正常剂量下，药品可能或已知会引起严重不良反应或相互作用；⑧药品具有依赖性或潜在成瘾性 （2）药品上市经验：①新上市药品；②新适应症的药品；③少数患者使用的药品；④药理作用未完全表征的药品 （3）潜在风险：①有可能危害公共健康；②有害的非医疗用途	若对公众健康和安全获益超过了凭处方购买获益，则会考虑将药品作为非处方药，例如硝酸甘油 出于更好地公共卫生服务目的，并且要求个人凭处方用药对于医疗保健系统来说无法实现时可以作为非处方药，例如流感疫苗

国家	处方药判定原则	非处方药遴选原则
澳大利亚	符合《药品和有毒物质统一分类标准》中第4、8、9类以及其他被规定为需要处方的物质	符合《药品和有毒物质统一分类标准》中第2、3类以及未包括在任何分类中的一般销售药物 含有治疗心脏病的口服硝酸盐的药品、鼻用糖皮质激素、定量哮喘吸入剂、尼古丁透皮贴剂四类药品虽然包含在处方药清单中，按照处方药标准进行审评及上市，但是无需处方即可购买
日本	由厚生劳动省指定	

二、非处方药监管组织架构

由于法律地位不同，对非处方药与处方药监管差异性最大的阶段是在审评环节，在药品监管机构中设置专门的审评部门负责非处方药审评和标准管理等是许多国家的共同选择。

美国、加拿大实行中央集中药品审评管理，在药品监管机构中设置专门的的非处方药审评部门，负责非处方药上市技术审评相关工作（表8-4）。在美国，在药品审评机构中分别设立处方药审评和非处方药审评处，非处方药审评处又进一步细分出不同治疗类别的两个处。日本则在药品监管机构实行分级管理，在中央一级设置一般用医药品及医药部外品办公室（Office of OTC/Quasi-drugs），负责需指导用医药品、一般用医药品、医药部外品和化妆品审评、出口认证和质量再评价。在都道府县一级负责基于许可标准的一般用医药品审评审批。我国药品审评为全国统一审评模式，处方药与非处方药审评未进行审评机构内部职责区分，非处方药与处方药实行相同的审评审批管理，主要由国家药品监督管理局药品审评中心化学药一部与化学药二部负责技术审评。

表 8-4　各国负责非处方药上市审评部门的比较

国家	审评部门	职责	路径
中国	国家药品监督管理局-药品注册管理司-化学药品处	负责化学药品的注册管理工作。组织拟订处方药和非处方药分类管理制度。组织开展化学药品研制环节检查，组织查处相关违法行为	注册、转换路径
	国家药品监督管理局-药品审评中心-化学药一部与化学药二部	负责药物临床试验、药品上市许可申请的受理和技术审评	
	国家药品监督管理局-国家药品监督管理局药品评价中心	适宜性审查	
美国	FDA-CDER-新药办公室（OND）-非处方药办公室（ONPD）-非处方药处（DNPD）-DNPD Ⅰ＋DNPD Ⅱ	DNPD Ⅰ负责麻醉、成瘾性和止痛、皮肤病、胃肠、神经、肺部、过敏和重症监护、精神病用非处方药的审评	专论、注册、转换路径
		DNPD Ⅱ负责抗感染药、抗病毒药物、心脏病和肾脏病、牙科、糖尿病、血脂异常和肥胖、眼科、耳科、泌尿科、产科、妇科用非处方药的审评	
欧盟	欧盟委员会EC-EMA-人用药品委员会（CHMP）以及成员国监管机构	集中审评程序由CHMP负责审评	集中程序
		其他程序由成员国监管机构负责审评	相互认可、非集中、成员国程序
加拿大	加拿大卫生部-健康产品与食品分部HPFB-天然健康和非处方产品局（NNHPD）-产品审评局（BPRA）-非处方药评价处（NDED）	负责对非处方药上市申请的技术审评	药品识别号申请、第Ⅳ类专论申请、标准识别申请、新药申请/简略新药申请
澳大利亚	健康产品监管组织（HPRG）-治疗产品管理局（TGA）-药品监管司（MRD）-补充剂和OTC药品处	负责非处方药以及补充剂监管	注册路径

国家	审评部门	职责	路径
日本	药品和医疗器械管理局（PMDA）一般用医药品及医药部外品办公室（Office of OTC/Quasi-drugs）	对厚生劳动省一般用医药品审评审批程序的需指导用医药品、一般用医药品、医药部外品和化妆品进行审评、出口认证和质量再评价	厚生劳动省一般用医药品审评审批程序
	都道府县的卫生部门	对基于许可标准的一般用医药品审批程序进行审评	基于许可标准的一般用医药品审批程序

三、非处方药直接上市路径

（一）新药申请路径

非处方药新药是指含有新活性成分的药品，包括改良型新药，如新适应症、新剂型、新给药途径、新复方制剂等。各国监管机构对新药的注册分类界定各有差异，允许直接以非处方药（Direct-to-OTC）的新药申请路径上市（表8-5）。现实情况是，新药初始上市更多地以处方药身份上市，经过一段时间的应用后，安全性和有效性得到确认，在符合非处方药使用条件的情况下转换为非处方药。因此，含有新活性成分的新药直接作为非处方药获得各国监管机构批准的情形并不多见。

在欧盟，上市基础良好的药品也可以作为新药上市，所谓上市基础良好的药品是指含有某种活性物质的药品作为医疗用途已使用至少10年。根据2001/83/EC 第10（a）条规定，如果申请人能够证明药品包含的活性物质在欧盟范围内已经有了至少十年的成熟的使用经验，并且活性物质具有公认的疗效和在 2001/83/EC 附件 I《分析、毒理学和临床标准以及关于药品检测的协议》规定的条件下可接受的安全水平，在这种情况下，应当用适当的科学文献来代替非临床实验和临床试验结果。对于此类药品，也可以作为参比制剂。

表 8-5　各国非处方药新药申请路径

国家	路径名称	适用范围	申请材料特点
中国	新药申请	创新药	申请人需要提交完整申报资料
美国	新药申请（NDA）	含有新化学/分子实体构成的活性成分，或已获批药品的新适应症、新剂型、新规格、新给药途径和新活性成分组合的新非处方药	申请人需要提交完整申报资料
欧盟	集中程序、单一成员国程序、相互认可程序、非集中程序	新药、上市基础良好的药品、已获批活性成分的新复方制剂	申请人需要提交完整申请资料
加拿大	新药申请（NDS）	（1）含有某种物质，无论是作为活性或非活性成分、载体、包衣、赋形剂、溶剂或其他成分，以药品在加拿大销售的时间和数量不足以证明其安全性和有效性 （2）两种或多种药物的复方，无论是否有其他成分，以复方药品销售的时间和数量不足以证明其安全性和有效性 （3）在生产商确定的处方、推荐、建议或声明的药品用途或药品的使用条件（剂量、给药途径或作用持续时间）下，该药品销售的时间和数量不足以证明其安全性和有效性的原研药	申请人需要提交包括安全性试验的详细报告和临床有效性的实质性证据在内的完整申报资料
澳大利亚	注册路径 N5：新药	活性成分包含新化学实体的药品。作为已有药品的延伸，具有新适应症、新规格、新剂型、新用途、新的药品组合、不同的使用人群的新药	需要提交非临床与临床数据
日本	注册分类第 1 类	含有已上市药品中从未含有的活性成分的药品	针对不同分类递交申请资料

（二）仿制药上市路径

1. 仿制药注册分类与申请

所谓仿制药是与参照药品（原研药）相对而言的概念。仿制药是指与已上市的参照药品相比，在活性成分、剂型、剂量、给药途径、药品质量与特性及适应症方面相同的药品。为了避免重复不必要的临床试验，各国纷纷建立仿制药简化申请路径（表8-6），要求仿制药与参照药品进行比对，证明药学等效和生物等效，间接证明疗效等同。仿制药并未重复全部的非临床和临床试验，而是通过间接证据证明药学、生物等效，相当于依赖了药品审评机构对原研药的安全性和有效性证据的审评结论。仿制药注册的简化申请资料要求，一般情况下可以豁免全部或者部分非临床实验和临床试验资料要求，代之以生物等效性试验资料证明与参比制剂的疗效一致。

表8-6　各国非处方药仿制申请路径

路径名称	适用范围	申请材料特点
中国		
仿制药申请	仿制药	可以提供生物等效性试验资料替代非临床实验与临床试验资料
美国		
简略新药申请（ANDA）	与原研药或已上市的参照药品相比，在活性成分、剂型、剂量、给药途径、药品质量与特性及目标适应症方面相同的药品	申请人被豁免提交非临床研究和临床试验报告，以生物等效性试验资料替代
欧盟		
集中程序、其他程序：申请人根据商业需求自行选择	与参照药品具有相同成分、剂型、剂量的活性物质，并且通过生物利用度研究证明与参照药品具有生物等效性的药品	可以提供生物等效性试验资料替代非临床实验与临床试验资料
加拿大		
简略新药申请（ANDS）	新药原研药的仿制药	以证明与参比制剂生物等效的生物利用度研究、药效学研究和临床研究等替代非临床实验和临床试验资料
澳大利亚		
注册路径N1：仿制药	除口味、香味、颜色之外与参照药物完全相同的仿制药申请	申请人无需提交非临床与临床数据，但是需要提交OTC新药N1申请伴随承诺书，承诺产品的标识、包装、口味/香味/颜色变化、产品质量、参比制剂等符合规定

路径名称	适用范围	申请材料特点
注册路径 N3：仿制药	不包含在 N1、N2（专论路径）和 N4 中的其他仿制药申请	无需提交非临床与临床数据，也无需提交承诺书
注册路径 N4：仿制药	需要提供安全性、有效性数据和之前未通过下调分类级别注册为 OTC 的药品，包括与需要更高级别评估的"伞形品牌"命名药品的风险的仿制药申请	需要提交非临床与临床数据、审评支持数据以及数据审评专家的信息
日本		
第 5 类	在给药途径、适应症、剂型、规格等方面与已经批准的需指导用（或一般用）医药品不同	针对不同分类，对照需指导用或一般用医药品的生产销售申请资料要求提交申报资料
第 7 类	已批准一般用医药品的仿制药或剂型发生微小改变的申请	

2. 仿制药的参比制剂选择

参比制剂是仿制药研发过程中参照的目标药品，也是仿制药申请所依赖的安全性、有效性证据的初始来源。参比制剂通常是指首次获得本国药品监管机构上市许可的已提交完整的安全性和有效性数据的药品，即在某个国家首个获批上市的原研药品（表 8-7）。

由于原研药品上市后可能因为安全性和有效性原因或者其他原因不在市场销售，因此无法作为参比制剂供仿制药企业作为参照，各国均采取某些替代参比制剂的措施。因为安全性和有效性原因被撤市的药品一般难以作为参比制剂，除非其提供了新的安全性、有效性的证据。而因为安全性和有效性以外的原因不在市场销售的药品通常情况下可以选择替代药品作为参照药品。替代药品不一定是原研药，但是已经证明与原研药具有治疗等效性或者生物等效性。美国、加拿大、日本允许在无法获得原研药进行生物等效性试验时，允许有条件选用与原研药品生物等效的药品进行生物等效性试验，即允许使用仿制药作为参比标准（RS），或者允许境外来源的原研药作为参比制剂。

在美国，作为参比标准（RS）的药品仅能选择与已上市的与参比制剂具有治疗等效性的仿制药，治疗不等效的改良型仿制药不能作为参比标准，如果有多个与参比制剂治疗等效的仿制药已上市，美国FDA通常会根据商业数据选择仿制药市场份额最大的药品用来进行生物等效性试验。值得注意的是，在美国，与参比制剂给药途径、剂型、规格不同的所谓"改良型"仿制药不可以作为参比标准。而在日本，已与原研药进行了生物等效性试验的不同剂型或规格的改良型仿制药，如果进行了适当的溶出试验也可以作为参比标准用于生物等效性试验。

仅加拿大和澳大利亚允许在特定条件下使用来源于境外的参比制剂，必须同时满足四个条件：①证明境外参比与国内批准原研药生物等效；②仅限于口服固体速释制剂（在加拿大，缓释剂型亦可）、口服混悬制剂；③批准境外参比制剂的国家监管体系与本国监管机构具有可比性；④在原产国与本国参比制剂为同一原研企业或者获得原研企业的许可。

表 8-7　各国仿制药参比制剂（参比标准）确定的条件

本国批准	条件	替代情形	标记方式
美国			
是	参比制剂（RLD）：根据FDCA第505（c）条批准，在美国橙皮书中列出，没有因安全性或有效性的原因被撤市，并且在橙皮书标记为RLD	无	美国橙皮书中RLD用"+"标记，RS用"！"标记
	参比标准（RS）：由美国FDA确定的，在申请ANDA所需的体内生物等效性研究时必须使用的药品。通常选择RLD作为RS。具有多种批准规格的药品，以最高规格作为RS	RLD因非安全性和有效性原因撤市，选择与RLD具有治疗等效性的仿制药作为RS；如有多个符合，通常选择市场份额最大的作为RS。与RLD给药途径、剂型、规格不同的仿制药不可作为RS	
欧盟			
是	根据指令2001/83/EC第6条款授权，按照第8条，在欧盟内提交完整申报资料获得上市许可的药品	除含有新活性物质的新药外，上市基础良好活性物质的药品、新复方制剂也可以作为参比制剂	在已批准药品目录中标记仿制药和生物类似药

续表

本国批准	条件	替代情形	标记方式
加拿大			
是	已由卫生部发出合规通知并在加拿大上市的原研药	①因不在加拿大上市而无法用于证明生物等效性，但根据药品特性和生物利用度特性，可接受其作为参比制剂的药品　②根据药品特性和生物利用度特性证明与加拿大上市的原研药生物等效的境外来源药品，可接受其作为参比制剂	仿制药说明书中标出参比制剂
澳大利亚			
是	TGA 全面评估过质量、安全性、有效性（不可为祖父药），且符合所有现行标准的在澳大利亚批准上市的药品	境外原研药（参比制剂）和澳大利亚参比制剂相同，TGA 可以接受使用来源于境外的参比制剂用于生物等效性研究	TGA 公布已批准上市药品目录中按照上市时间可以区分
日本			
是	开展了临床试验研究的原研药	已与原研药进行了生物等效性试验确认的不同剂型或含量规格不同，并进行了适当的溶出试验的可以作为参比标准用于生物等效性试验	橙皮书中原研药用"＊"标记，改良并进行适当溶出试验的药品用"＋"标记，不同企业以a，b 等代号标记

（三）依特定标准上市路径

1. 建立低风险非处方药通用标准

在对以往已上市药品的安全性、有效性数据回顾性评估的基础上，部分国家对于经评估风险较低的品种采取了更为高效的监管方式，通常情况下不再需要对安全性和有效性数据进行技术审评，而是改为按照统一的标准要求，由企业自行按照标准要求进行逐项对标研发，并作出符合标准的承诺，之后通过登记、备案等路径上市销售，非处方药上市后的监管要求与处方药基本一致。

非处方药通过标准路径上市的程序，首先要建立针对特定治疗类别和活性成分的统一的标准要求（表8-8）。美国早在1962年开始针对已上市销售药品的回顾性审查DESI项目，对一部分非处方药进行回顾审查。1972年非处方药审评项目采取了按照治疗类别和活性成分建立专论标准的方式，之后建立了专论修订、增加、删除程序，可以根据药品上市经验等在原有治疗类别增加专论和创建新的专论，专论建立后不断更新，逐渐修改完善。由于1972年建立的首批专论针对的是此前在美国上市的药品，1999年引入建立新专论的"应用时间和范围申请"（TEA）程序，即针对1972年以后在美国上市的非处方药，以及未在美国有使用经验，但在其他国家有上市经验的非处方药建立新专论的程序。2020年，专论体系改革进一步深化，引入行政命令程序，实现制修订专论和删减专论更为高效。日本也于1969年开始建立标准，加拿大则于1995年开始建立专论标准和标识标准，澳大利亚则于2018年和2022年建立非处方药允许适应症清单和允许活性成分清单，两者进行自由组合达到标准管理的要求。

表8-8　各国非处方药标准建立及修订

标准类型	标准数量	内含 API 数量	建立时间	修订方式或程序
美国				
专论	30 个专论	810 个 API	1972 年通过"非处方药审评项目"建立首批专论	1979 年，建立针对已有专论修订的公民请愿（CP）程序
				1999 年，建立针对 1972 年以后以 NDA 程序上市的非处方药和在境外有上市经验的非处方药建立新专论的应用时间和范围申请（TEA）程序
				2020 年，建立更高效制定、修订或删减专论的 OTC 行政命令程序

续表

标准类型	标准数量	内含 API 数量	建立时间	修订方式或程序
加拿大				
第 IV 类专论	8 个专论	92 个 API	1995 年，建立第 IV 类专论和非处方药标识标准	2014 年，启动"非处方药专论评估试点行动"，将第 IV 类专论减少至 8 个
非处方药标识标准	33 个标识标准	124 个 API		
澳大利亚				
治疗产品允许适应症规定	1 个清单	无	2018 年，制定《治疗产品允许成分规定》	2018 年 至 2022 年 期间，进行了 2 次更新
治疗产品允许成分规定	1 个清单	2320 个 API 或辅料	2022 年，制定《治疗产品允许成分规定》	动态调整
专论	14 个专论	24 个 API	2013 年起建立专论	无
日本				
一般用医药品许可标准	16 个许可标准	1164 个 API	1969 年，启动一般用医药品许可标准制定	定期审查许可标准，进行增加、修订或删除

　　总体上看，各国建立的非处方药通用标准主要从治疗类别、活性成分、标识内容三个方面进行规定。所谓治疗类别就是适合作为非处方药使用的适应症范围，通常为患者可以自行诊断和判断的疾病或病症。活性成分标准则是对长期使用安全性更高的成分的组方、用量和用法等作出限定。标识标准则是对非处方药标识内容的规定。有些国家把三者统一为一个标准，有些国家则分别制定标准，或者制定两项标准，实际使用中由企业进行自由组合对标使用。药品是否符合治疗类别，活性成分和标识内容的通用标准是其能否以非处方药简化路径上市的必要条件，不符合通用标准的无法以简化路径上市。

2. 非处方药通用标准内容

从各国建立的非处方药通用标准的内容来看，主要包括活性成分的规格、剂型、给药途径、适应症、剂量，标识要求等，有些国家还包括非活性成分的信息。通常情况下需要限定单方或者复方的活性成分配方要求，活性成分的规格、剂型、最大剂量和最低剂量等，把非处方药活性成分的应用条件限制在一个相对安全的范围内（表 8-9）。此外，如果在通用标准中的活性成分允许在复方中使用，也可以与其他允许配伍的活性成分进行自由组方，但是要求所有的单方活性成分必须符合专论中的限定使用条件要求。从各国建立的非处方药通用标准中的活性成分数量来看，似乎数量并不多，实际上，通用标准中允许单个活性成分之间自由组合，从而开发出各种新的非处方药复方制剂，因此各国实际上市的非处方药品种种类繁多，可以满足不同场景下的患者用药需求。

表 8-9 各国非处方药简化路径的通用标准内容

国家	名称	内容
美国	专论	①总则条款：专论的适用范围和定义专论中的术语；②活性成分（组合）及对应规格、剂型等要求；③药品事实标签要求，包括药品的特性说明、适应症、药品使用前的警告和有关服用间隔时间等的用法指导；④专业说明书
加拿大	第Ⅳ类专论	前言；活性成分；给药途径；剂型；适应症；剂量；风险信息；非活性成分；储藏条件；规格标准；药品事实标签；参考的国外文献
加拿大	标识标准	前言；活性成分；给药途径；剂型；适应症；剂量；风险信息；非活性成分；规格标准；其他要求（如标识格式、字体、颜色及可读性等要求）；药品事实标签；特别说明；参考的国外文献
澳大利亚	专论	专论药品标识、活性成分、配方、生产、辅料检测、制剂检测、容器、稳定性的要求
日本	许可标准	①药品范围；②活性成分种类及配方原则；③活性成分剂量；④剂型；⑤用法用量；⑥适应症；⑦包装规格

各国非处方药通用标准中的剂型规格、用法用量、成分组合（用于单方或复方制剂）等规定各有不同，以祛痰药愈创（木酚）甘油醚为例，对各国简化

路径的非处方药通用标准中的剂型规格、用法用量、成分组合的规定有一定的差异（表8-10）。

表8-10　各国愈创甘油醚非处方药通用标准剂型规格、用法用量、成分组合和规定对比

国家	剂型及规格:	用法用量	成分组合
美国	无剂型及规格要求	成人和12岁及以上儿童：口服剂量为每4小时200~400mg，24小时内不超过2400mg 6~12岁以下儿童：口服剂量为每4小时100~200mg，24小时内不超过1200mg 2~6岁以下儿童：口服剂量为每4小时50~100mg，24小时内不超过600mg 2岁以下儿童：请咨询医生	单方/复方
加拿大	无规格要求 可接受剂型如下： 速释固体口服剂型，如片剂、囊片、咀嚼片、泡腾片、粉末 口服液体制剂，如混悬液、糖浆、酏剂、酊剂或滴剂 单一成分薄膜 不可接受剂型如下： 改良剂量释放（如液体缓释、固体口服缓释、双层制剂或肠溶产品） 需要评估动物源成分的产品（如动物组织明胶胶囊） 新型剂型：如多成分细条、棒棒糖、冰棒/冷冻棒	适用于12岁及以上儿童和成人：推荐的单剂量为200~400mg，每6小时1次，每日最大剂量1600mg	单方/复方
澳大利亚	胶囊、片剂、咀嚼片、泡腾片、口服溶液用粉末：200mg 口服液：10mg/ml；13.33mg/L；20mg/ml	12岁及以上的成人和儿童：单次给药200~400mg，必要时每4~6小时一次，每日最大剂量2400mg（24小时内6剂） 6~11岁的儿童：应在医生、药师或者执业护士的指导下使用本品，单次给药100~200mg，必要时每4~6小时一次，每日最大剂量1200mg（24小时内6剂） 6岁以下儿童：请勿使用本品	单方

续表

国家	剂型及规格:	用法用量	成分组合
日本	无规格要求 剂型 　片剂、胶囊、丸剂、颗粒剂、粉剂、口含片、滴剂、口服液、糖浆剂 3~5 岁以下：不得使用硬胶囊、口含片、糖浆、直径大于 6mm 的软胶囊、药丸、药片 3 个月至 3 岁以下：不得使用胶囊剂、口含片、糖浆、药丸、药片 3 个月以下：禁止使用	剂次 　通用：每天 3~4 次 　口含片、滴剂、口服溶液和糖浆：剂量可达每天 6 剂。每天 5~6 剂 　口含片和滴剂：应间隔至少 2 小时 　口服溶液和糖浆：一般间隔约4 小时 剂量特殊要求 　口含片和滴剂的用量应允许在不咀嚼的情况下在口中慢慢溶解 最大单次剂量 　通用最大单次剂量：100mg 　口服溶液和糖浆活性成分的最大单次剂量：每日最大剂量的 1/6，10ml 每日最大剂量 　15 岁及以上：每日最大剂量 300mg 　11~15 岁以下：每日最大剂量 200mg 　8~11 岁以下：每日最大剂量 150mg 　5~8 岁以下：每日最大剂量 100mg 　3~5 岁以下：每日最大剂量 75mg 　1~3 岁以下：每日最大剂量 60mg 　3 个月至 1 岁以下：每日最大剂量30mg 　3 个月以下：禁止使用	复方

3. 非处方药通用标准简化注册路径

各国监管机构在建立非处方药通用标准以后，要求申请人提交的资料要求简化或者上市程序简化（表 8-11）。

非处方药的简化程序上市一般分为两种情况：第一种情况是申请材料简化，欧盟允许含有上市基础良好活性物质的非处方药使用适当的科学文献来代替非临床实验和临床试验结果，仍然需要技术审评才能上市。日本对符合许可标准的非处方药只需提交产品特性及与其他医药品的对比研究、标准及检验方案，而不用提交临床研究结果等其他数据，经过都道府县监管机构审评即可上市。符合加拿大第Ⅳ类专论和标识标准的非处方药，以及澳大利亚 N2 注册路径符合专论要求的非处方药都只需要提交承诺书，承诺药品信息完整准确并符合专论或标识标准即可，无需提交非临床与临床研究数据，但仍需要经过审评才能上市。第二种情况是程序简化，凡是符合专论或者标准的药品，无需监管机构审评。在美国，如果某药的适应症、活性成分和标识内容符合已经建立的专论，则该产品无需经美国FDA审批，药品生产商只需要登记药品信息，获得国家药品代码（NDC）即可生产销售。在澳大利亚，如果非处方药所含的成分为列在《治疗产品允许成分规定》中的活性成分和辅料，适应症是列在《治疗产品允许适应症规定》中的适应症，并且不含有《有毒物质标准》中列出的物质，则可以由申请人签署电子承诺书并自行登记上市。

表 8-11　各国符合非处方药标准的非处方药简化上市路径

国家	适用标准	申请路径	简化范围	简化特点	注册代码
美国	专论	专论路径	符合专论条件的药品	登记	NDC 号
欧盟	无	申请路径	含有上市基础良好的活性物质的药品	申请材料简化，用科学文献替代非临床和临床研究结果	有
加拿大	第Ⅳ类专论	第Ⅳ类专论申请（DINF）路径	符合第Ⅳ类专论条件的药品	申请材料简化，提交符合专论的承诺声明，由加拿大卫生部审评	DIN 号
加拿大	非处方药标识标准	非处方药标识标准申请（DINA）路径	符合非处方药标识标准条件的药品	申请材料简化，提交符合标识标准的承诺声明，由加拿大卫生部审评	DIN 号
澳大利亚	《治疗产品允许适应症规定》《治疗产品允许成分规定》	登记路径	活性成分及辅料符合《治疗产品允许成分规定》条件，适应症符合《治疗产品允许适应症规定》条件	登记	AUST R 编号
澳大利亚	专论	注册路径 N2	符合专论条件的药品	申请材料简化，提交符合专论的承诺声明	AUST L 编号

国家	适用标准	申请路径	简化范围	简化特点	注册代码
日本	一般用医药品许可标准	申请路径	符合许可标准的药品	申请程序简化，由地方性质的都道府县卫生部门审评	承认番号

四、处方药转换非处方药路径

随着处方药上市时间的延长，上市后安全性和有效性数据的积累，一部分药品将可以转化为非处方药。

（一）转换方式

处方药转换为非处方药分为全部转换和部分转换。全部转换是指活性成分由处方药转换为非处方药，即全部适应症和用途转换。部分转换是活性成分的一部分规格、适应症和用途转换为非处方药，其余规格、适应症和用途依然按照处方药管理（表8-12）。

在美国和加拿大，拟完全转换的处方药需要提交补充申请，部分转换的非处方药则需要提交新的药品申请。在欧盟，处方药转换需要提交药品Ⅱ类变更（重大变更）申请或者撤回原有的上市许可，提交全新的上市申请。在澳大利亚，则首先需要申请人提出将候选非处方药活性成分的分类从处方药降级为非处方药的申请，然后再将此活性成分用于非处方药。然后，澳大利亚还允许纳入《治疗产品允许成分规定》中的非处方药活性成分以登记路径上市。与澳大利亚类似，日本也将转换分为两个步骤，首先将非处方药候选活性成分由处方药转换为非处方药，然后再将此活性成分用于非处方药。在我国，处方药转换为非处方药则是由企业提交资料，经药品评价中心审核与专家咨询相结合，进行逐个品种转换评价。

表 8-12 各国处方药转换为非处方药的程序

国家	转换类型	转换方式
中国	部分转换	由企业提交资料，药品评价中心审核与专家咨询相结合的转换评价方式
	完全转换	
美国	部分转换	提交初始 NDA505(b)(1) 或 505(b)(2) 申请
	完全转换	提交已批准申请的疗效补充申请（efficacy supplement）
欧盟	供应分类变更	提交 Ⅱ 类变更申请或者撤回原有的上市许可，提交全新的上市申请
加拿大	步骤一：从处方药清单中删除候选活性成分	通过提交药品申请启动从处方药清单（PDL）中删除活性成分的程序
	步骤二：上市含有候选活性成分的非处方药	完全转换提交补充新药申请（sNDS）
		部分转换提交新药申请（NDS）
澳大利亚	步骤一：候选活性成分分类降级	申请人提出《药品和有毒物质统一分类标准》修订申请，请求更改候选活性成分的分类，澳大利亚卫生部长咨询专家委员会建议进行更改
	步骤二：申请非处方药上市	申请人按非处方药上市要求提交上市申请
	纳入《治疗产品允许成分规定》新成分	（1）申请人提出申请，将新 OTC 候选成分纳入《治疗产品允许成分规定》 （2）TGA 评估并确定候选 OTC 成分纳入《治疗产品允许成分规定》 （3）纳入《治疗产品允许成分规定》的候选 OTC 成分可以用于登记路径
日本	步骤一：候选活性成分评价	企业、消费者个人、学会、团体均可以递交一般用医药品候选成分"申请表，厚生劳动省召开评估会议评估
	步骤二：申请品种转换	申请人按照一般用医药品注册申请分类中第4类的资料要求提交上市许可申请

（二）转换的本质

各国处方药转换为非处方药的方式有两种，一种是对原有的处方药申请进行补充或变更，另一种是提交新的非处方药申请。无论是通过哪一种方式，其实质都是将转换分为了两个步骤，第一步为候选活性成分转换，允许原来用于处方药中的候选 OTC 活性成分被用于非处方药中，第二步为通过不同的方式上市含有候选 OTC 活性成分的非处方药。

由于澳大利亚和加拿大都有处方药活性成分清单，因此处方药转换为非处方药时分为两个阶段。在澳大利亚，申请人需要先申请候选 OTC 活性成分的转换，再申请含有候选成分药品的上市；在加拿大则为通过提交含有候选 OTC 活性成分药品的上市申请，启动候选活性成分转换（从处方药清单中删除该成分），转换成功后才可以继续上市申请的审评。在美国和欧盟，由于没有明确的处方药成分清单，因此将候选活性成分转换的步骤结合在了药品开发阶段的沟通会议中，在沟通会议中明确候选活性成分是否可以用于非处方药，明确可行性以后再提交药品上市申请。而在日本，虽然也没有明确的处方药成分清单，但仍然将转换流程分为了明确的两个步骤，即候选活性成分评价和申请品种转换。

（三）转换带来的现实问题

当处方药转换为非处方药后，特别是完全转换后，由于药品法律地位整体发生改变，同一活性成分且适应症相同的药品不可以同时作为处方药与非处方药，这导致了一系列现实问题。

首先，如果原始处方药已经被列为仿制药的参比制剂，在其完全转换后将不再可以作为其他处方药的参比制剂，同时以往批准的其他公司的仿制药法律地位也需要进行更改，由于药品的供应、采购、销售等与法律地位关联密切，可能使其他企业造成损失。其次，处方药转换为非处方药后，并不是对于所有患者来说都提高了用药可及性，对于一些住所远离药房、商店的患者来说，通过医生处方获得药品可能更为方便；而对于一些更愿意与卫生专业人士互动，通过处方获得药品的患者来说，完全转换的非处方药无法凭处方销售也限制了药物获取的灵活性。这些问题产生的根源是因为初始上市的处方药发生了变更，无法继续以处方药身份继续存在，但临床上仍有人希望凭处方购买使用。

为解决这一问题，美国和加拿大都制定了相应的对策。在加拿大，如果从处方药清单中增加或删除药物活性成分会影响市场上的其他产品，那么加拿大卫生部会在官网上发布通知告知受影响产品的企业，并与这些企业进行充分的协商，将协商结果纳入征求意见进行考虑。如果协商的结果是企业同意从处方药清单中增加或删除该药物活性成分，那么企业将需要向加拿大卫生部提交申请，更新已批准产品标识等信息。

而在美国，为了从根源上解决这一问题，美国 FDA 在 2022 年 4 月 2 日发布了《具有非处方使用附加条件的非处方药》（*Nonprescription Drug Product With an Additional Condition for Nonprescription Use*）的拟议规定，在该拟议规定中，为处方药引入了"非处方使用附加条件"（ACNU）的概念，规定当非处方药存在活性成分与适应症相同的处方药时，有有附加使用条件的非处方药不可以通过提交补充申请的方式上市，而是需要提交一份单独的申请，并且申请人可以交叉引用已被批准的处方药 NDA 中的信息，不需要重复已经为处方药上市开展的研究。

在未来 ACNU 的框架下，处方药转换时不再对拟转换药品进行变更，而是提交新的带有使用附加条件的非处方药上市申请，允许同一活性成分且适应症相同的药品可以同时存在处方药与非处方药两种状态，使拟转换药品得以在初始 NDA 下继续销售，不再产生其他影响。

五、非处方药相关独占权

在非处方药领域，美国、欧盟、澳大利亚、日本对于含有新活性成分的药品和转换非处方药成功的药品、初建非处方药通用标准的药品给予了一定的独占权保护，包括新药独占权、处方药转换独占权与简化路径独占权三类。

（一）新药独占权

对于含有新活性成分的新药，美国、欧盟、加拿大、澳大利亚、日本都给予了 3~11 年不等的独占权保护，保护方式主要为不受理或不批准仿制药申请（表 8-13）。

对于儿科研究，美国给予 6 个月的独占期奖励，可以叠加在专利保护期和其他数据保护期之后；而在欧盟，完成儿科研究计划的，可以获得 6 个月的专利期延长（SPC），获批新的儿科用途且具有显著优势的，可以申请获得 1 年的数据保护期延长，但不可再获得 6 个月的 SPC；加拿大给予 6 个月数据保护期延长资格；日本则将独占期最多延长至 10 年。

在欧盟，含有上市基础良好活性物质的药品，如果申请新用途（包括作为 OTC 的适应症），进行了与新适应症有关的重要非临床或临床研究并获得批准的，药品监管机构将给予 1 年独立的保护期，第一个变更申请获得批准后 1 年内，药品监管机构不得引用第一个变更申请的非临床或临床研究的结果进行后续相同药品申请的批准。

表 8-13　各国非处方药新药独占权

国家	保护对象	条件	期限	方式
中国	无	无	无	无
美国	新化学实体 NCE	1984 年 9 月 24 日之后获批上市的含有 NCE 的药品	5 年不受理 /4 年不受理 +7.5 年不批准	在 5 年保护期内，FDA 不得受理与已上市 NCE 具有相同活性基 的 505(b)(2) 及 ANDA 申请　　如果申请人按规定提交"第Ⅳ段声明"证明未侵犯专利权，FDA 可以在 NCE 上市届满 4 年后，受理 505(b)(2) 及 ANDA 申请。若在满 4 年后的 1 年内发生专利侵权诉讼，则 5 年数据保护期将延长 30 个月，即 505(b)(2) 申请或 ANDA 将在专利药品 NDA 批准之日起 7.5 年期满时才能获得批准，除非在此期间法院判定专利无效或未侵犯专利权

国家	保护对象	条件	期限	方式
美国	NCE 改良新药（新活性成分、新剂型、新适应症等）	对含有之前已根据 FD&CA 505(b) 在另一个 NDA 获得批准的活性成分的药品的 NDA，若包含由申请人进行或发起的对申请批准至关重要的新临床研究（非生物利用度研究）	3 年不批准	FDA 在 3 年内不得依赖其新的临床研究数据批准 505(b)(2) 及 ANDA 申请
	进行儿科研究的药品	按照 505（b）途径获批上市的 OTC，完成儿科研究	+6 个月	可以叠加在专利保护期和其他数据保护期之后
欧盟	参比制剂	参比制剂	8 年数据保护期 +2 年市场独占期	NAS 获批前 8 年监管机构不受理后续的简化申请（包括改良新和仿制药），后 2 年可以受理并批准，但不得上市销售
		8 年不受理期内增加新的与现有疗法相比有显著临床获益的适应症	8 年数据保护期 +2+1 年市场独占期	额外增加 1 年的市场独占期
		对含有具有上市基础良好的活性物质的药品申请新用途，并且进行了与新用途有关的重要非临床或临床研究，获得批准后	1 年数据保护期	授予 1 年的数据保护期，单独计算
	开展儿科研究	完成儿科研究计划，在药品上市申请中包含了所有研究结果	+6 个月	额外专利期延长（SPC）6 个月
		药品获批新的儿科用途，且具有显著临床优势	+1 年市场独占期	市场独占期延长（不得再获得额外 6 个月 SPC）

国家	保护对象	条件	期限	方式
加拿大	含有加拿大卫生部未批准过的新活性成分（新化学实体），且不是已批准活性成分变体（盐、酯、异构体、多晶型等）的药物	为确定药物的安全性、有效性、特性和使用条件提供证据的数据（如关键性的临床试验），且数据获取需要付出巨大努力	6 年不受理+2 年不批准	药品获批前 6 年不受理后续仿制药的申请，后 2 年可以受理但不得批准上市
	进行儿科研究的含有新活性成分的药物	药品获批后的前 5 年，为增加儿科适应症开展临床试验，并为儿童带来健康收益	+6 个月	数据保护期延长 6 个月
澳大利亚	含有尚未包含在治疗产品登记目录集(ARTG)中的新活性成分的药品	无	5 年不受理	授予 5 年数据保护期，期间禁止在对注册路径药品审评时依赖包含该新活性成分的信息
日本	含有新活性成分的药品	无	8 年	再审查期间，PMDA将不会受理和批准"后发上市药品"的上市申请
	具有显著"临床获益"，需要使用药物流行病学方法来评估其对患者的整体治疗效果的新药	无	≤ 8+2 年	
	进行儿科研究的药品	无	≤ 8+2 年	
	新复方组合、新适应症、新用量、新给药途径、新剂型	无	4~8 年	

（二）处方药转换为非处方药独占权

为了激励处方药向非处方药转换，促进自我健康护理，美国和欧盟对于转换路径成功的非处方药均给予一定的独占权保护（表8-14）。

在美国，1984年9月24日之后获批上市的处方药转换为非处方药时，开展对变更申请至关重要的新临床研究（不包括生物利用度及生物等效性研究），可以给予3年的数据保护期，美国FDA不能够依赖申请人提交的转换数据批准后续的505（b）（2）以及ANDA申请的OTC药品上市。

在欧盟，如果根据有重大意义的非临床实验或临床试验获得批准改变药品供应分类的，给予1年的数据保护期，第一个变更申请获得批准后1年内，药品监管机构不得引用第一个变更申请的非临床或临床试验的结果（数据独占）进行后续相同药品申请的批准。此独占期保护只保护能够支持变更分类的数据，保护的研究范围为：为确认减小规格仍能保留原有疗效的研究；对于新适应症的验证性临床试验；疗程或治疗方式发生变化时新的非临床或临床研究。

表8-14　各国处方药转换为非处方药获得独占权的情形

国家	保护对象	条件	期限	方式
美国	完全转换时的非处方药	转换时，开展对变更申请至关重要的新的临床研究（不包括生物利用度及生物等效性研究）	3年	美国FDA不能够依赖申请人提交的转换数据批准后续的505（b）（2）以及ANDA申请
欧盟	转换的非处方药	如果根据有重大意义的非临床或临床研究获得批准改变药品供应分类的，只保护能够支持变更分类的数据 保护范围：为确认减小规格仍能保留原有疗效的研究；对于新适应症的验证性临床试验；疗程或治疗方式发生变化时新的非临床或临床研究	1年	第一个变更申请获得批准后1年内，药品监管机构不得引用非临床或临床研究的结果（数据独占）进行后续相同药品申请的批准

（三）建立通用标准相关的独占权

一些国家为非处方药建立了简化上市路径，对于某些建立非处方药通用标准并成功上市销售的非处方药，也给予一定的独占权保护（表8-15）。

在美国，如果成功申请新建专论或者修订专论，第一个专论建议者的专论药品，如果含有以往未包含在专论中的药物活性成分或者其开展了特定类型的新临床试验，且这些试验对美国 FDA 修订当前专论至关重要，则第一个专论建议者合法销售专论药品开始后 18 个月内享有市场独占，美国 FDA 禁止其他药品申请人上市相同的 OTC 药品。

而在澳大利亚，成功申请将新的候选 OTC 成分（包括活性成分和辅料）纳入《治疗产品允许适应症规定》中，并用于登记路径的，TGA 给予纳入新候选成分申请人 2 年的登记路径市场独占权。

表 8-15　各国非处方药通用标准独占权规定

国家	保护对象	条件	期限	方式
美国	OTC 专论命令请求的第一个专论建议者的专论药品	含有以前未包含在专论中的药物活性成分或者申请人已开展的特定类型的新的临床试验的数据，对美国 FDA 批准专论修订至关重要等	18 个月	第一个专论建立者合法销售专论药品开始可以享有 18 个月市场独占，美国 FDA 禁止其他药品申请人上市相同药品
澳大利亚	新纳入《治疗产品允许成分规定》的候选 OTC 成分	新纳入 OTC 成分的持有人	2 年	在 TGA 对候选 OTC 成分进行评估，认可该成分可以纳入《治疗产品允许适应症规定》中后，TGA 禁止未获授权的药品申请人在登记路径药品中使用该成分

六、非处方药上市后不良反应监测

药品上市后不良反应监测是发现新的安全性风险的重要措施。在非处方药不良反应监测方面，各国都建立了强制报告和自发报告的制度。强制报告要求一般只针对药品上市许可持有人、生产商、包装商和分销商。对于严重药品不良反应要求在 15 个工作日内快速报告，与 ICH E2D 指南的要求保持一致。而对于非严重不良反应各国的要求则存在较大差异（表 8-16）。

表 8-16　各国非处方药不良反应监测强制报告要求

报告类型	报告范围	报告主体	药品类型	报告时限	报告渠道
美国					
快速报告	所有严重非预期药品不良事件	药品生产商、包装商、分销商	OTC 药品	15 工作日	数据库到数据库传输（E2B）＋安全性报告门户（SRP）
跟踪报告	与该药物相关的新的医疗信息	药品生产商、包装商、分销商		15 工作日（初次报告后 1 年内）	
欧盟					
不良反应报告	严重可疑不良反应	药品上市许可持有人	OTC 药品	15 日	EudraVigilance 电子系统
	非严重可疑不良反应	药品上市许可持有人		90 日	
加拿大					
快速报告	境内严重不良反应，境外严重非预期不良反应	销售者（生产商和分销商）	OTC 药品	15 日	传真、邮寄、电子邮件
	严重不良反应	医疗卫生机构	OTC 药品	30 日	传真、邮寄、电子邮件、Medeffect 系统
澳大利亚					
初始／追踪报告	严重不良反应	药品申请人	OTC 药品	15 日	AEMS 系统
重大安全问题报告	重大安全问题		OTC 药品	72 小时	
日本					
不良反应报告	严重非预期不良反应	药品上市许可持有人	OTC 药品	15 日	24 小时电子报告现场受理
	严重预期不良反应			30 日	
	预期或非预期严重不良反应		含有新活性成分的药品	15 日	
上市后监测	不良反应和其他问题	厚生劳动省	需指导用医药品	持续监测	—

药品定期安全性报告要求旨在特定时间节点进行累积性风险获益评估。按照 ICH E2C（R2）《临床安全性数据管理——定期风险获益评估指南》的建议，报告提交频率通常取决于产品上市的时间以及对产品风险-获益特性的了解程度。若产品已上市多年，且其风险较小，则可适当延长报告期，减小报告频率。但当上述产品的临床使用发生变更时（如新增适应症），则应当依情况增加报告频率。对新批准上市的产品，通常规定在上市后至少 2 年内间隔 6 个月的报告期限报告；报告应基于累积性数据，采用 6 个月或其倍数时间段内的数据主动报告；每份 PBRER 中提供阶段性信息的部分需要进行更新。若内容与已有信息相同，则可决定累积性数据评估的相应部分无需更新。报告周期为 1 年或更短的 PBRER，应当在数据锁定点（DLP）后的 70 天内递交，报告周期为 1 年以上的应当在 90 天内递交。各国的定期报告要求略有不同，但基本原则与 ICH E2C（R2）一致（表 8-17）。日本则对刚转化为非处方药的需指导用医药品设立单独的监测期，由监管部门持续监测不良反应。

表 8-17　各国非处方药的不良反应监测定期报告

国家	报告主体	报告范围	报告时限	报告渠道
加拿大	销售者（包括制造商和分销商）	不良反应或严重不良反应信息	一年一次	传真、邮寄、电子邮件
澳大利亚	药品申请人	非严重不良反应以及澳大利亚境外发生的严重不良反应	批准后至上市前：每 6 个月 批准后 2 年：每 6 个月 批准后 2 年至 4 年：每年 批准 4 年后：每 3 年	AEMS 系统
日本	药品上市许可持有人	非预期非严重 ADR 个例报告	再审查期前 2 年：6 个月一次 再审查开始 2 年后：一年一次	24 小时电子报告、线下受理
		非预期非严重 ADR 的总结报告	再审查期结束后：一年一次	

对于面向消费者和医药专业人士的自发报告，各国监管机构均已建立各自的报告门户和系统，美国的 MedWatch、英国的黄卡系统、加拿大的

MedEffect、澳大利亚的 AEMS 系统、日本的患者副作用报告电子系统等，这些专门面向消费者或者医药专业人员的报告系统是强制报告的重要补充，可以增加不同渠道的报告来源，便于消费者和医药专业人员进行不良反应报告（表 8-18）。

表 8-18　各国非处方药不良反应监测自发报告对比

国家	报告主体	报告渠道
美国	消费者，医药专业人士	MedWatch
欧盟	消费者，医药专业人士	各成员国设置
加拿大	消费者，卫生专业人士	MedEffect 系统、电话、传真、邮件
澳大利亚	消费者	AEMS 系统、邮件
	卫生专业人士	AEMS 系统、NPS Medicinewise 热线电话、邮件
日本	消费者	患者副作用报告电子系统、邮件
	卫生专业人士	PMDA 电子报告接收系统

七、非处方药生产许可与检查

在生产监管方面，非处方药与处方药监管的严格程度是相同的，在药品生产许可颁发、药品生产质量管理方面丝毫没有降低监管的要求。生产许可是对药品企业的初始行业准入，后续应当接受监管机构的监督检查，发现不合规、违法行为应当予以处罚，并建立行业退出机制。

绝大部分国家对药品生产企业或者药品生产场地颁发生产许可。美国则实行药品生产场地登记制度，生产场地登记信息作为后续开展生产现场检查的重要依据。中、美、欧对药品生产企业或者生产场地的监管均由中央一级的药品监管机构统筹，由监管机构的区域性检查执法部门按照辖区划分生产企业或者生产场地的检查执法活动（表 8-19）。

表 8-19 各国非处方药生产许可与检查的管理

国家	生产许可	检查
中国	药品生产许可	省级药品监督管理部门负责药品生产、经营企业监管与检查
美国	药品生产企业登记	美国 FDA 的 ORA 下设现场检查处和各州地区办公室开展生产场地批准前、常规、有因检查
欧盟	药品生产许可	EMA 不直接进行检查，而是利用成员国的专家资源，按协商一致的时间安排表，由各成员国药品监管机构（NCA）以 EMA 的名义进行检查
加拿大	药品企业许可	加拿大卫生部负责开展 GMP 检查
澳大利亚	药品生产许可（境内企业） GMP 证书（境外企业）	TGA 开展 GMP 检查；TGA 认可的国际监管机构批准或核发许可的生产企业，TGA 检查员可能无需检查生产场地
日本	制造业许可	一般用医药品由 PMDA 组织开展 GMP 检查 基于许可标准的一般用医药品由都道府县卫生部门开展 GMP 检查

八、非处方药经营监管

药品经营许可是从事药品经营活动的关键性准入许可。各国药品监管机构均实行药品经营许可制度（表 8-20）。

中、美、加、澳、日对药品批发和零售均实行分级监管、分类核发经营许可证的制度。批发经营许可与零售经营许可通常由不同层级的药品监管机构颁发。

对于非处方药的经营按风险程度进一步明确人员配备要求，按照风险由高到低依次为：在药剂师的监督下销售或者提供咨询指导；无需在药剂师监督下调配销售；允许在普通商店中自由销售。

表 8-20　各国非处方药经营管理要求

国家	零售经营许可	批发经营许可	网络销售
中国	药品经营许可证（市局）	药品经营许可证（省局）	允许
美国	药房许可证（各州）	批发许可证（各州）	允许
欧盟	依据各国规定	批发分销许可证书	允许
加拿大	地方药店监管机构颁发许可	药品机构许可证	允许
澳大利亚	药房许可	批发许可证	允许
日本	第 2 类医药品制造贩卖业许可 商店销售许可 配置销售许可	批发销售许可	允许

各国均允许药品网上销售。美、欧、加、澳、日都对网上销售药品的网站标识作出规定，美国与加拿大开办网上药店都需要各州（省）的许可，并且可以通过专有的域名识别网上药店的合法性。

我国 2019 年新修订《药品管理法》第六十一条规定，药品上市许可持有人、药品经营企业通过网络销售药品，应当遵守《药品管理法》中药品经营的有关规定。此外国家市场监管总局已发布《药品网络销售监督管理办法》并于 2022 年 12 月 1 日实施，从事处方药和非处方药网络销售应当遵照执行。（表 8-21）

表 8-21　各国对非处方药网上销售的规定

国家	经营许可	网售范围	网售要求
中国	药品经营许可证	处方药与非处方药	（1）特殊管理的药品（麻、精、毒、放、血液制品、疫苗、易制毒类）不得网络销售 （2）第三方平台向所在地省、自治区、直辖市人民政府药品监督管理部门备案 （3）通过网络向个人销售处方药的，应当实名制 （4）处方药销售主页面，首页面不得公开展示处方药包装、标识等信息

续表

国家	经营许可	网售范围	网售要求
美国	药房许可证	处方药与非处方药	（1）向 NABP 自愿申请 VIPPS 认证并获得标识 （2）VIPPS 标识呈现在网上药店的网站主页上 （3）使用域名 ".Pharmacy" 表明其合法性 （4）互联网药房必须显示商品属性和药师信息，在销售或调配处方药时，必须验证开处方的医生是否诊治过患者
欧盟	N/A	处方药与非处方药	（1）公众能够识别网上销售药品的网站的合法性 （2）建立通用标志来识别网上销售药品在所属成员国的合法上市身份
加拿大	地方药店监管机构的许可	处方药和非处方药	使用 ".pharmacy" 域名，来表明其合法性
澳大利亚	药房许可	处方药和非处方药	网上销售的网站上应当显示实体店地址、邮箱地址、工作电话及公司的具体信息，如澳大利亚公司号码（ABN）
日本	商店销售许可	一般用医药品（1，2，3 类）	日本连锁药店协会（JACDS）允许符合法规标准的成员药店贴上"合规药店标志"。药店名单将在 JACDS 的网站上公布

九、非处方药广告管理

药品广告是药品促销的重要途径。各国对处方药广告实行严格监管，一般情况下不允许直接面向公众宣传（表 8-22）。非处方药允许面向公众的广告宣传。

在我国，《广告法》规定由市场监督管理部门负责药品广告的审批。在加拿大，则由第三方机构负责广告发布前预审。在日本，虽然不要求官方的药品广告发布前预审，但由行业协会制定广告行业规范，实行行业自律管理。在全欧盟范围内，有统一的药品广告要求，由各国分别进行管理。

各国都均明确规定禁止的药品广告行为，禁止发布虚假、欺诈、误导性质的广告，对于违法广告实行严格处罚（表 8-23）。

表 8-22　各国对药品广告的要求

国家	处方药广告	非处方药广告	是否强制预审
中国	显著标明"本广告仅供医学药学专业人士阅读"，只准在专业性医药报刊发布广告宣传	显著标明"请按药品说明书或者在药师指导下购买和使用"；经审批可以在大众传播媒介发布广告宣传	是（市场监督管理部门）
美国	美国 FDA 管理	联邦贸易委员会（FTC）管理	否
欧盟	不得对公众发布广告。内容应当包括：①与产品特性概要（SmPC）相符的基本信息；②药品的供应分类；③成员国可以要求包括销售价格或推荐价格的信息，以及社会保障机构对药品进行报销的条件	面向公众的非处方药广告，应当①有显著的信息表明是广告，并且宣传的是药品；②广告内容应当包括以下最低限度的资料：药品的名称，如果药品仅含有一种活性成分，其活性成分的通用名称；正确使用药品所需的信息、明确并且清晰地提醒患者应当仔细阅读标识或说明书上的信息	否
加拿大	针对医疗保健专业人员的处方药广告，由医药广告咨询委员会（PAAB）进行预审和审查	（1）消费者广告：由经认证的独立机构加拿大广告标准协会（ASC）和 MIJO 公司预审 （2）医疗保健专业人员广告：由 PAAB 进行预审 （3）面向消费者，仅描述品牌名称而不做健康声明的提醒性广告，由 ASC 和 PAAB 提供咨询意见	是（第三方预审机构）
加拿大	对经预审机构审查后的广告，卫生部授予广告许可编号，在媒体发布时展示		
澳大利亚	面向医疗保健人员的广告：符合《治疗产品法》和《治疗产品条例》规定	直接面向公众的广告：除符合《治疗产品法》和《治疗产品条例》外，还应当遵守《治疗产品广告准则》	否
日本	面向医疗保健专业人员的广告：禁止向普通公众进行治疗癌症、白血病的药品和再生医学产品的广告宣传	面向大众的广告：不得有关于安全性和有效性的误导性或虚假信息，以及未经过证实的声明，且不能鼓励滥用或过量服用	否（行业规范）
日本	日本自我药疗行业协会（JSMI）制定了行业规范《一般用医药品的正确广告指南》。JSMI 下设广告审查委员会（ARB）建立行业自律体系，其企业自愿进行一般用医药品广告审查		

表 8-23 各国非处方药广告禁止行为及处罚

国家	禁止行为
中国	（1）医疗、药品、医疗器械广告不得含有下列内容：①表示功效、安全性的断言或者保证；②说明治愈率或者有效率；③与其他药品、医疗器械的功效和安全性或者其他医疗机构比较；④利用广告代言人作推荐、证明；⑤法律、法规规定禁止的其他内容 （2）药品广告的内容不得与国务院药品监督管理部门批准的说明书不一致，并应当显著标明禁忌、不良反应
美国	禁止发布由于表述或未能透露的相关信息导致理智消费者产生错误印象的广告，即"欺诈性广告"
欧盟	面向公众的非处方药广告不应当包括：①使人产生无必要医疗咨询或外科手术，特别是无必要接受医生诊断或寻求治疗建议的印象；②暗示服用的药品确保有效、没有伴随副作用，或者优于或等同于其他疗法或药品的效果；③明示或暗示服用药品可提升服用者的健康状况；④明示或暗示受试者的健康状况可能因不服用药品而受到影响；向公众宣传疫苗接种的广告除外；⑤表明药品完全或主要针对儿童；⑥让科学家、医药专业人士或不属于上述人员但有社会名气和威望的人士在广告中鼓励患者购买药品；⑦暗示该药品为食品、化妆品或其他消费品；⑧声明药品的安全性或有效性是因为天然的产品；⑨对病史进行简略或详细的表述，可能导致患者进行错误的自我诊断；⑩利用不恰当、令人担忧或具误导性的言辞提及服药后出现问题的索赔；⑪以不恰当、令人担忧或具误导性的言辞，以图示方式展示由疾病导致的外部伤害，或药品对人体某部位的作用；⑫提及该药品已获得上市许可
加拿大	（1）任何人不得以虚假、误导性、欺骗性或可能使消费者对药品的性质、价值、数量、成分、优势或安全性造成误导的方式进行药品广告 （2）禁止《食品药品法》中列出的针对严重威胁生命或身体状况严重衰弱疾病的药品的广告行为
澳大利亚	任何违反《治疗产品广告准则》向公众宣传治疗产品的行为均属于违法
日本	（1）禁止在药品获得批准上市前发布广告 （2）禁止企业违反行业规范 （3）禁止虚假和夸大宣传和发布广告

十、非处方药标识管理

非处方药的使用目的是自我诊断、自我用药，可以由患者依据药品的标识进行自我诊断病情、自我选择用药。药品的标识信息是确保患者能否获得通俗易懂、简洁准确的自我药疗指导的关键。药品的标识信息包括药品的说明书、标识以及其他附加要求，各国可能对附加要求有不同的规定（表8-24）。

表 8-24　各国对非处方药标识和说明书管理

国家	面向消费者特殊标识	处方药识别方式	非处方药识别方式	可读性
中国	无	无	OTC标识甲类（红色）或乙类（绿色）	无
美国	药品事实标签（部分药品附加专业说明书）	处方药外包装注明"仅可凭处方购买（Rx only）"	非处方药有药品事实标签（部分药品需要专业说明书）	建议开展消费者行为研究，发布系列指南
欧盟	无	成员国可以要求在标识上注明法律地位		发布可读性指南
加拿大	药品事实标签	处方药标识必须标注"Pr"	非处方药有药品事实标签	有可读性要求，建议开展消费者行为研究
澳大利亚	关键健康信息表格（CHI）	无	注册路径：必须有关键健康信息表格（CHI）登记路径：推荐有关键健康信息表格（CHI）	无
日本	无	标识上注明类别："日本薬局方"	标识上注明类别："要指導医薬品""第1類医薬品""第2類医薬品""第3類医薬品"	标识中增加可读性图片

　　非处方药的标识在药品提交上市申请或者上市前就应当进行良好的适宜的设计，在标识形式、视觉识别、可读性三方面明显区别于处方药。

　　在形式方面，非处方药的标识要求采用专属格式，例如美国、加拿大以"药品事实标签（DFL）"呈现，澳大利亚则以与DFL内容形式相近的"关键健康信息表格（CHI）"呈现。专属格式采用简洁、通俗、易懂的语言呈现，不采用专业语言，对不同理解能力的人群不会产生理解上的障碍。

　　在视觉识别方面，通常在标识上要突出非处方药的法律地位，中国和日本要求在包装上标明非处方药类别；美国要求处方药包装注明"仅可凭处方购买"，不带有该标识的则为非处方药；加拿大要求在处方药内外标识的左上角必须标明符号"Pr"；澳大利亚则要求非处方药需要包含"关键健康信息表格（CHI）"，带有此类标识的可以被消费者判断为非处方药；欧盟规定成员国可以要求在标识上注明药品法律地位，即处方药或非处方药。我国的非处方药标识上要求印制专有标识，标识形式和内容要求没有专属性要求，与处方药的标识内容差异不大，在非处方药标识可读性方面有较大的改进空间。

在可读性要求方面，消费者对药品标识内容的理解直接影响用药的正确性，因此，需要开展特定研究确认消费者是否可以仅依据药品标识，在没有医疗医药专业人士指导的情况下正确使用非处方药（表8-25）。为了提高患者对标识和说明书的理解力，促进患者的自我药疗，美国和加拿大建议非处方药企业开展消费者行为研究，并发布系列指南；欧盟发布《人用药品标签和说明书可读性指南》，加拿大发布《非处方药简明语言标识要求》和《非处方药和天然保健产品良好标识和包装规范指南》，对标识可读性作出要求；澳大利亚发布《第92号治疗产品规定—非处方药标识标准》，对标识可读性提出了要求；日本允许一般用医药品的标识增加提高可读性的图片指导用药。美国对消费者行为研究的要求最为系统，包括标签理解力研究（LCS）、自主选择研究（SS）、实际使用研究（AUS）、人为因素研究（HFS），其他国家的消费者行为研究基本参考借鉴了美国相关指南中的内容。

表8-25 各国非处方药标识和说明书管理要求对比

国家	文件	额外可读性研究要求
中国	《关于印发化学药品和生物制品说明书规范细则的通知》《关于进一步加强非处方药说明书和标识管理的通知》《关于印发非处方药说明书规范细则的通知》	无
美国	《纯净食品药品法》《Durham修正案》《美国FDA现代化法案》《非处方药标签要求最终规则》	美国FDA建议申请人开展非处方药标签消费者行为研究，包括：标签理解力研究（LCS）、自主选择研究（SS）、实际使用研究（AUS）、人为因素研究（HFS）
欧盟	2001/83/EC 第五章"标签与包装说明书"	EC发布《人用药品的标签和说明书的可读性指南》，建议开展可读性测试

续表

国家	文件	额外可读性研究要求
加拿大	《食品药品条例》《非处方药和天然健康产品良好标识和包装规范指南》《非处方药简明语言标签要求》《非处方药标识要求指南》	明确可读性要求，要求开展消费者行为研究
澳大利亚	《第 92 号治疗产品规定—非处方药标识标准》	无
日本	《药品和医疗器械法》《一般用医药品包装内页指南》	一般用医药品说明书加入卡通形象灵活说明药品服药方法和用药注意事项等警示内容：①药品照片，能够直观表明药品剂型；②服用周期，分朝、昼、夕、寝四个时间段；③适应症；④注意事项

第九章
发展非处方药监管科学的思考

一、创新非处方药监管科学思维

2016 年，《健康中国 2030 规划纲要》将健康提高到国家战略高度，强调要以人民健康为中心，坚持预防为主，推行健康生活方式，减少疾病发生，强化早诊断、早治疗、早康复，实现全民健康。国务院 2017 年印发《中国防治慢性病中长期规划（2017—2025）》，提出坚持预防为主，倡导"每个人是自己健康第一责任人"的理念，促进群众形成健康的行为和生活方式。构建自我为主、人际互助、社会支持、政府指导的健康管理模式，将健康教育与健康促进贯穿于全生命周期，推动人人参与、人人尽力、人人享有。鼓励公众使用非处方药进行自我药疗、不断提高健康水平。

自我药疗是健康中国建设的必要组成部分，非处方药是自我药疗的核心。加快非处方药监管科学领域的发展有利于公众的健康促进，有利于优化医疗资源的配置，有利于提高药品监管资源的利用效率。非处方药监管科学重在解决如何从已上市药品中经过风险评估遴选或者转换出可以不凭医生诊断、处方，患者可以自行判断使用的药品（活性成分）的问题，并对这类药品的审评、检查和上市后监管进行特殊的考虑，探索监管新路径以提高监管效率。

非处方药监管科学的核心是建立独立于处方药之外的"新标准"，这一新标准是在以往的药品活性成分使用经验基础上作出使用条件和标识内容的限定，使得某些安全性更好的非处方药可以在没有专业人员诊疗或者监督的情况下即可安全使用，便于公众自我药疗。此外，还可以开发出一些全新的监管工具，如非处方药活性成分目录，通过活性成分遴选和转换持续更新活性成分目录，引导行业研发更适合患者多样化需求的非处方药。非处方药的新标准在某种程度上不同于药品质量标准，通常药品质量标准重点在于关键质量属性质量检测的合格限度设定，而非处方药通常已经建立质量标准，而建立专属性的适用于非处方药的新标准则是一种相对灵活的标准，允许企业在配方组成、剂型、规格、口味等方面进行适宜性的创新，特定患者需求与标准要求之间有适度的灵活拓展空间。

非处方药监管科学还体现在监管程序方面的创新。在非处方药新标准和活性成分目录的基础上，开辟出与处方药不同的简化申请资料注册要求路径，通过备案或者登记路径即可上市销售，特别强调要由非处方药持有人承担主体责任。可以说，非处方药监管路径的开辟是推进药品领域"放管服"改革的重要举措，可以优化审评监管资源，提高监管效率，强化企业的主体责任意识，更好地满足公众的健康需求。

通过对各国非处方药监管特点比较（表9-1），发现我国对非处方药的监管与处方药监管的区分度较低，在专业审评部门设置、上市路径、新标准和新工具开发、鼓励非处方药的激励措施、标识管理、监管路径和程序等方面都存在较大的创新和改进空间。

发展非处方药监管科学，需要打破固有思维。社会上长期存在一种偏见和误解，认为非处方药已经上市多年而不必创新，认为非处方药数量已经足够，没有必要再研发新的非处方药。这些偏见和误解是需要纠正的。非处方药的创新与处方药的创新逻辑不同，但都有创新需求，只有持续的研发和创新，才能跟上公众不断升级的健康需求，特别是自我药疗的健康需求。任何药品上市都有一个更新换代的过程，不能用监管机构已经批准了多少个药品批准文号去固化地定义需求的满足程度。因为药品在产的品种和数量是随着时间和市场竞争发生变化的，很多药品已经停止销售，新产品的研发和更新换代是药品产业发展永恒的主题。从活性成分数量看，我国非处方药活性成分687个，美国的非处方药活性成分为810个，从非处方药品种数量看，我国4326个，美国已在市场上销售的品种约为30万种，其中仅专论药品潜在品种可能数量就超过了26万种。

在健康中国建设的关键历史阶段，完善我国处方药与非处方药分类管理体系，促进我国非处方药产业发展，提高用药可及性，提升我国人民自我健康护理的意识及能力提升，是"健康中国 2030"目标实现不可或缺的组成要素。

表 9–1　各国非处方药监管特点

	中国	美国	欧盟	加拿大	澳大利亚	日本
高风险成分清单（目录）	×	×	×	√	√	×
低风险成分清单（目录）	×	×	×	×	√	×
专门非处方药审评部门	×	√	×	√	√	√
经营许可	√	√	×*	√	√	√
批发许可	√	√	√	√	√	√
分类销售	√	√	×*	√	√	√
网络销售	√	√	√	√	√	√
低风险非处方药通用标准	×	√	×	√	√	√
符合通用标准简化申请要求的注册路径	×	×	√	√	√	√
符合通用标准无需审评直接备案登记路径	×	√	√	×	√	√
非处方药特殊标识	√	√	√	√	√	×
标识可读性要求	×	√	√	√	√	√

* 欧盟没有统一规定，但是某些成员国有经营许可、分类销售。
× 表示没有；√表示有。

二、在药品审评机构中设立专门的审评部门

　　非处方药监管与处方药监管在很大程度上可以共用监管机构的组织架构。但是，非处方药与处方药的审评阶段差异性大，建立非处方药新标准、开发新工具，开辟新的审评或者登记程序，优化上市后监管要求等都需要专门的审评部门作为管理活动的基础。

　　非处方药的监管有其自身规律，研究非处方药监管规律，制定非处方药监管政策需要专业的审评部门开展研究和评价，制定和发布系列文件。从国际经验看，非处方药监管规则和监管科学需要深入的研究，既涉及对以往上市药品

的回顾性评价、活性成分遴选建立非处方药标准和简化申请上市路径，也涉及新药、仿制药的上市常规审评审批，还涉及标识管理和可读性研究要求，经营使用、广告规范。发达国家多数情况下通过设立独立于处方药的非处方药专门的审评部门，在非处方药新标准、新工具、新程序方面体现非处方药的特殊性，适应非处方药监管工作的需要，有利于监管机构整体监管能力的提升。

我国可考虑在国家药品监督管理局药品审评中心设置专门的非处方药审评部，独立于处方药审评部门，在非处方药新标准、新工具、新程序方面进行改革，适应当今时代药品产业发展需求，满足不断增长的自我健康护理需求的增长需要。

三、建立非处方药的通用标准路径

《药品注册管理办法》第三十六条规定，符合以下情形之一的，可以直接提出非处方药上市许可申请：①境内已有相同活性成分、适应证（或者功能主治）、剂型、规格的非处方药上市的药品；②经国家药品监督管理局确定的非处方药改变剂型或者规格，但不改变适应证（或者功能主治）、给药剂量以及给药途径的药品；③使用国家药品监督管理局确定的非处方药的活性成分组成的新的复方制剂；④其他直接申报非处方药上市许可的情形。

从《药品注册管理办法》规定来看，①②③均是基于国内已上市非处方药的仿制和改良，对于不属于前三项的品种如何上市，只能依赖④其他直接申报非处方药上市许可的情形予以处理。然而，④的规定过于宽泛，缺乏配套文件难以执行，但也留存了可以创新和拓展的空间。很显然，非处方药的创新不能只停留在仿制或者改良国内已经上市的非处方药品种，非处方药应当有更广泛的创新。国际上非处方药产业蓬勃发展，新品种研发层出不穷，是否允许紧跟国际的非处方药创新是④的具体执行层面必须明确的问题。

建议④中应当涵盖国外建立的非处方药标准（例如专论路径）为基础以备案或者登记路径上市的非处方药，这类药品具有长期的上市和使用经验，安全性和有效性良好，产品质量可控，深受患者自我药疗欢迎，便于自我药疗和健康管理。④的具体执行需要监管科学支撑。

对于不符合①②③情形的药品申请以 OTC 药品上市应当建立多重适应性路径，在创新、改良、仿制路径以外，建立专属性的通用标准路径是明智的选择。因为一味要求与参比制剂的比较将使某些不具有参比制剂的药品无法上市。

除中国外，美、欧、加、澳、日都建立了非处方药简化审评或者备案登记的上市路径，通过建立专论、许可标准、标识标准，在风险可控的情形下，简化申报资料要求或者上市程序。

建议药品监管机构组织专家遴选发布非处方药活性成分目录，对"具有多年上市经验，公认安全有效"的非处方药予以发布，建立非处方药活性成分数据库，并建立非处方药"新标准"，涵盖非处方药活性成分的限制使用条件，标识要求等内容，包括：①总则，适用范围和术语定义；②活性成分限定条件，包含该治疗类别下，在特定规格与剂型下由监管部门认定公认安全有效的非处方药活性成分的各种限定，如规格和剂量限制等。③标识要求，包括药品的特性说明、适应证、药品使用前的警告和有关服用间隔时间等的用法指导。

建议完善《药品注册管理办法》，增加非处方药简化上市路径。当非处方药符合非处方药"新标准"时，经申请人评估，认为无需提交安全性、有效性数据的，申请人只需要提供药品符合"非处方药标准"的承诺性声明，并提供符合药品质量标准的证明，提出药品上市许可申请，由非处方药审评部门简化审评程序后上市，也可以授权省级药品监督管理部门开展非处方药上市的审评工作。

四、畅通无参比制剂非处方仿制药上市路径

（一）建立非处方药标准管理路径

凡是仿制药申报上市必须以特定参比制剂作为参照。部分非处方药仿制药面临无法申报上市的难题。国家药监局药审中心关于发布《化学仿制药参比制

剂遴选申请资料要求》的通告（2020 年第 32 号）中明确了美国 FDA 的非处方药专论品种不符合遴选参比制剂的条件，因此此类产品虽然具有临床价值明确，全球上市基础良好，质量可控，疗效显著等特性，但由于无参比制剂，从而导致在我国无注册申报路径。国际上按照非处方药专论（标准）进行管理的非处方药品种，如美国专论路径、日本专论路径、加拿大和澳大利亚标准路径等上市的药品等，符合上市基础良好的特性，但无注册路径申报。很显然，目前的规定限制非处方药仅能仿制或者改良国内的品种，而缺乏面向全球的创新路径，具体包括以下情形：

（1）境外已上市境内未上市的药品，在国际上通过上市基础良好路径上市且仍在市场可及的品种（参照药品），境内上市持有人申请在中国进行技术转移的情形。

（2）境外已上市境内未上市的药品，在国际上通过上市基础良好路径上市且仍在市场可及的品种（参照药品），境内上市持有人（或境内代理人）申请进口或仿制该品种的情形。

（3）境外已上市境内未上市的药品，在国际上通过专论（标准）路径上市的品种，境内上市持有人（或境内代理人）申请上市。

（4）中国境内已上市多年，临床价值明确，但无法推荐参比制剂的化学药品。

药品审评机构应当允许并受理企业提交无法遴选参比制剂品种的仿制药申请。企业提交申请时，应当同时提交无法遴选参比制剂声明，包括说明无法提供参比制剂的充分依据，自行论证临床价值。对于上市基础良好的药品，申请人必须证明产品上市基础良好，提交相应的药学研究资料，证明质量安全可控。对于首家提交相关资料的企业，应当优先予以审评，审评通过的相当于建立境内的首个参照标准。首个参照标准的药品可以收入药典或者国家标准，未来的同品种药品的仿制，可参照药典或者国家标准进行审批（图 9-1）。

实现非处方仿制药审评审批的"参比制剂"和"参比标准"两种路径，促进仿制药行业高质量健康发展。

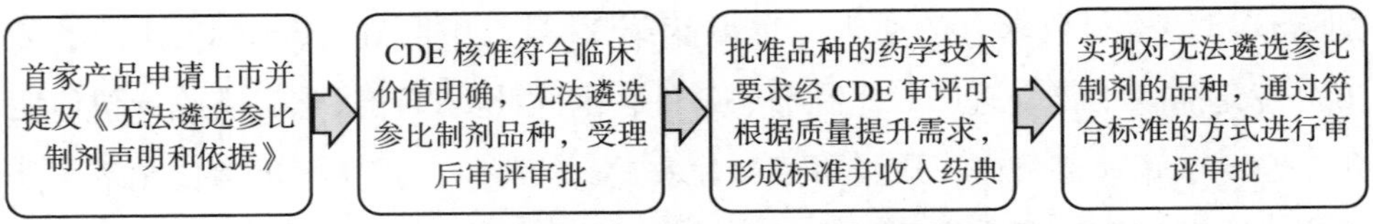

图 9-1　仿制药应当建立全新的参比标准路径

建议发布无法遴选参比制剂的申请资料要求，如表 9-2 所示。

表 9-2　无法遴选参比制剂的申报资料要求建议

无法遴选参比制剂情形		注册分类	受理要求	资料要求	参考的国际实践
符合境外专论标准	仿制他人（不同持有人）	5.2 类 /3 类 /4 类	无法遴选参比，直接受理	M1、M2、M3 符合境外专论的自证资料及境外专论标准 安全有效性资料及文献资料	美国、澳大利亚、加拿大、日本等专论路径
选择参照药品	仿制他人（不同持有人）	5.2 类 /3 类 /4 类	无法遴选参比，直接受理	M1、M2、M3 参照药的上市基础良好的资料证明 依据参照药品进行的相关研究	美国 505（b）（2）微改良路径 欧洲仿制路径 Art.10.1 欧盟微改良路径 Art.10.3（Hybrid） 欧盟上市基础良好药品路径（Well-Established Use）
	仿制自己（境外持有人的境内代理人通过技术转移在中国地产化）	3 类 /4 类	直接受理（境外持有人授权技术转移的证明）	M1、M2、M3 核心技术及质量一致性声明及相关自证资料 境外上市的技术资料 上市后安全有效性数据 药学研究	欧盟上市基础良好药品路径（Well-Established Use）

（二）关于境外参比制剂选择的考量

以数据完整性作为判定参比制剂的标准，鼓励原研地产化品种或境内批准的仿制药作为参比制剂，推进参比制剂本地化，减少仿制境外参比制剂带来的不确定性风险，保障参比制剂的持续可获得性。若原研参比制剂退市或不再供应中国市场，应当有相应机制遴选替代的参比制剂。

境外原研转为本地化生产后（原研地产化品种），目前在《已上市药品目录集》中标注为"其他"，相当于既不是原研药，也不是仿制药，身份尴尬。原研地产化品种具有完整的安全性、有效性数据，其参比制剂地位不应当因为产地不同而改变，其应当被确定为参比制剂。

目前，在全球寻找参比制剂的模式，已经变成一种日常审评工作，这种常态化的工作蕴含潜在的安全风险，应当逐渐将境外参比制剂转变为境内参比制剂。药品审评机构必须依赖完整数据审评新药，不应当过分依赖其他监管机构的审评审批结论，对于缺乏完整安全性和有效性数据的直接依赖境外参比制剂数据的仿制药申请，不应当受理。

所谓完整数据包括申请人自行取得、委托其他单位取得或者获得授权的数据，申请人应当具有数据所有权。在全球寻找参比制剂的模式可能带来药品市场秩序的混乱，增加无实质意义的确定参比制剂的额外审评工作量，蕴含潜在不确定性风险。我国企业研发的新药即使成功上市，也可能面临无法作为参比制剂的结果，在某种意义上，审评的科学逻辑存在潜在的混乱。

（三）解决参比制剂多场地生产的问题

参比制剂是具有完整的安全性、有效性数据的品种，不会因为变更生产场地而改变其地位。国际上，参比制剂并非定义为固定生产场地的品种，仅关注其初始申请数据的完整性，无论后续变更多少次场地，都不能改变其参比制剂的地位。指定单一生产场地品种作为参比制剂的历史问题应当调整。原研企业变更生产场地已经过补充申请的审批，如果不承认场地变更后的一致性，相当于对监管机构场地变更补充申请批准决策的自我否定。总之，参比制剂的选择不应当以生产场地作为区分。

五、改进处方药转换非处方药路径

从国际经验看，各国处方药转换的方式各有特点，但实质上分为了两个步骤，第一步为候选活性成分转换，允许原来用于处方药中的候选 OTC 活性成分被用于非处方药中，第二步为通过不同的方式上市含有候选 OTC 活性成分的非处方药。我国目前实行由企业提交资料，药品评价中心审核与专家咨询相结合的转换评价方式，转换过程相对来说具有不确定性，企业缺乏合理的转换预期，转换积极性不高。

因此，建议药品审评机构进一步明确处方药转换路径，将对候选非处方药活性成分的评价与对拟转换药品的审评区分开来，首先组织专家审评候选成分是否适合非处方药使用条件，然后审评药品是否满足非处方药审评要求，并增加审评机构与企业沟通频率，从而更快速地推动处方药转换。

六、给予非处方药相关独占权激励

为了激励非处方药产业发展，增加企业研发非处方药积极性，应当给予符合一定条件的非处方药市场独占权。

美、欧、日都给予了含有新活性成分的 OTC 药品一定期限的独占权保护；对于儿科研究，美国给予额外 6 个月的独占期奖励，可以叠加在专利保护期和其他数据保护期之后；而在欧盟则可以选择 6 个月的专利补充（SPC）保护期或者延长 1 年的数据保护期的资格；日本则将独占期最多延长至 10 年；对于转换路径，美国、欧盟对于处方药转换为非处方药时，开展对转换申请至关重要的新的临床研究的药品授予独占权。

因此，建议给予符合条件的非处方药市场独占期，在独占期内不得受理和批准改良型新药和仿制药申请。具体建议为：①考虑到中国非处方药品种较少，非处方药中未曾使用过的活性成分较多，对于含有在中国非处方药中未曾使用过的活性成分的品种，给予 2~4 年独占期；②对于进行儿科研究的非处方药品种，给予额外 6 个月的保护期，可以叠加在专利期或其他独占期之后；③给予在处方药转换为非处方药时，开展了对转换申请至关重要的新的临床研究的品种给予 1~3 年的独占期。

七、优化非处方药经营管理

根据 1999 年发布的《处方药与非处方药流通管理暂行规定》，在药品零售网点数量不足、布局不合理的地区，普通商业企业可以销售乙类非处方药，但必须经过当地地市级以上药品监督管理部门审查、批准、登记，符合条件的颁发乙类非处方药准销标志。

2019 年新修订《药品管理法》第五十一条指出，从事药品零售活动，应当经所在地县级以上地方人民政府药品监督管理部门批准，取得药品经营许可证。无药品经营许可证的，不得经营药品。《药品经营许可证管理办法》中规定，从事药品零售的，应先核定经营类别，确定申办人经营处方药或非处方药、乙类非处方药的资格，并在经营范围中予以明确，再核定具体经营范围。因此，拟在除药店外的普通商业企业销售乙类非处方药，在法理上不存在障碍，但是需要获得《药品经营许可证》并核定经营范围。

2022 年 3 月 15 日《广东省经营乙类非处方药综合改革试点工作实施方案》开始实施，在试点范围内，消费者可以在获得《药品经营许可证》的便利店购买某些类别的乙类 OTC 药品，极大的提高了患者的用药可及性。建议进一步完善非处方药便利店销售，扩大经营乙类非处方药综合改革试点工作，扩大便利店《药品经营许可证》发放范围，增加允许销售乙类 OTC 药品种类，从而提高患者用药可及性，推动患者自我健康护理。同时，对于甲类非处方药的销售强化配备执业药师等药学技术人员的要求，对于处方药刚刚转化为非处方药的品种应当把执业药师的监督指导作为使用的必要条件。进一步鼓励非处方药的网上销售，建议对非处方药网络销售药店授予特殊的标识，如域名等，便于消费者进行网络销售的合法性网站识别。

八、强化非处方药标识的可读性要求

非处方药可以由患者自我判断、自我选择，用于自我健康护理的关键在于科学合理的标识和说明书内容设计。由于非处方药无需医生诊断和开具处方，药品的标识和说明书是消费者购药时获取用药信息和指导的主要途径，药师是提供用药咨询和指导的必要条件。

非处方药标识和说明书在标识形式、视觉识别、可读性三方面具有明显区别于处方药的特殊性。与处方药标识和说明书相比，非处方药的标识更强调简单明了、通俗易懂，一般有专属性的格式和内容要求。例如美国、加拿大的"药品事实标签"的形式，澳大利亚的"关键健康信息表格"形式。

此外，非处方药的标识应当通过可读性研究确认药品使用者的理解程度，确保使用者可以在没有医药专业人士诊疗和监督的情况下正确使用非处方药，提高患者对标识和说明书的理解力，促进患者的自我药疗。对于非处方药，我国虽然有专有标识，但是非处方药标识格式和内容要求缺乏专属性，在可读性研究方面无实质性要求。

建议药品监管部门修订非处方药标识管理的规定，建立非处方药专有的标识指导原则，要求将产品的活性成分、功效、警告、用法用量、非活性成分等药品的关键信息通过醒目、简单易懂的形式直接展现在非处方药外包装上，并进行非处方药专有标识的标记。应当同时发布消费者行为研究指导原则，特别是非处方药标签理解力研究的指导原则，指导企业开展相关研究。

第十章

典型非处方药创新
特色分析

OTC

随着全球范围内自我药疗和自我保健观念和能力的不断提升，公众健康从治疗转为预防和防治的需求日益增长，激发了健康产业研发创新的热情，非处方药作为自我药疗的主要产品品类，从 20 世纪 70 年代发展至今，已经可以满足针对不同人群的需求。本章通过对全球常见的非处方药治疗领域，以 15 个已上市且上市基础良好的非处方药上市实践为例，为我国非处方药创新和监管提供借鉴。

一、儿童抗过敏用盐酸西替利嗪糖浆

（一）产品简介

儿童用 ZYRTEC® 盐酸西替利嗪糖浆（英文名 CHILDREN'S ZYRTEC® ALLERGY—cetirizine hydrochloride syrup[1]），是一款用于 2 岁以上儿童及成人的抗过敏 OTC 药品，用于缓解因花粉热或其他上呼吸道过敏引起的流鼻涕、打喷嚏、眼睛发痒或流泪、鼻子或喉咙发痒。该药品于 2007 年通过处方药转换路径由美国 FDA 批准上市。

药品基本信息如表 10-1、表 10-2 所示。

---

1 美国 syrup，直译为糖浆剂，但是与我国《中国药典》定义的"糖浆剂"有所不同。该产品剂型更偏向于我国的口服溶液 oral solution 或者 liquid。

表 10-1　药品注册信息与配方信息

规格	5mg/ml 盐酸西替利嗪
适应症	暂时缓解花粉热或其他上呼吸道过敏引起的流鼻涕、打喷嚏、眼部痒、流眼泪、鼻子或喉咙发痒
装量	118ml
口味	葡萄味和泡泡糖味
NDC 号	50580-730
活性成分	盐酸西替利嗪

表 10-2　药品适用年龄及用法用量

年龄	用法用量
2 岁以下儿童	咨询医生
2~6 岁儿童	2.5ml/d，如有需要可增至 5ml/d 或每 12 小时服用 2.5ml。一天最多服用 5ml
6~12 岁	依症状严重程度，5ml/d 或 10ml/d，一天最多服用 10ml
12 及以上成人	
65 岁以上	5ml/d，一天最多服用 5ml
肝肾功能不全患者	咨询医生

（二）国外上市情况

盐酸西替利嗪最早于 1981 年获得专利，UCB Biopharma 公司于 1986 年 11 月 6 日在比利时获得盐酸西替利嗪的全球首个上市批准，其剂型为 10mg 片剂。1995 年，辉瑞公司获得 UCB 公司许可在美国、加拿大提交盐酸西替利嗪片剂上市申请，ZYRTEC® 盐酸西替利嗪口服溶液被批准为处方药，1996 年，辉瑞公司在美国提交 3 类新剂型申请（Type3-New Dosage Form）获批了糖浆剂型，口味为香蕉 - 葡萄味。

ZYRTEC® 盐酸西替利嗪糖浆剂最早用于治疗 12 岁以上儿童及成人季节

性过敏性鼻炎（SAR）和常年性过敏性鼻炎（PAR）。1996 年扩展适应症人群至 6~11 岁儿童，并且新批准了治疗 6 个月至 2 岁儿童季节性鼻炎和治疗 6 个月至 6 岁儿童荨麻疹的适应症，1998 年又增加了 2~5 岁适用人群。

由于第二代抗组胺药、鼻用糖皮质激素、白三烯受体拮抗剂为儿童过敏性鼻炎的一线用药，《抗组胺药治疗婴幼儿过敏性鼻炎的临床应用专家共识》指出西替利嗪是目前起效最快的口服二代抗组胺药，作用可持续至服药后 24 小时，基于产品的安全性和临床价值，2007 年 11 月，本产品获得美国 FDA 的 OTC 转换批准，提升了患者端的产品可及性，商品名由 ZYRTEC® 改为 CHILDREN'S ZYRTEC® ALLERGY，并被列为橙皮书参比制剂。

在 2001 年 5 月的一次美国 FDA 审评咨询委员会会议上，非处方药和肺 - 过敏药物联合咨询委员会得出结论，西替利嗪具有适用于 OTC 抗组胺药的风险 / 获益特征，可以作为 OTC 安全使用。该产品的 OTC 转换并非首个转换（not a first-in-class switch），符合美国 FDA 之前已认可的 OTC 适应症（well-recognized OTC indication），不会引发新的安全问题，无需新的标识语言，不会引起新的消费者使用问题，因此无需专门召开额外的咨询委员会会议。

为确保该产品的安全用药，该产品仅进行部分适应症转换（partial switch），1996 年美国 FDA 批准的治疗 6 个月至 2 岁儿童季节性鼻炎和治疗，6 个月至 6 岁儿童荨麻疹仍然保留为处方药适应症。

（三）国内现状

目前该成分与规格下，中国境内仅有 1 种已注册的处方药，尚无相关 OTC 产品上市，其适应症与用法用量如表 10-3 所示。

表 10-3　国内同品种药品适应症及用法用量

适应症：用于季节性或常年性过敏性鼻炎，由过敏引起的荨麻疹及皮肤瘙痒

年龄	用法用量
2~5 岁儿童	早晚各 2.5ml（2.5mg）或每天 1 次 5ml（5mg），或遵医嘱
6~11 岁儿童	早晚各 5ml（5mg）或每天 1 次 10ml（10mg）

续表

年龄	用法用量
12 岁及以上成人	每次 10ml（10mg），每天 1 次或遵医嘱。如出现不良反应，可改为早晚各 5ml（5mg）
12 岁以下儿童应在医生或父母的监控下服用	

（四）创新特色

将过敏药物作为 OTC 药品，以促进早期过敏防治具有迫切的临床需求。近数十年来，过敏患者病例在世界很多地区呈快速上升趋势。WHO 已把过敏性疾病列为 21 世纪需重点研究和防治的三大疾病之一[1]。根据世界过敏组织（WAO）统计，全世界约有 30%~40% 的人都被过敏困扰。近年来，中国过敏症的发病率不断升高，估计患病人群超过 2 亿。除遗传因素外，专家表示随着人们生存环境和生活方式发生改变，从某种程度上来说，"过敏"已经成为普遍发生的"现代病"。

以过敏性鼻炎为例，过敏性鼻炎是耳鼻咽喉头颈外科临床最常见的疾病之一，保守估计全球的过敏性鼻炎患者超过 5 亿。在过去的 40 年里，过敏性鼻炎的患病率一直在增加[2]。尽管过敏性鼻炎在很大程度上被认为是一种令人讨厌的疾病，但受过敏性鼻炎影响的个体患哮喘、病毒性感冒、鼻窦炎和过敏性结膜炎的风险不断增加[3]。美国过敏、哮喘和免疫学学会（AAAAI）的统计数据表明，过敏性鼻炎影响着全球 10%~30% 的人口。2012 年，有 660 万儿童和 1760 万成年人被诊断为过敏性鼻炎[4]。由于我国幅员辽阔，不同地区环境因

---

1 余芳. 过敏性哮喘的研究进展［J］. 中国免疫学杂志，2018，34（4）：481–487.

2 Casale TB（2003），Blaiss MS, Gelfand E, et al. First do no harm：Managing antihistamine impairment in patients with allergic rhinitis［J］. J Allergy Clin Immunol, 2003, 111（5）：S835–S842.

3 Greiner AN（2011），Hellings PW, Rotiroti G, et al. Allergic rhinitis［J］. Lancet, 2011, 378（9809）：2112–2122.

4 American Academy of Allergy, Asthma, and Immunology（［AAAAI］2012），Allergy Statistics.https://www.aaaai.org/about–aaaai/newsroom/allergy–statistics. Updated 2012. Accessed 01 December 2020.

素、气候因素以及经济水平等差距较大，可能导致过敏性鼻炎的患病状况差异较大[1]。在一篇关于中国过敏性鼻炎流行状况的文献综述中，分析了部分具有代表性的研究数据后得出：过敏性鼻炎在我国大陆地区人口中的患病率为 4%~38%[2]。我国儿童过敏性鼻炎患病率高，且有逐年持续上升趋势。我国儿童过敏性鼻炎患病率为 15.79%（95% CI：15.13-16.45），且该数据还在逐年增高。其中华中地区患病率高达 17.20%、华南地区为 15.99%、西北地区为 15.62%、台湾地区为 15.33%、西南地区为 15.07%、华北地区为 14.87%，华东地区患病率最低为 13.94%[3]。

过敏性鼻炎严重影响患者的生活质量。过敏性鼻炎的典型症状为阵发性喷嚏、清水样涕、鼻痒和鼻塞，可伴有眼部症状，包括眼痒、流泪、眼红和灼热感等，多见于花粉过敏患者。随着致敏花粉飘散季节的到来，花粉症患者的鼻、眼症状发作或加重。如果致病因素以室内致敏原（尘螨、蟑螂、动物皮屑等）为主，症状多为常年发作。文献报道，40% 的过敏性鼻炎患者可合并支气管哮喘，在有鼻部症状的同时，还可伴喘息、咳嗽、气急和胸闷等肺部症状[1]。长期医学观察和研究认为，花粉过敏不是小事，若不及时治疗或拖延不治，很容易恶化为慢性哮喘、鼻咽炎、结膜炎、肺炎等呼吸系统疾病，出现重度过敏症状需及时就医。如果未经治疗或给予次优药物治疗，过敏性鼻炎可能会对患者的生活质量产生深刻影响，导致睡眠障碍和随之而来的白天疲劳、认知功能差、学习障碍、旷课旷工和生产力下降[4,5]。AAAAI 过敏性疾病特别工作组估计，在美国，过敏性鼻炎每年导致 200 万天和 350 万天的缺课。对年龄在 20~44 岁的 850 名受试者的生活质量调查发现，过敏性鼻炎患者的总体健康状

1　中华耳鼻咽喉头颈外科杂志编辑委员会鼻科组，中华医学会耳鼻咽喉头颈外科学分会鼻科学组. 变应性鼻炎诊断和治疗指南（2015 年，天津）[J]. 中华耳鼻咽喉头颈外科杂志，2016（1）：19.

2　Zhang Y，Zhang L. Prevalence of allergic rhinitis in China [J]. Allergy Asthma Immunol Res，2014，6（2）：105-113. DOI：10. 4168/aair，2014.6.2.105.

3　中国医师协会儿科医师分会儿童耳鼻咽喉专业委员会. 儿童过敏性鼻炎诊疗——临床实践指南 [J]. 中国实用儿科杂志. 2019，34（3）：169-175.

4　Greiner AN（2011），Hellings PW，Rotiroti G，et al. Allergic rhinitis [J]. Lancet，2011，378（9809）：2112-2122.

5　Schoenwetter WF（2004），Dupclay L Jr，Appajosyula S，et al. Economic impact and quality-of-life burden of allergic rhinitis [J]. Curr Med Res Opin，2004，20（3）：305-317.

况和活力较未患过敏性鼻炎的人群差。此外，过敏性鼻炎还与社会功能受损、情绪和心理健康受损有关[1]。

虽有多种儿童过敏性药物可供选择，但非处方药种类有限。目前，适用于2~12岁儿童的抗组胺OTC产品中：

①氯雷他定糖浆（氯雷他定糖浆剂仅一张参比制剂证书，氯雷他定咀嚼片尚未上市）：无儿童适宜的固体剂型；

②西替利嗪：2~6岁儿童无可及性（OTC药证数为0）；6~12岁儿童无良好可及性（可能存在剂量分割问题）。

糖浆剂便于低龄儿童用药。我国目前市面上唯一已批准的非处方西替利嗪品种为盐酸西替利嗪片，1片为10mg，针对6~12岁患儿一日2次的用法即存在剂量分割问题，需要自行将药片分割成半片，而针对2~6岁患儿甚至需要分割为1/4片，这不仅不方便，更难以保持给药剂量的精确性，而糖浆剂无需考虑掰片服用带来的剂量不准确问题。该产品的掩味技术提高了儿童人群的服药依从性。该儿童ZYRTEC®过敏盐酸西替利嗪糖浆，通过处方药部分转换成OTC在美国上市，其针对2岁以上儿童人群进行了口味方面的创新，提供了葡萄与泡泡糖两种口味供消费者进行选择。良好的适口性可以有效提高儿童人群的服药依从性，增加儿童患者对药物的接受程度，使患儿能在较短的时间内得到最佳的治疗效果。此外，该药品不含色素和蔗糖，具有更为温和的防腐体系，不含尼泊金酯，更适合儿童患者使用，有利于保护儿童健康。同时产品包装中也配有量杯，便于儿童监护人进行精准给药。

针对儿童与老人提供精准给药方案，指导患者安全自我药疗。除了口味方面的创新外，该药品在用法用量部分，针对65岁以上的老年人进行了更为精确的用药说明，相较于成人（一天最大服用10ml），其建议的老年人群最多服用剂量更低（一天最多服用5ml），体现了针对老年人群的精准给药，有效提高了老年人群的用药安全，保护其生命健康。在儿童用法用量部分，该药品针对不同严重程度的症状给予了不同的给药方案，让患者可以依据自身症状不同

1　Leynaert B（2000），Neukirch C，Liard R，et al. Quality of life in allergic rhinitis and asthma：A population–based study of young adults［J］. Am J Respir Crit Care Med，2000，162（4 Pt 1）：1391–1396.

来服用不同剂量的药品，实现患者的精准给药，这种针对不同年龄和不同严重程度表现的人群，提供差异化的用法用量的做法，更有利于消费者进行安全合理的自我药疗，提高其用药安全性与有效性。

二、儿童抗过敏用盐酸西替利嗪咀嚼片

（一）产品简介

根据儿童患者的需求，创新性研发了针对盐酸西替利秦的咀嚼片剂型，并针对不同年龄的患者，开发了 2.5mg、5mg 和 10mg 三种不同规格。该产品已在美国、加拿大、澳大利亚等国销售。目前我国国内盐酸西替利嗪尚无咀嚼片剂型，也无 5mg 及 2.5mg 规格的固体制剂。

儿童用 ZYRTEC® 盐酸西替利嗪咀嚼片（英文名 CHILDREN'S ZYRTEC®—Cetirizine HCl chewable tablets），是一款用于 2 岁以上儿童及成人的抗过敏 OTC 药品，用于缓解因花粉热或其他上呼吸道过敏引起的流鼻涕、打喷嚏、眼睛发痒或流泪、鼻子或喉咙发痒等症状，与糖浆剂同时于 2007 年通过转换路径由美国 FDA 批准上市。

产品的活性成分为盐酸西替利嗪，共有 2.5mg、5mg、10mg 三种规格，口味为葡萄味，其注册、配方信息及用法用量见表 10-4 和表 10-5。

表 10-4　药品注册信息

规格	NDC 号	活性成分
2.5mg	50580-790-01	
5mg	停止供应	盐酸西替利嗪
10mg	50580-791-01	

表 10-5 药品用法用量及适应症

规格	给药剂量	每日剂量 / 剂量范围	适应症
2.5mg	2~6 岁儿童，每次 1 片（2.5mg），一天 1 次，咀嚼吞入。如有需要，剂量可增至每次 2 片（5mg），一天 1 次；或每 12 小时内服用 1 片（2.5mg）。24 小时内不得超过 2 片（5mg）	2~6 岁儿童：2.5~5mg	适用于 2 岁及以上儿童及成人，24 小时缓解：流鼻涕、打喷嚏、眼部痒、流眼泪、鼻子或喉咙发痒
	6 岁及以上儿童和成人，依症状严重程度，每次 2 片（5mg）或每次 4 片（10mg），一天 1 次，咀嚼吞入。24 小时内不得超过 4 片（10mg）	6 岁以上儿童和成人：5~10mg	
	65 岁及以上成人，每次 2 片（5mg），一天 1 次，咀嚼吞入。24 小时内不得超过 2 片（5mg）	65 岁以上成人：5mg	
5mg	6 岁及以上儿童和成人，依症状严重程度，每次 1 片（5mg）或 2 片（10mg），一天 1 次，咀嚼吞入。24 小时内不得超过 2 片（10mg）	6 岁以上儿童和成人：5~10mg	适用于 6 岁及以上儿童及成人，24 小时缓解：流鼻涕、打喷嚏、眼部痒、流眼泪、鼻子或喉咙发痒
	65 岁及以上成人，每次 1 片（5mg），一天 1 次，咀嚼吞入。24 小时内不得超过 1 片（5mg）	65 岁以上成人：5mg	
10mg	6 岁及以上儿童和成人，每次 1 片（10mg），一天 1 次，咀嚼吞入，24 小时内服用不超过 1 片	6 岁以上儿童和成人：10mg	适用于 6 岁及以上儿童及成人，24 小时缓解：流鼻涕、打喷嚏、眼部痒、流眼泪、鼻子或喉咙发痒

（二）国外上市情况

盐酸西替利嗪最早于 1981 年获得专利，UCB Biopharma 公司于 1986 年 11 月 6 日在比利时获得盐酸西替利嗪的全球首个上市批准，其剂型为 10mg 片剂。1995 年，辉瑞公司获得 UCB 公司许可在美国、加拿大申请上市盐酸西替利嗪片剂，同时 ZYRTEC® 被批准为处方药。2004 年 3 月 16 日，美国 FDA 批准辉瑞公司盐酸西替利嗪咀嚼片 5mg 和 10mg 以 NDA 505（b）（1）- 增加新剂型上市。按照 505（b）（1）上市要求，辉瑞公司开展并递交了充分的药学及临床研究数据用于证实产品安全有效性。2006 年，申请人收购辉瑞消费者医疗保健公司，盐酸西替利嗪产品在美国及加拿大的上市许可随即归属该申请人持有。2007 年 1 月，申请人向美国 FDA 递交了盐酸西替利嗪咀嚼片转换为 OTC 的申请，并于同年 11 月 16 日获得美国 FDA 批准并列为参比制剂，获得批准的盐酸西替利嗪咀嚼片规格为 5mg 及 10mg。2020 年 11 月 30 日盐酸西替利嗪咀嚼片 2.5mg 获美国 FDA 批准上市为 OTC 药品并被列为参比制剂。

ZYRTEC® 用于治疗 12 岁以上儿童及成人季节性过敏性鼻炎（SAR）和常年性过敏性鼻炎（PAR）。1996 年扩展适用人群低至 6~11 岁，并且新批准了治疗 6 个月至 2 岁儿童季节性鼻炎和治疗 6 个月至 6 岁儿童荨麻疹的适应症，1998 年又增加了 2~5 岁适用人群。

由于第二代抗组胺药、鼻用糖皮质激素、白三烯受体拮抗剂为儿童过敏性鼻炎的一线用药，而西替利嗪是目前起效最快的口服二代抗组胺药，作用持续至服药后 24 小时，基于产品的安全性和临床价值，美国 FDA 批准本品转换为OTC，提升了产品可及性。

（三）国内现状

过敏性鼻炎是一种难以治愈的慢性疾病，在很大程度上依靠院外自我管理。儿童适宜剂型 OTC 可大大增加过敏性鼻炎患儿的药物可及性。

在中国获批上市儿童过敏性鼻炎适应症的口服二代抗组胺药中，OTC 品种仅有氯雷他定片剂和糖浆以及西替利嗪片剂三种，其中儿童适宜剂型仅氯雷他定糖浆一种（氯雷他定糖浆剂仅一张参比制剂证书，氯雷他定咀嚼片尚未上市），无儿童适宜的固体剂型。西替利嗪滴剂和糖浆均为处方药。中国《儿童用药（化学药品）药学开发指导原则（试行）》及欧洲药品管理局《参考文件：儿童人群的剂型选择》均推荐咀嚼片为适用于 2~5 岁学龄前儿童，并且是 6~11 岁学龄期儿童的最佳口服剂型选择，然而目前我国尚无已批准的该品种咀嚼片剂型。

（四）创新特色

儿童适宜剂型的创新可以有效保障儿童患者的用药安全和依从性。该药品针对儿童患者研发了咀嚼片剂型，根据欧洲 EMA《参考文件：儿童人群的剂型选择》中指出，"咀嚼片是一种对 2 岁以上儿童有价值的剂型。对于更小的年龄组而言只要是在监督下服药确保有咀嚼动作以降低吸入药片残片的风险，一般也认为是安全的"。此外，该咀嚼片剂型在美国 NDA 上市申请时也开展了详细的生物等效性研究，结果显示 10mg 咀嚼片在有水送服和无水送服情况下均与已批准的盐酸西替利嗪片剂生物等效。相较于普通片剂，该咀嚼片剂型在经过反复咀嚼后更有利于儿童吞咽，避免儿童患者在服药阶段造成困难和产生危险，可有效保障儿童的用药安全。

口味的创新提高了儿童患者的服药依从性。该产品不含色素和蔗糖，针对儿童患者设计了友好的葡萄口味。由于盐酸西替利嗪自身的不良口感会降低儿童患者的顺应性，因此该药品的处方设计采用了 β- 环糊精作为掩味剂，辅以葡萄香精改善口味，从而提高了儿童患者的服药依从性及剂量准确性，在 2018 年的一项感官测试中，大多数受试者表示该产品 10mg 咀嚼片的味道与口感可以接受，不会留下不可接受的余味，并且易于咀嚼和吞咽。优良的口感与适宜的服用方式可以有效提高儿童患者对药物的接受程度，进而保证给药的准确性，使患儿在短时间内得到更为有效的治疗（表 10-6）。

多规格组合产品为不同年龄段的患者提供精准给药方案和便携需求，该药品在转换为 OTC 后又推出了 2.5mg 的新规格。在以前，盐酸西替利嗪片剂多为 10mg 或 5mg。以 10mg 为例，其在 6~12 岁患儿的使用中会出现剂量分割问题，需要自行将药片分割成半片，而针对 2~6 岁患儿甚至需要将药品分割为 1/4 片，这样的给药方式不仅非常不方便，而且更难保证给药剂量的精确性。因此该产品针对低龄儿童所推出的 2.5mg 规格可以有效解决儿童小剂量给药时掰片不准确的问题。精确的给药剂量可以更有效的缓解儿童过敏性鼻炎的症状，同时也最大程度保障了儿童患者的用药安全。

表 10-6　2018 年感官测试调研结果

问卷	西替利嗪，饮水（A）（*N*=39）*n*（%）	西替利嗪，不饮水（B）（*N*=40）*n*（%）	西替利嗪，进食（C）（*N*=38）*n*（%）
Q1：本品的味道可以接受 非常同意，同意，或大致同意	38（97.4%）	37（92.5%）	34（89.5%）
Q2：本品咀嚼时的口感可以接受 非常同意，同意，或大致同意	36（92.3%）	38（95.0%）	33（86.8%）
Q3：本品不会留下不可接受的余味 非常同意，同意，或大致同意	36（92.3%）	35（87.5%）	34（89.5%）
Q4：本品易于咀嚼 非常同意，同意，或大致同意	39（100.0%）	40（100.0%）	38（100.0%）
Q5：本品易于吞咽 非常同意，同意，或大致同意	39（100.0%）	39（97.5%）	38（100.0%）

三、皮肤瘙痒用氢化可的松乳膏

（一）产品简介

1% 规格 Aveeno® 1% 氢化可的松乳膏（英文名 MAXIMUM Aveeno® 1% Hydrocortisone Anti-itch Cream），是一款用于 2 岁以上儿童及成人的弱效糖皮质激素外用乳膏 OTC 产品，用于暂时缓解由肥皂和洗涤剂、昆虫叮咬、化妆品、毒常春藤、橡树或漆树以及珠宝等引起的轻度皮肤刺激、炎症和皮疹相关的瘙痒。从品种角度来看，目前中国尚无同规格品种的 OTC 产品注册，同规格处方药目前在中国零售市场也无供给[1]，产品没有可及性。从产品处方的角度，本品创新性地将化学药物活性成分氢化可的松与天然药物成分胶体燕麦结合，除了弱效糖皮质激素氢化可的松治疗瘙痒、皮炎、湿疹等功能之外，还额外给予了皮肤屏障保护的功能，达到双重护理、双效合一的目的。

Aveeno® 1% 氢化可的松乳膏在美国是 OTC 专论药品。

产品活性成分为氢化可的松，其注册、配方信息及用法用量见表 10-7、表 10-8。

表 10-7　药品注册信息及配方

规格	NDC 号	主要配方
1%	69968-0511-1	氢化可的松、燕麦仁（AVENA SATIVA）提取物、燕麦仁（AVENA SATIVA）油、库拉索芦荟（ALOE BARBADENSIS）叶提取物

表 10-8　药品用法用量

年龄	适应症	用法用量
2 岁以上儿童及成人	暂时缓解由肥皂和洗涤剂、昆虫叮咬、化妆品、毒常春藤、橡树或漆树以及珠宝等引起的轻度皮肤刺激、炎症和皮疹相关的瘙痒	一日 2~4 次，涂于患处，并轻揉片刻

（二）国外上市情况

该产品于 2009 年在加拿大首次上市，2014 年转换为 OTC。在美国，该产品于 2013 年以 OTC 专论路径上市销售，迄今已在北美及南美共 4 个国家上市。

（三）国内现状

瘙痒是各种皮肤病的一种常见且令人苦恼的症状。虽然目前没有被普遍接

1　IQVIA 调研氢化可的松乳膏 0.25% 和 1% 2018~2020 年销售数据。

受的瘙痒治疗方法，但是局部治疗仍然是治疗急性或局部瘙痒的基石。对于重度和全身性瘙痒，应考虑全身治疗。

改善皮肤的屏障功能有助于减轻瘙痒。优化皮肤屏障功能的外用物质有保湿剂、润肤剂和屏障修复霜等。外用皮质类固醇可减轻皮肤炎症并缓解瘙痒。然而，应避免皮肤使用超过 7 天的外用皮质类固醇。外用抗组胺药已被用于减轻接触性皮炎患者的瘙痒症状。

外用糖皮质激素因其疗效稳定、获益风险比高的特性，在湿疹、特应性皮炎、脂溢性皮炎及慢性瘙痒等疾病的临床治疗中已处于重要地位。根据皮肤缩血管试验结果，美国将外用皮质激素分为 7 类，我国临床常用四个等级（表 10-9）。其中，氢化可的松等弱效外用糖皮质激素也有其特定临床需求。对于长期用药、大面积用药、皮肤薄嫩部位或者儿童而言，使用弱效激素安全性更高。

目前我国批准的氢化可的松乳膏含 10g：25mg（即 0.25%）和 10g：100mg（即 1%）两种规格，其中 10g：100mg 规格为处方药。IQVIA 调研显示，无论在零售渠道还是医院渠道，两种规格的氢化可的松乳膏 2018~2020年均无销售[1]，没有可及性。

表 10-9　外用糖皮质激素药效分类

分类	药物	剂型	标示剂量（%）
超强效	醋酸双氟拉松	软膏	0.05
	丙酸氯倍他索	乳膏、软膏	0.05
强效	二丙酸倍他米松	乳膏、软膏、溶液	0.05
	哈西奈德	乳膏、软膏、溶液	0.1
	醋酸氟轻松	乳膏、软膏、溶液、凝胶	0.05
	卤米松	乳膏	0.05

1　IQVIA 调研氢化可的松乳膏 0.25% 和 1% 2018~2020 年销售数据。

续表

分类	药物	剂型	标示剂量（%）
中效	糠酸莫米松	乳膏、洗剂	0.1
	丁酸氢化可的松	乳膏、软膏、洗剂	0.1
	丙酸氟替卡松	乳膏	0.05
	曲安奈德	乳膏、软膏、洗剂	0.1
	氟轻松	软膏、乳膏	0.025
弱效	地奈德	乳膏、软膏、溶液	0.05
	地塞米松	乳膏	0.1
	氢化可的松	乳膏、软膏、溶液	0.25、0.5、1
	醋酸氢化可的松	乳膏、软膏	0.5、1

（四）创新特色

独特的配方设计兼具对肌肤的治疗与呵护。Aveeno 作为国际知名的儿童护肤品牌，其在氢化可的松乳膏（1%）的配方设计中特别考虑到了保湿剂和润肤剂在皮炎湿疹类疾病治疗中的重要性。皮肤屏障功能缺失在皮炎湿疹类皮肤病的发病机制中扮演了重要角色。因此，《湿疹诊疗指南（2011）》指出"湿疹患者皮肤屏障功能有破坏、易继发刺激性皮炎、感染及过敏而加重皮损，因此保护屏障功能非常重要。应选用对患者皮肤无刺激的治疗、预防并适时处理继发感染，对皮肤干燥的亚急性及慢性湿疹加用保湿剂。"《中国特应性皮炎诊疗指南（2020 版）》则强调"外用润肤剂是特应性皮炎的治疗基础，有助于恢复皮肤屏障功能。润肤剂不仅能阻止水分蒸发，还能修复受损的皮肤，减弱外源性不良因素的刺激，从而减少疾病的发作次数与严重度。"该产品配方中添加的燕麦提取物类成分，可在皮肤表面形成亲水膜，对皮肤有保湿、舒缓作用，随机双盲临床研究证实含有 1% 胶体燕麦的 OTC 产品可有效治疗 6 个月至 18 岁儿童轻至中重度湿疹，其疗效与皮肤屏障修复乳液处方药产品类似，并且在美国，1% 的天然燕麦本身也是 OTC 专论品种，Aveeno® 胶体燕麦产品，在美国同样按照 OTC 专论管理；乳酸钾作为天然保湿因子，可提高皮肤角质层锁水功能；芦荟叶提取物中的芦荟素及其衍生物对人体皮肤具有优良的营养和滋润作用、具有保湿抗敏、促进新陈代谢等作用；甘油作为传统、经典的保湿剂，无论是在何种干湿环境下均表现较为理想的效果。

四、胃灼热用法莫替丁钙镁咀嚼片

（一）产品简介

PEPCID® 法莫替丁钙镁咀嚼片（英文名 PEPCID® COMPLETE-famotidine, calcium carbonate, and magnesium hydroxide tablet, chewable）是一款用于 12 岁以上儿童及成人的胃灼热药，是一种复方制剂，用于缓解与酸性消化不良和胃酸过多有关的胃灼热。2000 年，申请人以新复方申请直接以 OTC 产品获得美国 FDA 批准上市。

产品活性成分为法莫替丁 10mg、碳酸钙 800mg、氢氧化镁 165mg；有浆果口味、薄荷口味和热带水果口味；有 25 片一盒以及 50 片一盒两种包装。其注册、配方信息及用法用量见表 10-10 和表 10-11。

表 10-10　药品注册信息及配方

口味	包装	NDC 号	主要活性成分	规格
薄荷口味	25 片	16837-891-25	法莫替丁、碳酸钙、氢氧化镁、	10mg 法莫替丁 800mg 碳酸钙 165mg 氢氧化镁
	50 片	16837-891-50		
浆果口味	25 片	16837-298-25		
	50 片	16837-298-50		
热带水果	25 片	16837-246-25	法莫替丁、碳酸钙、氢氧化镁、	10mg 法莫替丁 800mg 碳酸钙 165mg 氢氧化镁
	50 片	16837-246-50		

表 10-11　药品用法用量与适应症

年龄	用法用量	适应症
12 岁以上儿童及成人	完全咀嚼后吞咽一片，24 小时内不要使用超过 2 片	快速缓解与胃酸消化不良和胃酸相关的胃灼热
12 岁以下儿童	咨询医生	

（二）国外上市情况

法莫替丁于 1979 年获得专利，1986 年 BAUSCH 公司以 1 类新分子实体申请获得美国 FDA 批准上市。

2000 年 10 月 16 日，申请人以 505（b）新复方申请，PEPCID® 法莫替丁钙镁咀嚼片直接获得美国 FDA 批准为 OTC 药品上市。该产品含有抗酸剂碳酸钙和氢氧化镁，同时添加了 H_2 受体拮抗剂法莫替丁，提供双重作用快速且持久地缓解胃灼热。其剂型为咀嚼片，有浆果、薄荷和热带水果三个口味，口味丰富且掩味技术良好，产品适口性良好。

（三）国内现状

胃灼热是由多种因素引起的，但最主要的原因是胃酸从胃里逃逸到食管，造成烧灼感。正常工作的食管下括约肌应该防止胃内容物流失，但有时食管下括约肌会放松或减弱，从而让酸流进食管。常见的胃灼热诱因包括某些类型的食物、饮料、吸烟和压力。它们可以增加胃酸或放松食管下括约肌。引起胃灼热的因素对每个人都不一样，但一些最常见的胃灼热诱因包括某些类型的食物——任何油腻、辛辣或高脂肪的食物。

以下三种类型的胃灼热缓解产品，消费者可以无需处方就在药店里买到，从快速缓解到更持久的缓解：

（1）抗酸剂中和胃里的酸，但不能阻止胃产生更多的酸。抗酸剂在几秒钟内就能中和酸，饱腹时可持续 2 小时。

（2）H₂ 受体拮抗剂可以降低胃部产生的酸的量，给予患者持久的缓解，并迅速发挥作用。法莫替丁是一种 H₂ 受体拮抗剂，在 15~30 分钟内开始工作，并帮助控制胃酸一整天或整夜[1]。碳酸钙和氢氧化镁是局部抗酸剂成分。它们通过中和反应带来胃酸量的早期减少。PEPCID COMPLETE® 结合了 H₂ 受体拮抗剂和抗酸剂，因此它可以在几秒钟内开始中和胃酸，并具有 H₂ 受体拮抗剂的持久缓解效果。

（3）质子泵抑制剂（PPIs）通过关闭向胃部释放酸的泵发挥作用。PPIs 并不用于立即缓解胃灼热，OTC PPI 没有预防胃灼热的适应症。它们可能需要 1~4 天才能完全发挥作用，需要连续 14 天每天给药。

该药品是美国橙皮书参比制剂，同时也是中国已公布参比制剂，截至 2022 年 6 月，中国境内上市了多款本品的仿制药但是均未通过一致性评价。

（四）创新特色

创新复方设计，双效快速抑酸更持久。该产品作为新复方，将碳酸钙、氢氧化镁两个抗酸剂和 H₂ 受体拮抗剂法莫替丁制成复方，双重作用快速且持久地缓解胃灼热。可全天或整夜控制胃酸，是医生推荐的第一抑酸剂品牌 OTC，也是胃肠病学专家所推荐的 H₂ 受体拮抗剂 OTC 品牌。

创新的剂型与口味便于携带与服用。该产品针对剂型进行了创新，开发了咀嚼片剂型，改进了药品口感，可在外出时无水咀嚼吞服，方便患者在不同场景下服用。同时该产品提供了可随身携带的 4 片装和 8 片装，适合患者在旅行或出差途中携带，便于患者进行自我药疗。最后该产品也针对儿童患者开发了浆果、薄荷、热带水果三种口味，口味丰富且掩味技术良好，对儿童患者具有良好的适口性，可以有效提高其服药依从性，方便监护人针对患儿进行精准给药。

1　基于白天 9 小时的酸控制研究和夜间 12 小时的酸控制研究。酸的控制并不意味着症状的缓解。

五、抗酸与缓解胀气用镁铝双倍强效咀嚼片

（一）产品简介

Mylanta® 镁铝双倍强效咀嚼片（英文名 Mylanta® 2go Antacid Double Strength）咀嚼片是一款用于 12 岁以上儿童和成人的 OTC 药品，用于缓解消化不良、胃灼热、胃部不适、胀气和风痛（wind pain）的 OTC 复方制剂。2005 年由澳大利亚 TGA 批准在澳大利亚上市。

产品活性成分为氢氧化镁 400mg、氢氧化铝 400mg 和西甲硅油 40mg，有 24 片 / 盒、48 片 / 盒、100 片 / 盒三种包装，12 岁以上儿童及成人每天 3~4 次，每次 1~2 片，除非有医生的指示，否则每天不要超过 12 片。其中氢氧化铝和氢氧化镁是中和胃酸的抗酸剂，可以立即缓解反流相关症状（即缓解消化不良的疼痛）与胃灼热。二甲硅油是表面活性剂，通过降低表面张力而起作用，能使胃肠道中的气体气泡聚结并有助于它们的分散。因此，该成分能够缓解消化不良中由于胃肠道气体过多引起的肠胃胀气和腹部不适。

（二）国外上市情况

1969 年 12 月 31 日，新西兰首次批准含氢氧化铝、氢氧化镁与二甲硅油的复方药物。2005 年 5 月 11 日，Mylanta® 镁铝双倍强效咀嚼片以新复方制剂由澳大利亚 TGA 批准直接上市为 OTC 药品，产品在澳上市多年。目前该复方产品已在全球 17 个市场获得授权（如美国、澳大利亚、新西兰、巴西、新加坡、墨西哥等）。

（三）国内现状

在中国境内有仿制药作为处方药于 2004 年批准，仿制药的适应症为：用

于胃酸过多、胃及十二指肠溃疡和胃肠道胀气。但是我国没有公布本品的参比制剂，因此中国境内无通过一致性评价的仿制药。

（四）创新特色

创新复方制剂，双效抗酸与缓解胀气。该产品为新复方制剂，含有抗酸剂氢氧化铝与氢氧化镁，以及消泡剂二甲硅油，其双倍活性药物含量专门针对胃酸过多、胃胀气等症状较为严重的人群，可以帮助患者快速缓解消化不良、胃灼热、胃部不适、胀气和风痛。该药品的功效建立在强有力的临床证据基础上，5 项临床试验的数据证明了，氢氧化铝＋氢氧化镁＋二甲硅油的复方对缓解胃酸消化不良、胃灼热和胃部不适以及与胃肠道疾病相关的胀气有着明确的临床效果。此外，1 项活性比较试验报告其优于雷尼替丁，7 项临床试验的数据支持西甲硅油可有效用于治疗与胃肠道疾病相关的肠胃胀气。西甲硅油作为一种稳定的表面活性剂，相较于铝碳酸镁，其可以通过改变消化道中存在于食糜和黏液内气泡的表面张力，并使之分解，从而更为有效地缓解患者的胃部胀气与不适。并且该成分为化学惰性物质，作用机制纯粹为物理作用，对患者来说药物过量的风险很低，安全性更好。对经常受胃部胀气影响的人来说是理想的选择。

六、感冒流感胶囊

（一）产品简介

Tylenol® 感冒流感胶囊（英文名 Tylenol® Cold+Flu Severe）是一款用于 12 岁以上儿童及成人的感冒药，用于缓解普通感冒或流感引起的发热、头痛、四肢酸痛、打喷嚏、流鼻涕、咳嗽、咽痛等症状。1992 年通过 OTC 专论路径在美国上市。

药品基本信息如表 10-12、表 10-13 所示。

表 10-12　药品规格、适应症及装量

规格	325mg 对乙酰氨基酚 10mg 氢溴酸右美沙芬 200mg 愈创甘油醚 5 mg 盐酸去氧肾上腺素
适应症	暂时退烧。用于暂时缓解以下感冒 / 流感症状，如：轻微的疼痛、头痛、咽喉痛、鼻塞、咳嗽；帮助化痰和稀薄的支气管分泌物，使止咳更有成效
装量	24 片 / 盒

表 10-13　药品配方及用法用量

产品配方	对乙酰氨基酚、氢溴酸右美沙芬、愈创甘油醚、盐酸去氧肾上腺素
用法用量	12 岁以上儿童及成人每 4 小时服用 2 粒胶囊。整个吞下；不要压碎、咀嚼或溶解，24 小时内不要服用超过 10 粒胶囊 12 岁以下儿童需要询问医生

（二）国外上市情况

产品的活性成分中，对乙酰氨基酚是解热镇痛药，最早于 1877 年发现，作为非甾体抗炎药的代表性活性成分之一，自 1893 年开始用于临床；氢溴酸右美沙芬是中枢类镇咳药，最早于 1958 年在美国批准为非处方镇咳药；愈创甘油醚是祛痰药，也是美国 FDA 唯一批准的祛痰药，至少从 1933 年开始用于临床；盐酸去氧肾上腺素是鼻减充血药，于 1927 年获得专利，1938 年进入医疗用途。1992 年申请人研发了包含上述四个活性成分的复方制剂，通过专论路径上市。

（三）国内现状

目前中国尚未有相同活性成分组成的复方制剂上市。盐酸去氧肾上腺素在国内均为处方药注射剂，其余国内已上市的相关单方和复方情况如表 10-14 所示。

表 10–14　国内已上市相关单方、复方药品信息

国内已上市相关单方与复方药品	适应症
愈创甘油醚	用于呼吸道感染引起的咳嗽、多痰
对乙酰氨基酚	用于普通感冒或流行性感冒引起的发热，也用于缓解轻至中度疼痛如头痛、关节痛、偏头痛、牙痛、肌肉痛、神经痛、痛经
氢溴酸右美沙芬	用于干咳，包括上呼吸道感染（如感冒和咽炎）、支气管炎等引起的咳嗽
愈创甘油醚 + 氢溴酸右美沙芬	用于上呼吸道感染（如普通感冒和流行性感冒）、支气管炎等引起的咳嗽、咳痰
对乙酰氨基酚 + 氢溴酸右美沙芬	用于缓解感冒引起的发热、咳嗽、头痛、咽喉痛和肌肉酸痛等症状

（四）创新特色

创新复方设计精准应对重症感冒。感冒患者通常会经历不同的病症发展阶段和严重程度，此复方制剂的研发和创新主要是针对症状复杂，导致患者生活质量下降的重症感冒。作为新复方制剂，该药品通过专论路径上市〔21CFR 341.40（n）对于含有 341.14（a）（1）～（a）（4）中所述的任何一种单一口服止咳药活性成分（氢溴酸右美沙芬属于该类）均可与 341.20（a）中所述的任何一种单一口服鼻减充血剂的活性成分（盐酸去氧肾上腺素属于该类）、341.18 中所述的任何一种单一祛痰药的活性成分（愈创甘油醚属于该类），以及任何一种被公认为安全有效的解热镇痛药的活性成分相组合作为复方制剂；也可以与对乙酰氨基酚和其他解热镇痛活性成分的组合作为复方制剂；又或与阿司匹林和抗酸剂相组合作为复方制剂。其复方中含有盐酸去氧肾上腺素，该成分是目前国际公认的伪麻黄碱替代药物，可以有效缓解鼻塞等症状。同时该产品含有对乙酰氨基酚、右美沙芬和高剂量的愈创甘油醚，主要针对感冒的中后期阶段，应对更为严重的感冒症状。

众所周知，不同阶段与程度的感冒，其症状也不尽相同，因此患者的用药方案也应该有所差异和区分。该产品合理的配方设计与针对性的治疗体现了对患者的精准给药策略，为症状较为严重的感冒患者提供了更为合适的给药方案，有助于帮助该类型患者快速缓解相关感冒症状，帮助消费者更有针对性地改善自身健康状况，实现更好的自我药疗。

七、感冒颗粒剂

（一）产品简介

在西班牙上市的 Frenadol Forte® 感冒颗粒剂，是一种用于成人和 14 岁及以上儿童的感冒药，用于缓解普通感冒或流感引起的发热、头痛、四肢酸痛、打喷嚏、流鼻涕、咳嗽、咽痛等症状，1992 年作为具有良好上市基础的药品简化注册资料上市。

药品基本信息如表 10-15、表 10-16 所示。

表 10-15　药品注册信息与配方

规格	650mg 对乙酰氨基酚 20mg 氢溴酸右美沙芬 4mg 马来酸氯苯那敏
适应症	本品用于缓解流感和普通感冒的症状，如轻至中度疼痛、发热、干咳（刺激性咳嗽、习惯性咳嗽）和流鼻涕
装量	10 包 / 盒
活性成分	对乙酰氨基酚、氢溴酸右美沙芬、马来酸氯苯那敏

表 10-16　药品用法用量

用法用量	成人和 14 岁及以上青少年：根据需要每 6~8 小时 1 包（一天 3~4 次），最好在睡前服用 1 包。每日不超过 4 包（相当于 2.6g 对乙酰氨基酚） 肝功能不全的病人：每 8 小时 1 包。每日不超过 3 包（相当于 1.95g 对乙酰氨基酚） 肾功能不全的病人：由于对乙酰氨基酚的剂量为 650mg，故不能服用 14 岁以下的儿童：禁用

（二）国外上市情况

该产品的活性成分中，对乙酰氨基酚是解热镇痛药，最早于1877年被发现，作为非甾体抗炎药的代表性活性成分之一，自1893年开始用于临床；氢溴酸右美沙芬最早于1958年在美国批准为非处方镇咳药；马来酸氯苯那敏也是使用历史悠久的抗组胺药。1992年研发了各成分的复方新剂型，在欧洲作为具有良好上市基础的药品简化注册资料上市。

（三）国内现状

目前中国尚未有相同活性成分组成的复方制剂上市。已上市的相关单方和复方如表10-17所示。

表 10-17　国内已上市相关单方、复方药品信息

国内已上市相关单方与复方药品	适应症
马来酸氯苯那敏	本品适用于皮肤过敏症：荨麻疹、湿疹、皮炎、药疹、皮肤瘙痒症、神经性皮炎、虫咬症、日光性皮炎。也可用于过敏性鼻炎、血管舒缩性鼻炎、药物及食物过敏
对乙酰氨基酚	用于普通感冒或流行性感冒引起的发热，也用于缓解轻至中度疼痛如头痛、关节痛、偏头痛、牙痛、肌肉痛、神经痛、痛经
氢溴酸右美沙芬	用于干咳，包括上呼吸道感染（如感冒和咽炎）、支气管炎等引起的咳嗽
对乙酰氨基酚＋氢溴酸右美沙芬	用于缓解感冒引起的发热、咳嗽、头痛、咽喉痛和肌肉酸痛等症状

（四）创新特色

创新复方与剂型，可以快速缓解多重感冒症状。该药品作为新复方制剂，可有效缓解感冒引起的多种症状。同时，冲服颗粒剂也更适用于服用吞咽片剂和胶囊剂较为困难的儿童与老人。该颗粒剂可以迅速溶解于水中，服用后起效更快，适用于较为严重的感冒所引起的症状。冲服的方式也更为符合中国消费者的用药习惯，可以帮助患者在服药期间补充大量水分，有效缓解感冒症状。

八、感冒溶液剂

（一）产品简介

澳大利亚上市的 Benadryl® 感冒溶液剂，是一种用于成人和 12 岁及以上患者的感冒药，是用于急慢性上呼吸道感染（如普通感冒等），急慢性支气管炎和支气管扩张引起的痰液黏稠、痰多不易咳出的患者，有助于缓解咽喉症状的 OTC 药品，2013 年在澳大利亚经 OTC 注册路径上市。

药品基本信息如表 10-18、表 10-19 所示。

表 10-18　药品规格、适应症、装量及口味

规格	20mg/ml 愈创甘油醚 1mg/ml 盐酸去氧肾上腺素
适应症	快速缓解严重胸闷咳嗽
装量	200ml
口味	浆果味

表 10-19　药品配方信息及用法用量

活性成分	愈创甘油醚、盐酸去氧肾上腺素
用法用量	成人和 12 岁及以上患者：每次 10ml，需要时每 8 小时服用 1 次，每日不超过 3 次

（二）国外上市情况

该产品活性成分中的愈创甘油醚是祛痰药，也是美国 FDA 唯一批准的祛痰药活性成分，愈创甘油醚至少从 1933 年开始就已用于临床；盐酸去氧肾上腺素是鼻减充血药，于 1927 年获得专利，1938 年进入医疗用途。2013 年申请人研发了各成分的复方新溶液剂型，在澳大利亚通过 OTC 注册路径上市。

（三）国内现状

目前中国境内尚无该复方下的 OTC 药品。盐酸去氧肾上腺素在国内均为处方药注射剂，其余国内已上市的相关单方和复方情况如表 10-20 所示。

表 10-20　国内已上市相关单方、复方药品信息

国内已上市相关单方与复方药品	适应症
愈创甘油醚	用于呼吸道感染引起的咳嗽、多痰

（四）创新特色

创新复方设计，针对无发热症状的感冒患者。该产品作为新复方制剂，含有祛痰剂和鼻减充血剂双重活性成分，能够有效缓解咳嗽和痰多，帮助感冒症状较轻的患者快速恢复。同时，该复方中不含退热止痛成分，适用于无发烧症状的感冒患者，体现了针对特定患者人群的精准给药，避免了药物滥用，帮助消费者依据自身症状选取更为合适的给药方案，在有效治疗感冒症状的同时也降低了用药风险，保障了患者的用药安全。

九、感冒喷雾剂和含片

（一）产品简介

以在澳大利亚上市的 Biovanta Double Action on The Go Two Headed Spray & Triple Action Lozenges 为例，该药品有喷雾剂和含片两种剂型，是用于缓解咽喉疼痛以及镇咳的 OTC 感冒药，2020 年在美国经专论路径上市。

该产品的喷雾剂型为单方，活性成分为乙酰水杨酸 6mg/0.1ml；含片剂型为复方，并有两种不同的口味，活性成分为乙酰水杨酸 6mg 和乙醇 5mg。喷雾剂和含片的注册信息、配方信息、用法用量及适应症分别见表 10-21 和表 10-22。

表 10-21　喷雾剂注册信息、配方信息、用法用量及适应症

NDC 号	活性成分和功能性辅料	用法用量	适应症
73678-160-02	乙酰水杨酸、芦荟、乙醇、甘油	成人及 6 岁以上儿童：每 30 分钟或按需在患处喷雾一次	抵御感冒；缓解咽喉疼痛

表 10-22　含片注册信息、配方信息、用法用量及适应症

口味	NDC 号	活性成分和功能性辅料	用法用量	适应症
酸味樱桃	73678-460-24	乙酰水杨酸、乙醇、芦荟、蜂蜜	成人及 6 岁以上儿童：每 30 分钟或按需服药一片 6 岁以下儿童：咨询医生	抵御感冒；缓解咽喉疼痛；缓解咳嗽
柠檬和蜂蜜	73678-360-24	乙酰水杨酸、乙醇、芦荟、蜂蜜	成人及 6 岁以上儿童：每 30 分钟或按需服药一片 6 岁以下儿童：咨询医生	

（二）国外上市情况

乙酰水杨酸和乙醇为 OTC 专论中的常用活性成分，2020 年申请人开发喷雾剂和含片两种创新剂型，在美国经专论路径上市。

（三）国内现状

目前国内没有乙酰水杨酸的单方产品以及乙酰水杨酸＋乙醇的复方产品上市。

（四）创新特色

创新的复方设计和剂型有效提高患者服药依从性。该药物为天然药物，除活性成分外，该药品还添加了芦荟、蜂蜜等天然成分，更适宜儿童服用。目前给 2 岁或 6 岁以下的低龄儿童使用更为温和的天然药物已逐步成为全球趋势与共识。其含片也有多种口味可供选择，有效改善了药品适口性，提高了儿童患者的服药依从性。同时该药品开发了喷雾剂和含片两种剂型，更适用于喉痛患者根据自身需要进行局部治疗，有效缓解患者咳嗽与喉咙疼痛的症状。

十、白加黑复方感冒药

（一）产品简介

以美国上市的 Mucinex Sinus-Max Day & Night Combi pack 为例，该药品是一种用于 12 岁及以上人群的感冒药，用于缓解多种感冒症状，2015 年在美国经专论路径上市。

药品基本信息如表 10-23、表 10-24 所示。

表 10-23　药品规格、适应症、装量及口味

日用胶囊	规格	325mg 对乙酰氨基酚 200mg 愈创甘油醚 5mg 盐酸去氧肾上腺素
	适应症	减轻身体痛和头痛、胸闷、鼻塞、鼻窦充血、缓解鼻窦压力
	装量	10 片 / 盒
夜用胶囊	规格	325mg 对乙酰氨基酚 25mg 盐酸苯海拉明 5mg 盐酸去氧肾上腺素
	适应症	减轻身体痛和头痛、咳嗽、鼻塞、流涕、打喷嚏、鼻窦充血、缓解鼻窦压力
	装量	10 片 / 盒

表 10-24　药品注册信息、配方信息及用法用量

用法	NDC 号	活性成分	用法用量
日用胶囊	63824-202-20	对乙酰氨基酚、愈创甘油醚、盐酸去氧肾上腺素	成人及 12 岁以上儿童：每 4 小时服用 2 粒胶囊，24 小时不超过 12 粒
夜用胶囊		乙酰氨基酚、盐酸苯海拉明、琥珀酸多西拉敏、盐酸去氧肾上腺素	12 岁以下儿童：禁用

（二）国外上市情况

　　该药品中的 4 种活性成分均为美国 OTC 专论中的活性成分，均有较长的上市和使用历史。其中，对乙酰氨基酚是解热镇痛药，最早于 1877 年发现，作为非甾体抗炎药的代表性活性成分之一，自 1893 年开始用于临床。对乙酰氨基酚也是感冒药 Tylenol 中的有效成分，目前已成为全球销量最大的镇痛药之一。愈创甘油醚是美国 FDA 唯一批准的祛痰药，愈创甘油醚临床应用记载始于 1933 年。盐酸去氧肾上腺素是鼻减充血药，去氧肾上腺素于 1927 年获得专利，1938 年进入医疗用途。盐酸苯海拉明也是常见的抗组胺药。2015 年该复方制剂在美国通过专论路径上市（21CFR 341.40 允许的成分复方）。

（三）国内现状

目前中国境内尚无该两种复方下的 OTC 药品。盐酸去氧肾上腺素在国内均为处方药注射剂，其余国内已上市的相关单方情况如表 10-25 所示。

表 10-25　国内已上市相关单方、复方药品信息

国内已上市相关单方	适应症
愈创甘油醚	用于呼吸道感染引起的咳嗽、多痰
对乙酰氨基酚	用于普通感冒或流行性感冒引起的发热，也用于缓解轻至中度疼痛如头痛、关节痛、偏头痛、牙痛、肌肉痛、神经痛、痛经
盐酸苯海拉明	用于皮肤黏膜的过敏，如荨麻疹、过敏性鼻炎、皮肤瘙痒症、药疹，对虫咬症和接触性皮炎也有效。亦可用于预防和治疗晕动病

（四）创新特色

创新复方设计，针对性地全天候缓解患者症状。该药品作为一种新型复方制剂，根据不同时间段的感冒特点与相关症状，研发了日用和夜用两款胶囊，其中日用胶囊为速释片，能快速缓解日常的感冒症状。夜用胶囊含有抗组胺药苯海拉明，具有镇静作用，可以让患者有更安稳的睡眠，充分休息，帮助患者更有效地缓解感冒症状。

十一、尼古丁替代疗法喷雾剂

（一）产品简介

力克雷®尼古丁喷雾剂（英文名 Nicorette® Spray）是一种非处方戒烟药

品。该产品基于尼古丁替代疗法，通过向人体释放尼古丁以替代或部分替代吸烟者通过吸烟获得的尼古丁，逐渐降低血液中的尼古丁含量，从而减轻其戒断症状，帮助戒烟者成功戒烟。该喷雾剂型最早于 2010 年于原产国瑞典上市，并逐步在全球 40 多个国家 / 地区被批准用于吸烟者戒烟，且作为 OTC 销售。

药品基本信息见表 10-26 至表 10-28。

表 10-26　药品规格、适应症、装量及口味

规格	1mg/spray 尼古丁
适应症	可舒缓及预防在戒烟时所引起的不适，及抑制再次吸食尼古丁的欲望
装量	13.2ml
口味	浆果和薄荷

表 10-27　药品注册信息及配方

口味	规格	活性成分
浆果味	2.5mg	尼古丁
薄荷味	5mg	尼古丁

表 10-28　药品用法用量

使用时间	用法用量
第 1~6 周	当需要吸烟或想摄入尼古丁时，喷洒 1 或 2 剂。如果在单次喷雾后几分钟内渴望没有消失，则应重新使用药物。如果需要 2 剂，下次可以直接使用 大多数吸烟者需要每 30 分钟至 1 小时服用 1~2 剂
第 7~9 周	开始减少每天的剂量。到第 9 周结束时，患者应服用第 1~6 周平均剂量的一半
第 10~12 周	继续减少每天服用的剂量，以便在第 12 周每天服用不超过 4 剂 当每天的剂量减少到 2~4 次时，停止使用
12 周后	完成第三阶段后，患者可以在强烈想要吸烟以防止复发的情况下继续使用该药物。如果出现吸烟的冲动，可以使用 1 剂，如果 1 剂在几分钟内没有帮助，则可以使用 2 剂 每天应使用不超过 4 剂
最大剂量	一次不要超过 2 剂，一天不要超过 64 剂（16 小时内每小时 4 剂）

（二）国外上市情况

首个力克雷品牌下的尼古丁替代疗法类戒烟产品于 1970 年在瑞典以咀嚼胶的形式开发，该产品也是市场上第一个尼古丁替代疗法药物。如今，力克雷系列产品已在全球上市超过 40 年，产品范围包括咀嚼胶、锭剂、贴剂、口气喷雾剂、吸入剂、舌下片剂和鼻喷雾剂。这些产品由瑞典公司生产，1984 年美国 FDA 以优先审评的方式批准上市尼古丁咀嚼胶，作为戒烟的替代疗法。尼古丁制剂在 2013 年 1 月 8 日于欧洲通过相互认可渠道上市。目前，尼古丁喷雾剂已经在欧盟、英国、澳大利亚等 40 多个国家或地区批准上市。

（三）国内现状

目前，在中国大陆仅有 1 种尼古丁替代疗法产品上市，是 1993 年在中国推出的力克雷®尼古丁咀嚼胶，尚无其他剂型上市。在中国香港，目前已有三款力克雷产品完成注册，分别为力克雷®尼古丁口腔喷雾，力克雷®尼古丁贴剂和力克雷®咀嚼胶（冰凉薄荷味）。

据统计，中国目前的吸烟人数已达 3 亿，另有 7.4 亿不吸烟者正遭受二手烟的危害。在中国，近 5000 万吸烟者在近期有戒烟计划，但是根据统计结果，在戒烟人群中，仅凭意志力戒烟并保持一年以上不复吸的成功率仅有 3%。然而与国外该类型戒烟药物丰富的剂型相比（贴剂、片剂、口腔吸入剂、鼻腔喷雾等），中国大陆地区可供广大戒烟者选择的尼古丁替代疗法类戒烟药物仅尼古丁咀嚼胶一种，且该咀嚼胶采用的是 20 年前的老配方，适口性相对较差，难以满足如今消费者对口感和口味多元化的需求，降低了患者的服药依从性，无法使戒烟者长期使用，进而导致戒烟率下降。

（四）创新特色

创新的剂型与包装可以快速缓解烟瘾，提高戒烟成功率。该产品新颖的包装与给药方式，可每喷定量递送 1mg 尼古丁。并且由于在相对较高的 pH 水平下缓冲，使得尼古丁可通过口腔黏膜迅速吸收，并在 30 秒内缓解戒烟者的戒断症状和对香烟的渴望，从而促进有戒烟动机的吸烟者进行戒烟。此外，喷雾形式和快速吸收两大特点，可允许尼古丁以 1mg 的剂量逐步增加至高达每天 64mg，实现灵活给药，因此使用者可以自主调节他们的尼古丁摄入量，以根据实际情况，遏制他们个人的戒断症状和吸烟渴望。另外该产品也提供了薄荷与浆果两种口味，有效改善了产品的适口性。灵活的给药方式和良好的口感增加了患者的服药依从性，可有效降低复吸率并提高其戒烟成功率。

十二、抗菌系列产品

（一）产品简介

NEOSPORIN® 有五款 OTC 产品：①儿童急救抗菌泡沫液（NEOSPORIN® First Aid Antiseptic Foaming Liquid）；②NEOSPORIN® 止痛急救消毒剂 / 止痛喷雾（NEOSPORIN® + Pain Relief NEO TO GO!® First Aid Antiseptic/Pain Relieving Spray）；③NEOSPORIN® 止痛、止痒、疤痕抗生素软膏（NEOSPORIN® + Pain，Itch，Scar）；④NEOSPORIN® 烧伤缓解 & 急救抗生素软膏（NEOSPORIN® Burn Relief & First–Aid Antibiotic Ointment）；⑤NEOSPORIN® 外用抗生素急救软膏（英文名 NEOSPORIN® Original Ointment）。

这些产品都是用于 2 岁以上儿童及成年人的外用局部抗菌药品，从 2008 年开始已陆续通过专论路径在美国上市。

1. 儿童急救抗菌泡沫液

NEOSPORIN® 儿童急救抗菌泡沫液的活性成分为 0.13% 苯扎氯铵，每瓶 68ml，其配方及用法用量见表 10–29。

表 10-29　药品配方及用法用量

产品配方	苯扎氯铵、芦荟叶汁、柠檬酸、EDTA 二钠、泊洛沙姆 188、氯化钠、氢氧化钠、水
用法用量	2 岁及以上儿童及成人： 　清洁患处 　在患处喷少量本品，每天 1~3 次 　可用无菌绷带覆盖 　如包扎，需先晾干 2 岁以下儿童：咨询医生

2. 止痛急救消毒剂 / 止痛喷雾

NEOSPORIN® 止痛急救消毒剂 / 止痛喷雾活性成分包括 0.13% 苯扎氯铵、1% 盐酸普拉莫辛，每瓶 7.7ml，其配方及用法用量见表 10-30。

表 10-30　药品配方及用法用量

产品配方	苯扎氯铵、盐酸普拉莫辛、水、丙二醇、EDTA 二钠
用法用量	2 岁及以上儿童及成人： 　清洁患处 　在患处喷少量本品，每天 1~3 次 　可用无菌绷带覆盖 　如包扎，需先晾干 2 岁以下儿童：咨询医生

3. 止痛、止痒、疤痕抗生素软膏

NEOSPORIN® 止痛、止痒、疤痕抗生素软膏活性成分包括杆菌肽 500 单位、新霉素 3.5mg、多黏菌素 10 000 单位、盐酸普拉莫辛 10mg，每管 14.2g 或 28.3g，其配方及用法用量见表 10-31。

表 10-31　药品配方及用法用量

产品配方	杆菌肽、新霉素、多黏菌素、盐酸普拉莫辛、凡士林、棉籽油、橄榄油、可可籽脂、生育酚乙酸酯、丙酮酸钠
用法用量	2 岁及以上儿童及成人： 　清洁患处 　在患处喷少量本品，每天 1 至 3 次 　可用无菌绷带覆盖 2 岁以下儿童：咨询医生

4. 烧伤缓解 & 急救抗生素软膏

NEOSPORIN® 烧伤缓解 & 急救抗生素软膏活性成分包括杆菌肽锌 400 单位、硫酸新霉素 3.5mg、硫酸多黏菌素 5000 单位，每管 14.2g 或 28.3g，其配方及用法用量见表 10–32。

表 10–32　药品配方及用法用量

产品配方	杆菌肽锌、硫酸新霉素、硫酸多黏菌素、凡士林、棉籽油、橄榄油、可可籽脂、丙酮酸钠、生育酚乙酸酯
用法用量 用法用量	成人和 2 岁及以上儿童： 　清洁患处 　取少量本品（相当于指尖面积）涂抹于患处，每天 1~3 次 　可用无菌绷带覆盖 2 岁以下儿童：咨询医生 以下情况请勿使用 　如果对任何成分过敏 　用于眼内 　全身大面积使用 若存在以下情况请咨询医生 　较深伤口或刺伤 　动物咬伤 　严重烧伤 若存在以下情况，停用本品并咨询医生 　需要使用超过 1 周 　病情持续或恶化 　出现皮疹或其他过敏反应

5. 外用抗生素急救软膏

NEOSPORIN® 外用抗生素急救软膏活性成分为杆菌肽锌 400 单位、硫酸新霉素 3.5mg、硫酸多黏菌素 5000 单位，每管 28.3g，其配方及用法用量见表 10–33。

表 10-33　药品配方及用法用量

产品配方	杆菌肽锌、硫酸新霉素、硫酸多黏菌素、凡士林、棉籽油、橄榄油、可可籽脂、丙酮酸钠、生育酚乙酸酯
用法用量	清洁患处，取少量本品（相当于指尖面积）涂抹于患处，每天 1~3 次，可用无菌绷带覆盖 　以下情况请勿使用 　　如果对任何成分过敏 　　用于眼内 　　全身大面积使用 　若存在以下情况请咨询医生 　　较深伤口或刺伤 　　动物咬伤 　　严重烧伤 　若存在以下情况，停用本品并咨询医生 　　需要使用超过 1 周 　　病情持续或恶化 　　出现皮疹或其他过敏反应

（二）国外上市情况

产品活性成分中，苯扎氯铵自 1940 年以来一直作为药物防腐剂和抗微生物剂来使用，被美国 FDA 归类为Ⅲ类防腐剂活性成分。新霉素是氨基糖苷类抗生素，1952 年获准医用。杆菌肽在 1945 年首次分离出来，并于 1948 年获美国 FDA 批准使用，临床主要用于耐青霉素的葡萄球菌感染及外用于皮肤感染等。多黏菌素发现于 1947 年，自 20 世纪 50 年代开始在日本、欧洲及美国用于临床。上述成分均为 OTC 专论中的活性成分。申请人研发了各成分的复方制剂，通过专论路径上市（表 10-34）。

表 10-34　NEOSPORIN® 专论路径上市时间

药品	专论上市时间
NEOSPORIN® 儿童急救抗菌泡沫液	2009 年 6 月 1 日
NEOSPORIN® 止痛急救消毒剂 / 止痛喷雾	2008 年 11 月 17 日
NEOSPORIN® 止痛、止痒、疤痕抗生素软膏	2016 年 1 月 15 日
NEOSPORIN® 烧伤缓解 & 急救抗生素软膏	2009 年 12 月 1 日
NEOSPORIN® 外用抗生素急救软膏	2016 年 9 月 3 日

（三）国内现状

苯扎氯铵是常见的季铵盐消毒剂成分，常见用于完整皮肤及破损皮肤消毒。在我国批准的药品中，五款苯扎氯铵溶液，一款苯扎氯铵贴，无泡沫剂剂型。批准的五款苯扎氯铵溶液均为处方药，规格为 0.1%、0.05% 和 0.01%，且无明确的儿童用法用量。

（四）创新特色

创新的剂型与明确的用法用量，关注儿童伤口护理。该系列产品有着明确的儿童用法用量说明，丰富的剂型和多种复方及规格为儿童伤口护理提供了全面的有针对性的解决方案。其中泡沫剂型具有温和低刺激的配方，清洗伤口的同时更注重护理儿童肌肤健康。多款乳膏剂型具有不同的规格与复方，可针对不同症状的患者进行精准给药，方便患者更有针对性地选取药品，缓解自身症状，实现更为有效的自我药疗。同时，该系列产品包装设计小巧，便于携带和户外使用，可直接喷或涂抹于患处，方便儿童及其监护人使用。

十三、止痒、缓解疼痛皮疹用盐酸苯海拉明

（一）产品简介

苯海拉明由 George Rieveschl 博士于 1943 年发现，是 1946 年美国 FDA 批准的第一种处方抗组胺药。BENADRYL® 盐酸苯海拉明有乳霜、液体、凝胶、喷雾四种剂型，是适用于 2 岁以上儿童止痒、缓解疼痛、缓解皮疹的 OTC 药品。

药品基本信息如表 10–35 所示。

表 10-35　产品配方，剂型及适应症

产品名称	配方	剂型	适用年龄	适应症
BENADRYL® 盐酸苯海拉明止痒霜	盐酸苯海拉明 1% 醋酸锌 0.1%	乳霜	2 岁以上儿童及成人	暂时缓解与以下因素相关的的疼痛和瘙痒： 昆虫叮咬 轻微烧伤 晒斑 小切口 擦伤 轻微的皮肤刺激 由毒藤、毒橡树和毒漆树引起的皮疹
BENADRYL® 盐酸苯海拉明强效止痒霜	盐酸苯海拉明 2% 醋酸锌 0.1%	乳霜	2 岁以上儿童及成人	
BENADRYL® 盐酸苯海拉明强效止痒棒	盐酸苯海拉明 2% 醋酸锌 0.1%	液体	2 岁以上儿童及成人	
BENADRYL® 盐酸苯海拉明强效止痒凝胶	盐酸苯海拉明 2% 醋酸锌 0.1%	凝胶	2 岁以上儿童及成人	
BENADRYL® 盐酸苯海拉明强效止痒喷雾	盐酸苯海拉明 2% 醋酸锌 0.1%	喷雾	2 岁以上儿童及成人	
BENADRYL® 儿童止痒凝胶	樟脑 0.45%	凝胶	2 岁以上儿童及成人	

（二）国外上市情况

盐酸苯海拉明最早于 1946 年获得美国 FDA 批准，商品名 Benadryl，其剂型为 25mg、50mg 胶囊剂。2012 年 BENADRYL® 盐酸苯海拉明强效止痒棒以专论路径上市；2013 年 BENADRYL® 儿童止痒凝胶以专论路径上市；2019 年 BENADRYL® 盐酸苯海拉明强效止痒喷雾以专论路径上市；2020 年 BENADRYL® 盐酸苯海拉明止痒霜以专论路径上市。

（三）国内现状

对于苯海拉明＋醋酸锌，目前中国境内没有该复方的 OTC 药品上市，并且与盐酸苯海拉明成分相关的 OTC 药品均为仅适用于成人的口服普通片剂和胶囊剂型，尚无适用于儿童的药品和外用剂型可供患者使用。

目前中国境内尚无 0.45% 樟脑的凝胶剂 OTC 药品上市，且国内已上市的樟脑软膏并无明确的儿童用法用量，无法满足广大儿童患者的用药需求。

（四）创新特色

创新剂型设计，多场景有效缓解患者过敏症状。该系列产品为创新剂型OTC，基于使用场景开发了便于携带的止痒棒、儿童止痒凝胶、止痒喷雾、止痒霜等多个剂型。可以有效缓解儿童及成人因蚊虫叮咬、轻度烧伤、晒伤、轻微皮肤刺激、小伤口、擦伤以及由毒藤、毒橡树等引起的皮疹，舒缓止痒，全家使用。其小巧的包装设计便于消费者在户外活动时携带和使用，同时提供了喷雾、膏霜、凝胶、液体等不同的产品形态以供消费者在不同使用场景中进行选择，轻松涂抹不脏手。

十四、眼用马来酸非尼拉敏盐酸萘甲唑啉滴眼液

（一）产品简介

VISINE® 马来酸非尼拉敏盐酸萘甲唑啉滴眼液（英文名 VISINE® Naphazoline hydrochloride and pheniramine maleate solution/drops）是一款用于 6 岁及以上儿童及成人的滴眼液，用于暂时缓解因花粉、豚草、草、动物毛发和皮屑引起的眼睛发痒和发红等症状。1996 年，直接以 OTC 注册路径在美国获批上市，并作为参比制剂。

药品基本信息如表 10-36、表 10-37 所示。

表 10-36　药品规格、适应症及装量

规格	0.025% 盐酸萘甲唑啉 0.3% 马来酸非尼拉敏
适应症	暂时缓解因花粉、豚草、草、动物毛发和皮屑引起的眼睛发痒和发红
装量	15ml

表 10-37　药品配方及用法用量

产品配方	盐酸萘甲唑啉、马来酸非尼拉敏、苯扎氯铵、硼酸、依地酸二钠、纯净水、硼酸钠、氢氧化钠和（或）盐酸
用法用量	6 岁以上儿童及成人：滴眼，一次 1~2 滴，每天最多 4 次

（二）国外上市情况

1996 年 1 月 31 日，VISINE® 马来酸非尼拉敏盐酸萘甲唑啉滴眼液获美国 FDA 批准 NDA 直接以 OTC 注册路径上市，并列为参比制剂，1997 年 12 月 2 日获加拿大药监局批准上市。该药品在美国、加拿大等地上市销售多年，OTC 上市基础良好。

（三）国内现状

该成分与规格下，中国目前仅有两款产品注册，但是其中一款产品近三年来在医院与零售渠道均无销售，另一款产品未通过一致性评价。目前，两款产品都没有明确提及为儿科用药，也没有儿童相关的用法用量。

过敏性结膜炎是常见的儿童过敏性疾病，根据"国际儿童哮喘与过敏调查"数据显示，全球 6~7 岁儿童过敏性鼻结膜炎患病率约为 8.5%，中国儿童的患病率更高，根据相关流行病学调查，中国 7~9 岁儿童过敏性结膜炎患病率为 10.2%，该疾病会对儿童的学习生活造成严重的影响，不利于儿童的健康与发展。

（四）创新特色

创新复方制剂，有效缓解儿童眼部过敏。该产品为抗组胺 + 减充血剂的新复方制剂，有着明确的儿科用药说明与适应症，适用于 6 岁及以上儿童及成人过敏性结膜炎引起的眼痒、眼红等症状的缓解，可有效帮助儿童缓解因过敏引起的眼部不适。同时该产品包装采用儿童安全盖设计，有效防止低龄儿童的药品误用，保障儿童患者的用药安全。

十五、儿童发热疼痛用对乙酰氨基酚口溶颗粒

（一）产品简介

泰诺®儿童对乙酰氨基酚口溶颗粒，可以快速轻松地让孩子服用。独特的口溶颗粒剂型具有孩子喜欢的野生浆果味，无需用水送服，可在几秒钟内就溶于口中。儿童 TYLENOL®粉状颗粒可快速有效地缓解疼痛和发烧，对乙酰氨基酚对孩子的胃肠温和。适合 6~11 岁的儿童。

泰诺®儿童对乙酰氨基酚口溶颗粒可快速缓解 6~11 岁儿童发热和疼痛症状，本品活性成分为对乙酰氨基酚，辅料为碳酸氢钠、无水枸橼酸、三氯蔗糖、木糖醇、硬脂酸镁、天然浆果香精。每袋含对乙酰氨基酚 160mg（表 10-38、表 10-39）。

表 10-38　药品规格、适应症、装量及口味

规格	160mg 对乙酰氨基酚
适应症	暂时退烧 暂时缓解由于以下原因引起的轻微疼痛：普通感冒、头痛、咽喉痛、牙疼
装量	30 包 / 盒
口味	野莓口味

表 10-39　药品用法用量

体重	年龄	剂量	用法用量
低于 22kg	低于 6 岁	不推荐使用	
22~27kg	6~8 岁	2 袋	将粉末直接倒在儿童的舌头上，每 4 小时重复给药一次，若症状持续，24 小时内给药不超过 5 次
27~32kg	9~10 岁	2 袋	
33~43kg	11 岁	3 袋	

（二）国外上市情况

1984年8月泰诺®儿童对乙酰氨基酚速释颗粒在美国以OTC注册路径上市。2022年在加拿大和韩国批准上市。

（三）国内现状

目前中国境内已有多种剂型和规格的对乙酰氨基酚药品上市，但尚无该口溶颗粒剂型的对乙酰氨基酚儿童OTC药品上市，针对满足儿童患者多场景使用的剂型创新与适口性改善尚显不足。

（四）创新特色

剂型与口味创新帮助儿童患者快速止痛。该产品创新的口溶颗粒剂型，可方便儿童患者在户外活动时随时用药，不需用水吞服，粉末状颗粒可在舌面快速溶解，迅速且有效地缓解患儿发热与疼痛症状。其次，该产品在包装和口味方面也进行了创新，其野莓口味和小袋包装的设计，方便儿童患者外出携带和使用。本品活性成分为对乙酰氨基酚，经过特殊工艺处理制成对乙酰氨基酚包衣颗粒中间体，从而达到良好的掩味效果。此外，本品不含着色剂，仅添加部分辅料以增强粉末流动性以及添加木糖醇使其具有清凉的口感，良好的适口性也极大提高了患儿的用药依从性和疗效。

十六、男性勃起功能障碍用枸橼酸西地那非片

（一）产品简介

枸橼酸西地那非片是以枸橼酸西地那非为活性成分的治疗勃起功能障碍

的一种口服治疗药物，西地那非是一种环磷酸鸟苷（cGMP）特异性 5 型磷酸二酯酶（PDE5）的选择性抑制剂。阴茎勃起的生理机制涉及性刺激过程中阴茎海绵体内一氧化氮（NO）的释放。NO 激活鸟苷酸环化酶导致环磷酸鸟苷（cGMP）水平增高，使海绵体内平滑肌松弛，血液充盈。西地那非通过选择性抑制 PDE5，增强一氧化氮（NO）–cGMP 途径，升高 cGMP 水平而导致阴茎海绵体平滑肌松弛，使勃起功能障碍患者对性刺激产生自然的勃起反应。

枸橼酸西地那非片是辉瑞原研产品，最早于 1998 年 2 月 5 日在巴西首次获得批准。1998 年 3 月 27 日在美国 FDA 作为一种新的分子实体获得批准用于治疗男性勃起功能障碍（ED）。2000 年 2 月 19 日，辉瑞制药有限公司的枸橼酸西地那非片在中国按照西药一类批准上市，并获得新药证书和生产批件，商品名：万艾可®）。

针对男性勃起功能障碍，目前枸橼酸西地那非片有 25mg、50mg 以及 0.1g 三个规格在中国上市（表 10–40、表 10–41）。

表 10–40 药品注册信息与配方信息

规格	25mg、50mg、0.1g（以西地那非计）
适应症	治疗勃起功能障碍
执行标准	WS1–（X–010）–2010Z–2021
活性成分	枸橼酸西地那非

表 10–41 药品的用法用量

年龄	用法用量
成人	推荐剂量为 50mg，在性活动前约 1 小时按需服用；但在性活动前 0.5~4 小时内的任何时候服用均可。基于药效和耐受性，剂量可增加至 100mg（最大推荐剂量）或降低至 25mg。每日最多服用 1 次。在没有性刺激时，推荐剂量的西地那非不起作用
65 岁以上	起始剂量以 25mg 为宜
肝脏受损	

年龄	用法用量
重度肾损害	起始剂量以 25mg 为宜
同时服用强效细胞色素 P4503A4 抑制剂，红霉素	
同时服用 Ritonavir 的患者	每 48 小时内用药剂量最多不超过 25mg
服用任何剂型的一氧化氮供体和硝酸酯的患者	禁止服用
需要合并使用西地那非与 α 受体拮抗剂时，西地那非治疗前，患者已应用 α 受体拮抗剂治疗达到稳定状态	最低剂量开始服用

（二）国外上市情况

枸橼酸西地那非片最早于 1998 年 2 月 5 日在巴西首次获得批准；于 1998 年 3 月 27 日在美国 FDA 作为一种新的分子实体获得批准，用于治疗男性勃起功能障碍。在美国上市申请时提供了系统且完整的上市前的药学、临床前及临床研究数据。随后陆续在英国、德国、法国、日本、新加坡等全球 130 多个国家和地区获得批准上市。枸橼酸西地那非片被美国 FDA 橙皮书列为参比制剂。

自该药 1998 年全球首次上市以来，就具有非常良好的安全性数据。2017 年 11 月，英国 MHRA 批准枸橼酸西地那非片（50mg）作为 OTC 使用。商品名为 "Viagra Connect"，同时保留原批准 50mg（商品名 Viagra）的处方药地位。MHRA 的批准基于以下三点：①枸橼酸西地那非片自上市以来拥有良好的安全性数据；通过对药师的培训以及针对患者的问卷调查，确保在药店作为 OTC 药物销售时只用于合适的患者；②枸橼酸西地那非片在药店销售时，可以将难以接触的群体带入医疗环境，有可能增加对伴有勃起功能障碍的其他隐藏疾病如心脏病的早期识别；③在药店销售可以降低通过使用互联网获得的假冒产品相关的风险。Viagra Connect 在柜台购买时，药师需使用评估问卷来判别患者服用该药是否安全有效。问卷内容涵盖了包括勃起功能障碍症状、其他健康状况以及是否有其他正在服用药物等。药师通过他们的专业判断和评估问卷结果可以将潜在疾病的漏诊最小化，并及时识别产品不适合的患者并将这些患者转诊至医生。

除英国外，目前枸橼酸西地那非片还在挪威、波兰以及爱尔兰被批准作为OTC药品上市。

（三）国内现状

目前枸橼酸西地那非片在中国境内只作为处方类药品批准上市。除辉瑞制药有限公司的原研地产药品外，另有境内外同品种仿制药企业13家在中国获得了药品批准。

（四）产品特色

ED是成年男性的常见病和多发病[1]。

ED还是心血管疾病的早期症状和危险信号。研究证实，轻度的ED是发现潜在心血管疾病的重要指标[2-4]，出现ED症状到出现心血管事件的时间间隔是3~5年[5]。此外，研究发现ED患者心血管疾病相关的死亡风险是普通人的3.94倍[6]。

因此，ED的早期治疗对于患者至关重要。增加药物可及性，可以使有病

1　邓春华. 中国男科疾病诊断治理指南与专家共识［M］. 2016版. 北京：人民卫生出版社，2016.

2　Nehra, A., Jackson. The Princeton III Consensus recommendations for the management of erectile dysfunction and cardiovascular disease［J］. Mayo Clinic proceedings, 2012, 87（8）: 766–778.

3　Imprialos K, Koutsampasopoulos K, Manolis A, et al. Erectile Dysfunction as a Cardiovascular Risk Factor: Time to Step Up［J］. Curr Vasc Pharmacol, 2021, 19（3）: 301–312.

4　Corona G, Rastrelli G, Isidori AM, et al. Erectile dysfunction and cardiovascular risk: a review of current findings［J］. Expert Rev Cardiovasc Ther, 2020, 18（3）: 155–164.

5　Jackson G, Boon N, Eardley I, et al. Erectile dysfunction and coronary artery disease prediction: evidence–based guidance and consensus［J］. Int J Clin Pract, 2010, 64（7）: 848–857.

6　Chung RY, Chan D, Woo J, et al. Erectile Dysfunction is Associated with Subsequent Cardiovascular and Respiratory Mortality in Cohort of 1, 436 Chinese Elderly Men［J］. J Sex Med, 2015, 12（7）: 1568–1576.

耻感的患者更容易地实现自我诊断和自我治疗，实现更早的干预和治疗，有利于延缓病程的进展、提高生活质量和有利于长期的健康，延长国民寿命。

在国外，已有多款 ED 治疗产品被批准为 OTC，大大增加了药物的可及性。ED 可以比较方便的实现自我诊断。ED 是一种可以实现自我诊断的疾病。患者通过回答国际勃起功能问卷以及勃起硬度分级标准的两个量表中的简单问题，患者可以实现 ED 的初步自我诊断和评估 ED 的严重程度[1]。

口服 PDE5 抑制剂是多国指南一致推荐的 ED 治疗的首选方式[2, 3]，因其使用方便、安全、有效，已被多数患者了解并接受。目前国内常用的 PDE5 抑制剂包括西地那非、他达拉非和伐地那非，这三种 PDE5 抑制剂的药理作用机制相似，口服后在性刺激状态下能诱发有效勃起，对 ED 患者总体有效率80%左右[4-6]。

西地那非已在全球多个国家和地区转换为自主治疗用药[7]。在英国，自2017 年 50mg 枸橼酸西地那非转为 OTC 后，没有发现与处方药相比有新的安全性风险。且转换后，由于药店西地那非可及性进一步增加，在英国转为OTC 上市后的真实世界研究中发现，西地那非的使用者就医率增加，增进了两性关系的融洽和男性自信，提高了生活质量。

1 EAU. EAU Guidelines on Erectile Dysfunction，Premature Ejaculation，Penile Curvature and Priapism［EB/OL］．［2022–07–01］．https://d56bochluxqnz.cloudfront.net/media/16–Male–Sexual–Dysfunction_2017_web.pdf.

2 Burnett AL，Nehra A，Breau RH，et al. Erectile Dysfunction：AUA Guideline［J］．The Journal of urology, 2018, 200（3）：633–641.

3 Hackett G，Kirby M，Wylie K，et al. British Society for Sexual Medicine Guidelines on the Management of Erectile Dysfunction in Men–2017［J］．J Sex Med, 2018, 15（4）：430–457.

4 朱选文，李方印，方家杰. 他达拉非治疗勃起功能障碍的疗效和安全性临床观察（附80例报告）［J］．中华男科学杂志, 2006, 12（5）：421–423, 427.

5 JinQiu Y，RenJie Z，ZuYao Y，et al. Comparative effectiveness and safety of oral phosphodiesterase type 5 inhibitors for erectile dysfunction：a systematic review and network meta–analysis［J］．EUROPEAN UROLOGY. 2013. 63（5）

6 蒋跃庆，王忠，董国勤，等. 西地那非治疗男性勃起功能障碍1200例临床应用体会［J］．中国男科学杂志, 2011, 25（2）：4.

7 Lee LJ，Maguire TA，Maculaitis MC，et al. Increasing access to erectile dysfunction treatment via pharmacies to improve healthcare provider visits and quality of life：Results from a prospective real–world observational study in the United Kingdom［J］．Int J Clin Pract, 2021, 75（4）：e13849. doi 10.1111/ijcp.13849

十七、骨关节炎患者用硫酸氨基葡萄糖

（一）产品简介

硫酸氨基葡萄糖胶囊（英文名 Viartril-S®），是一款适用于原发性及继发性骨关节炎的 OTC 药品，用于促进关节软骨重要物质蛋白聚糖的生物合成，有效修复关节软骨，并阻止软骨细胞炎症因子和基质降解因子产生，进而抑制软骨降解。该药品于 2018 年 8 月经国家药监局备案，由处方药转换为非处方药。

药品基本信息见表 10-42。

表 10-42　药品注册信息与配方信息

规格	0.25g（以硫酸氨基葡萄糖计）或 0.314g（以氯化钠硫酸氨基葡萄糖计）
适应症	原发性及继发性骨关节炎
装量	20 粒 / 盒，10 粒 / 盒
国药准字	HJ20170108
主要成分	硫酸氨基葡萄糖
用法用量	口服：建议每次 2 粒胶囊，每日 3 次（早晨及进餐时）；连续用药 6 周，必要时可以 6 周以上。间隔 2 个月可以重复使用

（二）发展历史

早在 1964 年，意大利罗达公司就获得硫酸氨基葡萄糖的新药发明专利。1986 年，美国风湿病学会（The American College of Rheumatology，ACR）定义骨关节炎为关节软骨损伤引起的关节相关症状的疾病；1987 年，首个用于治疗骨关节炎（OA）的结晶型硫酸氨基葡萄糖产品成功上市；2001 年，世界卫生组织风湿病协作中心前主任 Reginster 教授在《柳叶刀》[1] 杂志发表结晶型硫酸氨基葡萄糖核心研究成果，证明结晶型硫酸氨基葡萄糖治疗 3 年，可显著缓解关节疼痛、改善关节结构，延缓疾病进展。自上市以来，结晶型硫酸氨基葡萄糖已在全球 60 多个国家应用于临床，在疗效和安全性方面得到了广泛的认证和认可。

2018 年 5 月根据《处方药与非处方药分类管理办法（试行）》（局令第 10 号）的规定，经国家药品监督管理局组织论证和审定，包括硫酸氨基葡萄糖胶囊在内的 18 种药品由处方药转换为非处方药。自此，结晶型硫酸氨基葡萄糖开启了 OTC 时代。

（三）创新特色

骨关节炎是关节炎中最常见的类型。素有"不死癌症"之称。根据 2020 年全国第七次人口普查数据显示，中国 60 岁以上人口已超过 2.6 亿[2]，估计骨关节炎患者数约为 1.6 亿。

骨关节炎初期，会出现轻中度的间断性隐痛，晨起关节僵硬及发紧感，活动后可缓解。随着病情的加重，会出现持续性疼痛或夜间痛，由软骨破坏、骨性增生、骨赘形成、滑膜炎造成关节肿大或畸形，更有甚者会出现受累关节周围肌肉萎缩，关节无力[3] 等，严重影响着 OA 患者的生活质量。

结晶型硫酸氨基葡萄糖能确保"高"血药浓度。药物多晶型研究被日益重视，由于药物的多晶现象会影响药品的质量、安全性和有效性，通过研究药物晶型，选择一种治疗效果好且质量稳定可控的优势药物晶型具有重要意义。药物的代谢包括吸收、分布、代谢、消除这 4 个过程，结晶型药物显著影响药物的吸收，从而影响药物的代谢动力学过程，引起药物疗效的差异。引起药物多

---

1 Reginster JY, Deroisy R, Rovati LC, et al. Long-term effects of glucosamine sulphate on osteoarthritis progression: a randomised, placebo-controlled clinical trial [J]. Lancet, 2001, 357 (9252): 251–256. doi: 10.1016/S0140–6736 (00) 03610–2.
2 国家统计局. 第七次全国人口普查公报 [EB/OL]. (2021–05–11) [2022–07–01]. http://www.gov.cn/guoqing/2021–05/13/content_5606149.htm.
3 陈世益，胡宁，贾岩波等. 骨关节炎临床药物治疗专家共识 [J]. 中国医学前沿杂志（电子版），2021, 13 (7): 32–43.

晶型之间的生物利用度差异的原因主要包括：吉布斯自由能、溶解度和溶出速率、稳定性、难溶药物不同晶型与胃肠道之间的相互作用上这几方面。从半衰期来看，结晶型硫酸氨基葡萄糖的半衰期长达约 15 小时 [1]。由此可以看出结晶型结构的硫酸氨基葡萄糖的确对药代动力学产生了显著影响。

结晶型硫酸氨基葡萄糖能长期缓解 OA 疼痛。2018 年 JAMA 荟萃分析的一份研究结果表明不管是否排除高偏倚风险，处方结晶型硫酸氨基葡萄糖长期治疗 OA，都能显著缓解疼痛，并且疗效优于硫酸软骨素、其他氨基葡萄糖制剂以及硫酸软骨素和其他氨基葡萄糖的联合制剂。该研究纳入了 33 种治疗 OA 的常用药物，处方结晶型硫酸氨基葡萄糖长期治疗膝 OA 疼痛的疗效排名第一 [2]。

指南推荐结晶型硫酸氨基葡萄糖长期用于 OA 背景治疗。2019 欧洲骨质疏松和骨关节炎临床经济学会 ESCEO[3] 指南 "强烈推荐处方结晶型硫酸氨基葡萄糖（pCGS）长期作为 OA 背景治疗，并且不推荐其他氨基葡萄糖制剂。盐酸氨基葡萄糖是通过提取工艺获得的简单分子，常作为制剂原料，而结晶型硫酸氨基葡萄糖的分子复杂，合成工艺严谨独特，且只有结晶型硫酸氨基葡萄糖在人体内具有持续的高生物利用度和血药浓度，能同时缓解患者疼痛、改善患者关节功能、减缓患者关节间隙变窄，延缓疾病进展"。

该产品长期使用安全性好。通过一项纳入 212 例膝骨关节炎患者的随机、

---

1 Persiani S, Roda E, Rovati LC, et al. Glucosamine oral bioavailability and plasma pharmacokinetics after increasing doses of crystalline glucosamine sulfate in man [J]. Osteoarthritis Cartilage, 2005, 13（12）: 1041-1049. doi:10.1016/j.joca.2005.07.009.
Jackson, C. G., Plaas, A. H., Sandy, J. D., Hua, C., Kim-Rolands, S., Barnhill, J. G., Harris, C. L., & Clegg, D. O. The human pharmacokinetics of oral ingestion of glucosamine and chondroitin sulfate taken separately or in combination [J]. Osteoarthritis Cartilage, 2010, 18（3）: 297-302. https://doi.org/10.1016/j.joca.2009.10.013.

2 Gregori D, Giacovelli G, Minto C, et al. Association of Pharmacological Treatments With Long-term Pain Control in Patients With Knee Osteoarthritis: A Systematic Review and Meta-analysis [J]. JAMA, 2018, 320（24）: 2564-2579. doi:10.1001/jama.2018.19319

3 Bruyère O, Honvo G, Veronese N, et al. An updated algorithm recommendation for the management of knee osteoarthritis from the European Society for Clinical and Economic Aspects of Osteoporosis, Osteoarthritis and Musculoskeletal Diseases（ESCEO）[J]. Seminars in Arthritis and Rheumatism, 2019; 49（3）: 337-350. doi:10.1016/j.semarthrit.2019.04.008

双盲、安慰剂对照试验（RCT）数据显示[1]，结晶型硫酸氨基葡萄糖长期使用3年，胃肠道不适、过敏等不良反应发生率与安慰剂相似。而另外一项回顾性分析[2]表明，结晶型硫酸氨基葡萄糖长期使用对OA患者的血压、血糖和血脂水平不会产生影响。

1 Reginster JY, Deroisy R, Rovati LC, et al. Long-term effects of glucosamine sulphate on osteoarthritis progression: a randomised, placebo-controlled clinical trial [J]. Lancet, 2001, 357(9252): 251-256. doi:10.1016/S0140-6736(00)03610-2.

2 Palma Dos Reis R, Giacovelli G, Girolami F, et al. Crystalline glucosamine sulfate in the treatment of osteoarthritis: evidence of long-term cardiovascular safety from clinical trials [J]. The Open Rheumatology Journal, 2011, 5: 69-77. doi:10.2174/1874312901105010069.

美国非处方药产品的标签理解力研究行业指南

2010 年 8 月，由美国食品药品管理局药物评价与研究中心（CDER）的非处方临床评价处和生物统计学办公室编写。

I. 介绍

美国食品药品管理局（FDA）有时会要求申办者进行非处方药产品标识的标签理解力研究来评估申报的标识。本指南旨在为行业提供有关标签理解力研究的建议。标签理解力研究评估消费者对非处方药产品标识信息的理解程度，以及在某种假设情况下如何应用这些信息做出药品使用决策。从标签理解力研究中获得的数据可以识别出标识上的哪些部分可以用更清晰或更简单的方式来呈现给消费者重要的信息。

要注意标签理解力研究数据不能预测消费者行为（例如，消费者如何实际使用药品）。药品使用和其他行为通常在实际使用研究中进行评估。我们建议在实际使用研究中使用的标识事先在标签理解力研究中进行测试，以确保消费者理解标识上的信息。

本指南涵盖了与标签理解力研究相关的一般原则，不应被视为替代 FDA 对特定协议的审查。本指南包含从 2006 年 9 月 25 日非处方药咨询委员会会议上获得的建议，该会议审议了对支持非处方药营销而进行的消费者研究相关分析和解释的问题，并讨论了收到的关于 2009 年 5 月 1 日发布的指南草案的意见。

FDA 的指导文件，包括本指南，不具有法律效力，而是描述了 FDA 当前对某个主题的想法，除非引用了特定的监管或法定要求，否则应仅将其视为建议。在指南中使用"应当"一词意味着建议或推荐某事，但不是必需的。

Ⅱ. 背景

根据联邦食品药品和化妆品法案（以下简称法案），FDA 有权要求赞助商进行标签理解力研究。法案第 503（b）（1）节要求评估该种药品是否可以在没有法律授权的药品从业者的专业指导下安全使用［21 U.S.C. 353（b）（1）］。此外，第 502 节规定，如果药品的标识未能提供足够的使用说明，则该产品被判定错误标识［21 U.S.C. 352（f）］。此外，该法案要求如果标识上的任何文字、声明或其他按照该草案要求必须存在的信息不能被"符合普通购买和使用的习惯的个人阅读和理解",则该药品则被判定为错误标识标识"［21 U.S.C. 352（c）］。

法案第 505（d）节要求通过所有合理适用的方法进行充分测试,以证明药品在拟议标识中规定、推荐或建议的条件下使用是安全的［21 U.S.C. 355（d）］。此外,法案第 503（b）（1）节要求评估药品是否可以在没有处方的情况下安全使用［21 U.S.C.353（b）（1）］。此外,FDA 法规进一步要求标识"说明产品的预期用途和结果;正确使用的充分说明;以及针对不安全使用、副作用和不良反应的警告,以使普通个人(包括在通常购买和使用条件下理解能力低下的个人)能阅读和理解"［21 CFR 330.10（a）（4）（v）］。21 CFR 201.66 中包含关于非处方药产品标识格式和内容要求的规定。

非处方标识的开发是一个迭代过程,随着标识的开发,可能依赖于测试和重新测试。标签理解力研究应评估有文化和低文化的个体是否能够理解药品标识。FDA 可能要求进行标签理解力研究的一些情况包括:

（1）在非处方药市场获批新药之前;

（2）当针对已上市的非处方药产品提出一个或多个新适应症、新目标人群或新剂量时;

（3）对已上市的非处方药产品提出实质性标识更改（例如,改变说明、新警告）时;

（4）当拟议的新活性成分带有其他活性成分的专有名称时;

（5）当药品能让消费者理解充分的标识要求包含说明书时,可能需要对说明书进行理解测试。

希望 FDA 就标签理解力研究方案提供建议和咨询的申办者应将方案提交给现有负责审评研究型新药或新药部门申请非处方临床评估。

Ⅲ . 研究设计和执行

在进行非处方药说明书理解力研究设计和执行时,需要考虑 7 个方面的内容,包括:阐述研究目的;确定沟通目标(需要被消费者理解的重要概念);招募具有不同文化水平的参与人群;明确研究设计,计算适宜的样本量;针对沟通对象设计问卷;进行测试的标识应当尽可能接近最终版本的药品标识;尽量减少可能导致研究有偏倚的因素(例如,抽样、招募策略、引导性问题、使回答偏倚某一特定方向的访谈)。

A. 研究目的

FDA 将理解力测试沟通目标主要分为 3 类,即主要沟通目标（Primary Communication Objective）,次要沟通目标（Secondary Communication Objectives）和自

我选择目标（Self-Selection Objective）（表 1）。

表 1 理解力测试沟通目标内容

类型	可涉及内容
主要沟通目标	消费者对适应症的理解；消费者对剂量和给药间隔的理解；消费者对特定禁忌症、警告和药物相互作用的理解；消费者了解何时停止使用该药品
次要的沟通目标	对安全和适当使用药品的非关键领域，如一般的健康信息（例如，使用本产品时，应当继续保持健康的饮食和运动）
自我选择目标	消费者根据阅读药品标识上的信息并运用其个人病史知识，决定使用或不使用某种药品

主要沟通目标应当是对消费者具有最大临床影响的主要沟通信息。根据不同的药品，一项研究可以有一个以上的主要沟通目标。应当事先确定每个主要沟通目标的目标理解水平，理解的目标水平应当反映主要沟通目标的临床意义。

次要的沟通目标也应当事先明确。并非所有的标签理解力研究都会有次要沟通目标。

自我选择研究最好单独进行，或在实际使用环境下进行。但是在某些情况下，也会将自我选择研究作为标签理解力研究的一部分。如果是这种情况，申办方应当在研究中加入对使用该药品感兴趣的受试者，以及对使用拟议药品有特定相对或绝对禁忌症的受试者，以确保风险最大人群能够理解标识。

B. 研究人群

该研究应当包括所有可能使用该药品的受试者，无论其年龄、性别、潜在的医疗条件和合并用药。研究应当测试普通人群对标识的理解，无论个人是否表示有兴趣使用该药品。由于非处方药产品可以在没有专业指导的情况下购买，而且在研究中没有使用药品，所以应当设立对受试者英文理解力最低的排除标准，如不包括不能说、读和理解英语的人群，并应当在研究方案中说明理由。

标签理解力研究还应当包括足够数量的识字能力低下的受试者，以考察这个亚群体对标识的理解情况。研究样本中低识字率受试者的比例应当基于现有的国家数据，代表美国具有基本识字能力的成年人比例。美国的平均阅读水平大概在 8 年级[1]，标准做法是以 4~5 年级的阅读水平书写医疗信息[2, 3]。因此，应当尝试将非处方药标识写成

---

1 Cotunga，N，CE Vickery，and KM Carpenter-Haefele，2005，Evaluation of Literacy Level of Patient Education Pages in Health-Related Journals，Journal of Community Health，30（3），213-219.

2 Andrus，MR ，MT Roth.Health Literacy：A Review［J］．Pharmacotherapy，2002，22（3）：282-302.

3 Paasche-Orlow，MK et al. Readability Standards for Informed-Consent Forms as Compared With Actual Readability［J］．New England Journal of Medicine，2003，348：721-726.

4~5 年级，不高于 8 级的阅读水平。

为了充分测试该标识，低识字率的受试者应当由具有 4-8 年级的阅读能力或边缘性识字能力的消费者平均分配组成。教育水平并不能可靠地替代读写能力测试。在筛选受试者时，申办方应当通过使用有效的工具来评估研究对象的文化水平，如快速评估成人医学文化水平（REALM）测试,[1] 用于测试青少年的 REALM-Teen 测试 [2]，或成人功能性健康文化水平测试（TOFHLA）或 S-TOFHLA 测试 [3-5]。如果被测试的标识需要理解和解释数字的能力（例如，基于体重和 / 或年龄的剂量指示），那么申办方应当使用 TOFHLA 或 S-TOFHLA 测试对功能性健康知识进行筛选 [6]。

C. 统计学的考虑和数据分析

1. 主要终点和成功标准

研究方案应当规定主要终点，并说明选择这些终点的理由。主要终点应当与主要沟通目标直接相关。主要终点应当是能够捕捉到关于消费者对关键标识要素理解的最相关和最有说服力的数据终点。

根据设定的主要终点，研究方案还应当设定成功标准，即决定研究成功的因素，这些标准应当与预先确定的主要沟通目标的理解水平有关。由于考虑了样本数据的不确定性，成功标准应当采用置信区间来定义。例如，如果研究只有一个主要终点，并被设计为确保预定的理解力目标水平，那么只有当理解率的双侧 95%（或单侧 97.5%）置信区间的下限高于预定的目标水平时，该研究才能被认为成功。

建议申办方使用双侧 95% 的置信区间来估计理解率（或失败率），并定义成功标准。这种方法将单侧检验的 I 型错误率（2.5%）设定为双侧检验中使用的传统 I 型错误率 5% 的一半。

通常情况下，标签理解力研究有多个主要终点，应当证明所有主要终点的成功。

1　REALM：Davis，TC et al.　Rapid Estimate of Adult Literacy in Medicine：A Shortened Screening Instrument［J］. Family Medicine，1993，25：391-395.

2　REALM-Teen：Davis，TC et al. Development and Validation of the Rapid Estimate of Adolescent Literacy in Medicine(REALM-Teen)；A Tool to Screen Adolescents for Below-Grade Reading in Health Care Settings［J］. Pediatrics，2006，118（6）：e1707-1714.

3　TOFHLA：Parker，RM et al. The Test of Functional Health Literacy in Adults：A New Instrument for Measuring Patients' Literacy Skills［J］. Journal of General Internal Medicine，1995，10：537-541.

4　Baker，DW et al.　Development of a Brief Test to Measure Functional Health Literacy［J］. Patient Education and Counseling，1999，38：33-42.

5　The REALM and TOFHLA were designed as rapid screening tools that were validated against the Wide Range Achievement Test for literacy；therefore，use of these instruments to screen literacy levels within the context of health is appropriate.

6　TOFHLA：Parker，RM et al. The Test of Functional Health Literacy in Adults：A New Instrument for Measuring Patients' Literacy Skills［J］. Journal of General Internal Medicine，1995，10：537-541.

在这种情况下，主要终点被称为共同主要终点。如果终点不是共同主要终点，研究方案应当解决多重性问题，以确保总体Ⅱ型错误率是适当的，并对置信区间进行相应调整。

2. 针对样本量的考虑

在标签理解力研究中，受试者的数量应当足够多，以便为主要的沟通目标提供可靠的答案。这种研究的规模应当以成功标准为基础。这通常涉及预定的理解率目标水平、研究人群的假定理解率、Ⅰ型错误率和Ⅱ型错误率（或研究效力）。

Ⅰ型错误率应当设定为 2.5%。Ⅱ型错误率可在 10%~20%。目标理解率可以根据沟通目标的医学意义而有所不同。

如果终点不是共同主要终点，那么样本量应当根据每个主要终点的多重置信区间计算进行调整。标签理解力研究中的受试者数量应当足够大，以评估重要亚组的主要终点，如低识字率亚组。

3. 数据分析

研究方案中分析的主要特征应当在方案中确定。研究对象特征的统计方法，以及主要和次要终点的分析应当在方案中明确。应当说明构建双侧置信区间的方法，以估计和定义主要终点的理解率（或失败率）的成功标准。应当说明处理缺失数据的方法。一个全面的统计分析计划应当涉及数据分析的所有细节。

D. 问卷设计

问卷设计应当反映研究的沟通目标，并优化所收集信息的有效性和可解释性。措辞、问题结构和问题顺序可能会大大影响所收集数据的有效性和可解释性。关于问卷调查的详细讨论超出了指南的范围，建议申办方咨询问卷设计方面的专家。以下几点值得特别考虑。

① 问题的设计应旨在评估具体的沟通目标。

② 应当常规地使用简单的词汇和预先测试的问题，对调查问卷进行抽样测试，以确定调查问卷是否能够引出预期的信息。

③ 问题应当是直接的、具体的、不模糊的。每个问题都应当针对一个单一的项目或问题。

④ 问题应当测试受试者是否能应用标识上的信息，例如：某人的孩子今年 8 岁，体重 52 磅，根据标识，此人应当给孩子服用几茶匙的 × 药？

⑤ 可以使用不同类型的问题，如开放式问题、封闭式问题和多项选择题。

⑥ 可以使用基于假设情况的情景问题。基于情景的问题经常被用来评估根据标识

上的信息做出正确决定的能力，例如：某人怀孕了，想服用 × 药。根据标识，此人是否可以服用药物 ×？对封闭式问题的回答（例如，可以或不可以）应用开放式试探性问题的来验证，否则受试者有 50% 的机会仅凭运气就能正确，例如：某人患有糖尿病，能否服用 × 药？理由是什么？

⑦ 应当避免有偏倚的问题，如引导性问题。引导性问题的一个例子是：某人停止服用 × 药后出现了皮疹，因此去看医生，这样做可以还是不可以？一个非引导性问题的例子是：某人在开始服用药物 × 后出现了皮疹，此人应当怎么做？

⑧ 应当避免可能导致框架性或思维方式偏差的问题。这类偏倚的一个例子是为多选题提供"找医生咨询"的回答类别，如果问题的正确答案是"找医生咨询"，那么回答选项有"找医生咨询"的多选题就可能会被引导。当受试者不知道答案时，可能会选择"找医生咨询"而不是"我不知道"，因为这样看起来是正确做法。这种类型的偏倚通常被称为社会赞许性（social desirability）。在这种情况下，不建议使用多选题。

⑨ 问题不应当包含教导和影响受试者回答后续问题能力的信息。

⑩ 多项选择题中的回答选项应当是相互排斥和独立的，并且只包含一个正确答案，建议有限地使用多选题。要求受试者自己去理解意义或内容的问题（而不是简单地选择现有的答案选项），可以为评估受试者理解书面材料的能力提供更可靠的数据。

⑪ 在列出选择题的回答类别时，应当将"我不知道"这一类别作为回答类别之一，以允许受试者承认他们不知道，从而避免猜测。不正确答案的原因也可以被评估。

⑫ 如果标签理解力研究允许受试者自己选择是否参与，那么在研究结束时应当提出用于验证他们自我选择决定的问题。在受试者做出自我选择决定或接受标识理解力测试之前，不应当提示他们思考自己的病史，因为这会使研究产生偏差。

⑬ 不应当使用旨在测量受试者行为意图的问题。测试行为不属于标签理解力研究的范围。如果需要了解受试者在无处方条件下的行为方式，应当进行实际使用研究。

⑭ 如果受试者错误地回答了问题，应当使用开放式探究问题收集逐字回答，以评估他们错误回答问题的原因。收集这些信息对于确定需要对标识进行哪些修改以提高理解力很重要。

⑮ 也可以增加其他不引入偏倚的问题类型。

可以考虑采用以下两种一般的方法来进行问卷调查。① 自主回答；或 ② 让受过培训的调查员提问。受过培训的调查员可以减少识字不多的受试者因为不能理解书面问题而错误回答的机会，而事实上他们是理解标识的。然而，调查员可能会存在偏倚，从而引导受试者做出回答。参与研究的调查员应当接受充分的培训，并有标准的方案或脚本可以遵守，特别是关于受试者可能问的问题。同时应当考虑任何数据收集方法可能出现的固有偏倚。因此，他们应当提供他们选择特定方法的理由，并应当解决任何潜在的偏倚。

E. 标识版本、格式及内容要求

应当使用标准化的非处方药药品事实标签格式和内容要求［21 CFR 201.66（e）和（f）］。如果申办方不符合"药品事实标签"（DFL）要求，应当提供理由，并对不符合DFL 的内容进行测试。

F. 研究的开展和地点

研究的宣传招募信息不应当包含任何有关拟用药品的信息。只应当向有兴趣的受试者提供参加研究的方法和地点的信息。研究地点可以是在商场或其他消费者经常光顾的地方。研究环境应当是舒适的，光线充足，便于阅读。研究开始前应当告诉受试者，他们在回答问题时可以参考标识。问题可以根据标识上的说法开始；但是，受试者在回答问题时不应当被过分地提示去看标识。

受试者应当接受关于研究形式和开展方法的充分指导，以及预期参与研究过程的时间长度。受过培训的调查员应当根据方案执行程序，调查员应当坚持按脚本回答受试者的询问。

G. 数据收集、记录和审核

对所有问题的逐字回答都应当被记录下来。编码、分类和分析开放式问题的逐字回答的程序应当在方案中预先规定。对封闭式问题的正确答案和错误答案也应当预先规定。对开放式问题的事后编码应当记录在案。

方案中应当说明验证完整和准确记录研究数据的方法（即受试者的回答、数据输入、缺失数据和数据编码）。

Ⅳ. 最终研究报告

最终的研究报告应当详细描述研究的设计、开展和对研究结果的解释。研究报告中应当介绍研究对象的人口统计学特征，包括识字水平。

研究报告应当描述招募工作的性质和应答率（即实际加入研究的筛选对象的比例）。对于被排除在外的潜在受试者，应当说明其被排除的原因。对已入选的受试者应当说明相关的人口统计学因素以及他们是否完成了整个研究。研究报告中应当提供受试者未能完成研究的原因。

研究结果的表述应当包括总体理解率和适当的亚组（如低识字率、正常识字率）的理解率。

Ⅴ. 对研究结果的解释

在沟通过程中，可接受的理解水平应当根据事先确定的成功标准而定。对这些定量数据的解释也应当在适用时得到逐字记录。有些时候，定量信息反映了正确的理解，但逐字记录的回答却不是，反之亦然。因此，应当提供对定量和定性数据类型的分析，以支持和解释研究。

美国非处方药产品的自主选择研究行业指南

2006 年 9 月 25 日，由美国食品药品管理局药物评价与研究中心（CDER）的非处方临床评价处和生物统计学办公室编写。

Ⅰ.介绍

本指南旨在帮助申请非处方药产品的企业对其参与开发和开展自主选择研究提供建议。自主选择研究可以评估消费者能否应用药物标识信息，根据个人健康状况做出正确判断是否适合使用药物产品的能力。

本指南涵盖与开展自主选择研究相关的一般原则，包括研究设计、方法和分析，但不应被视为替代 FDA 对特定方案的审查。自主选择研究数据可以通过多种不同方式获得，并且每个开发计划都会提出不同的问题，其中灵活性和创造力很重要。本指南包含从 2006 年 9 月 25 日非处方药咨询委员会会议上获得的建议，该会议审议了对支持非处方药上市而进行的消费者研究相关分析和解释的问题[1]。

FDA 的指南，包括本指南，不具有法律效力，而是描述了 FDA 当前对某个主题的考虑，除非引用了特定的监管或法定要求，否则应仅将其视为建议。在指南中使用"应当"一词意味着建议或推荐某事，但不是必需的。

Ⅱ.建议开展自主选择研究的药品种类

某些非处方药产品的开发计划除了必要的安全性和有效性研究外，可能包括进行消费者研究。消费者研究过程可以包括标签理解力研究[2]和自主选择研究，前者评估消费者对主要沟通内容的理解，后者测试消费者是否能将标识信息应用于其个人医疗状况，并作出是否适合使用该药品的正确决策（自主选择决策）。建议在进行自主选择研究之前进行标签理解力研究，以优化标识。

1　2006 年 9 月 25 日非处方药咨询委员会会议的记录可在 http://www.fda.gov/ohrms/dockets/ac/06/transcripts/2006-4230t.pdf 获得。

2　请参阅非处方药产品的行业标识理解研究指南。我们会定期更新指南。为确保您拥有最新版本的指南，请查看 FDA 药物指南网页，网址为 http://www.fda.gov/Drugs/GuidanceComplianceRegulatoryInformation/Guidances/default.htm。

可能需要开展自主选择研究，以检验消费者是否能够根据标识中的信息做出适当的自主选择决策的情况包括：① 该药品用于新的非处方药适应症；② 该药品用于新的非处方药目标人群；③ 建议特定人群不应当使用的非处方药产品（例如，糖尿病患者、接受移植者）；④ 对已批准的非处方药产品提出了实质性的标识修改，可能会影响到相应的非处方药人群（例如，警告、使用说明的修改）。

同时，指南鼓励申办方就任何自主选择研究的方案寻求 FDA 的咨询和建议。

自主选择的决策不一定能预测消费者是否会实际使用该药品或是否会正确使用该药品。如果需要关于消费者使用的信息，应当考虑开展实际使用研究。

Ⅲ. 研究设计和执行

一般来说，自主选择研究可以是开放标识的、无对照的研究。以下是关于设计和进行自主选择研究的一般建议。

① 说明研究的目的和目标；

② 进行符合研究目标的研究设计，并计算出适当的样本量；

③ 使用与最终药品标识尽可能相似的标识；

④ 构建针对研究目标的调查问卷；

⑤ 尽量减少可能导致研究存在偏倚的因素（例如，抽样、招募策略、引导性问题、使回答偏向某一特定方向的访谈）；

⑥ 招募适合研究目标的人群；

⑦ 纳入识字能力低下和正常的受试者参加研究；

⑧ 必要时，用对药品有相对或绝对禁忌症的受试者来充实研究；

⑨ 在进行大型自主选择研究之前，考虑进行预试验。

自主选择研究可以通过各种方式进行，并不总是需要开展独立研究。有时可以作为实际使用研究的一部分进行评估，有时也可以与标签理解力研究一起进行。

A. 研究目的

1. 主要目标

一般来说，自主选择研究的主要目标应当是评估受试者在阅读药品标识后，是否能够根据自己的身体状况做出正确的自主选择决策。

2. 次要目标

次要目标可以包括评估特定兴趣亚群的自主选择准确性和（或）受试者做出错误的自主选择决策的原因。因此，一些数据可能来源于为引出错误的自主选择的原因而提出某些问题。确定受试者做出错误决策的原因非常重要，这样可以更好地理解为提高正确的自主选择，可能需要修改哪些标识内容。

B. 研究人群

研究人群应当根据研究目标来确定。一些研究可能包括任何可能对使用该药品感兴趣的受试者，不必考虑年龄、性别、潜在的医疗条件和合并用药。其他研究可能针对特定的目标人群（例如，患有特定疾病的受试者，对他们来说使用该药品可能存在禁忌）。由于非处方药产品可以自行购买，不需要专业人士指导，而且在研究中未使用药品，所以排除标准应当是最低的（例如仅排除不能说、读和理解英语的人群）。

自主选择研究也应当招收足够数量的识字能力低下的受试者，以考察这个亚群做出正确的自主选择决策的能力。教育水平并不能可靠地替代读写能力测试。在筛选时，申办方应当通过使用有效的工具来评估研究对象的文化水平，如 REALM[1]、REALM-Teen[2]、TOFHLA 或 S-TOFHLA 测试 [3-5]。研究者应当接受培训，以正确地进行读写能力测试。

C. 统计学的考虑和数据分析

1. 主要终点、成功标准和减轻影响的因素

自主选择研究的主要终点应当是做出正确自主选择决策的研究对象的比例。正确的自主选择决策是基于必需的标识内容要素的。正确的自主选择决策可以基于单一的标识要素或几个标识要素的组合，这取决于药品的情况。

例如，该药品可能只有禁忌：糖尿病患者不应当使用该药品。在这种情况下，糖尿病患者（无论他或她是否患有该药品所适用的疾病）正确的自主选择决策是，该药品不适合他或她使用。相反，不正确的自主选择决策将是糖尿病患者选择使用该药品。由几个标识要素组成的例子是，药品只适用于 18~65 岁没有心脏病或高血压的女性。

1　REALM：Davis，TC et al. Rapid Estimate of Adult Literacy in Medicine：A Shortened Screening Instrument［J］. Family Medicine，1993，25：391-395.

2　REALM-Teen：Davis，TC et al. Development and Validation of the Rapid Estimate of Adolescent Literacy in Medicine（REALM-Teen）；A Tool to Screen Adolescents for Below-Grade Reading in Health Care Settings［J］. Pediatrics，2006，118（6）：e1707-1714.

3　TOFHLA：Parker，RM et al. The Test of Functional Health Literacy in Adults：A New Instrument for Measuring Patients' Literacy Skills［J］. Journal of General Internal Medicine，1995，10：537-541.

4　Baker，DW et al. Development of a Brief Test to Measure Functional Health Literacy［J］. Patient Education and Counseling，1999，38：33-42.

5　The REALM and TOFHLA were designed as rapid screening tools that were validated against the Wide Range Achievement Test for literacy. Therefore，use of these instruments to screen literacy levels within the context of health is appropriate.

对于年龄 18~65 岁的女性，如果她有标识上的适应症，并且没有心脏病或高血压，正确的自我决策是选择使用该药品。如果她是一名患有高血压的 55 岁女性，那么不正确的自主选择决策是选择使用该药品（无论她是否符合该适应症）。

有几种可用于说明自主选择决策的分析方法，通常选择一至两个作为主要终点，其他可用于探索性分析。表 1 显示了考虑不同终点选择的一种方式，其中 A、B、C 和 D 代表单元格中的受试者数量。

表 1　可能的自主选择的两两对照表

	适合选择药物	不适合选择药物	
自主选择服药	对 A	错 B	A+B
自主选择不服药	错 C	对 D	C+D
	A+C	B+D	

对主要终点分析方法的选择取决于研究设计和非处方药使用中最关注的问题。例如，主要终点可以是整个受试者人群中作出正确自主选择的比例；或者是在选择服用药品的受试人群中作出正确选择的比例。再如，主要终点可以是那些不适合服用药物的人作出正确自主选择的比例。主要终点及其计算方法应当在研究开始前的方案中确定，并与 FDA 讨论。

成功标准应当与预先设定的正确自主选择的目标水平相关。这个目标水平应当基于临床合理性设定。成功标准应当使用置信区间：只有当预先设定自主选择正确率值的双侧 95%（或单侧 97.5%）置信区间的下限高于目标水平时，研究才能被视为成功。建议使用双侧 95% 置信区间来估计正确的自主选择率以及确定成功标准。这种方法允许考虑研究数据的变异性，并将单侧试验的 I 型错误率（2.5%）设置为双侧试验中使用的常规 I 型错误率（5%）的一半。

在某些情况下，可以接受合理的预先设定的缓减因素（mitigating factors）。缓减因素是受试者的反映，可以使看似不正确的自主选择决策被视为正确的自主选择决策。缓减因素应当具有临床合理性。下面是缓减因素的例子：以年龄判断，受试者作出了错误的自主选择决策，但其与说明书适用年龄范围的差距在 1 年以内，并且口头表达了对正确年龄的理解。例如，某种药品说明书显示限 55 岁及以上的成年人服用，一名 54 岁的受试者根据年龄作出了错误的自主选择决策。为了获得更多关于其决策的信息，受试者被要求回答非引导性的开放式问题，这时受试者表示自己知道药品标识显示该药的用药人群为 55 岁或以上的人，但因为自己还差 1 个月即满 55 岁，因此觉得可以使用该药品。

对正确的自主选择决策、缓减因素和正确自主选择的目标成功标准的定义均应当在研究招募之前确定，并在研究方案中明确说明。缓减决策应当是可审计的，并且应当提供受试者水平数据，以便 FDA 能够检查和审计缓减因素。如果申办方在事后分析中发现非预期的缓减因素，研究报告中应当解释为什么以及如何使用这些因素来缓解终点。

对于更复杂的标识，例如具有多个决策点的标识，其中某些信息比其他标识信息具有更大的临床意义。因此，建议申办方在开展研究之前与 FDA 讨论用于确定正确自主选择、缓减因素和预设成功标准的标识信息。

2. 针对样本量的考量

自主选择研究中的受试者数量应当足够大，以便为主要目标提供可靠的答案。研究样本量的确定应当基于假设检验框架中的成功标准。这通常涉及几个要素，包括正确自主选择的预先设定目标水平、研究人群正确自主选择的假定百分比、Ⅰ型错误率，以及对检验预定的假设预期的研究效力。

样本量计算中每个不同元素的确定取决于以下几个方面。

（1）如前面所述，正确自主选择的预设目标水平应当具有临床合理性，与错误自主选择有显著性差异。

（2）预设的正确自主选择百分比应当与目标人群中真实的自主选择率尽可能接近。理想情况下，它应当基于对同一药品的试点研究结果确定，或基于类似药品在相似人群中的自主选择研究结果确定。

（3）Ⅰ型错误率应当设置为 2.5%（97.5% 置信区间的单侧检验）或 5%（95% 置信区间的双侧检验）。

（4）研究效力通常应当由申办方基于自身的资源确定。建议研究效力达到 80% 或以上。

自主选择研究中的受试者数量应当足够大，以评估重要亚组的主要终点。也可以为评估特定的亚组而开展有针对性的自主选择研究。

3. 数据分析

研究方案中应当明确定义计划使用的分析方法的主要特征。方案中还应当说明统计方法、主要终点和次要终点分析；描述构造双侧 95% 置信区间来估计和确定正确自主选择率的成功标准的方法，包括对分子和分母的详细描述；并详细说明如何处理丢失数据。

通常，方案中应当包括全面的统计分析计划及数据分析的所有细节。如果全面统计分析计划是单独的文件，应当在知晓研究结果前准备好并提交 FDA 审查。

D. 问卷设计

通常，自主选择研究通过问卷收集数据。问卷应当符合两点要求：一是反映研究目标；二是优化所收集信息的真实性和可解读性。措辞、问题结构和问题顺序对所收集数据的真实性和可解读性有重要影响。在设计问卷时，以下几点值得特别关注。

1. 强调研究目标的问题

对于强调研究目标的问题类型有下列一般性建议。

自主选择问题：问题应当是开放式的自主选择问题（例如，"你使用这种药物可以吗？"），再跟进开放式、无引导的试探性问题。获知受试者作出错误决策的原因是十分重要的，这可以帮助了解需要修订哪些标识信息来促进正确的自主选择。

开放式、试探性问题：在自主选择问题之后应当跟进开放式问题，有助于为分析提供额外数据。用于获取更多信息的额外问题应是非引导性的，并且应当谨慎使用，以免提示受试者说出想要的答案。对于回答"可以使用药物"的受试者，非引导性问题的例子是问他们"为什么这么说？"这个问题能够产生多种可能的回答，包括"我向医生咨询过"。反之，如果正确的回答是——受试者在使用药物前应当向自己的医生咨询，那么具有引导性的问题可以是"在开始使用药物之前，你会做什么吗？"这个问题可能会引导受试者给出正确的回答。此外，那些感到不得不提供答案的受试者可能会回答"向我的医生咨询"，作为符合逻辑的答案，这可能会导致结果偏倚。

病史问题：病史问题应当在自主选择问题后提出，以防止因提示受试者关注特定的标识信息而出现结果偏倚。病史问题应当易于消费者理解，并以获取与药物的适应症、警告和禁忌症相关的健康状况信息为基础。

申办方有时会选择添加问题，询问受试者是否会购买该药物。FDA 认为购买决策数据不能替代自主选择数据，因为购买决策可能受到个人病史以外的因素影响，例如费用或消费者家庭中其他人的需求。如果申办方希望收集有关购买决策的数据，应当在完成自主选择评估部分后再提出这些问题。

2. 问卷设计总体理念

以下是关于问卷设计的一般性建议：① 应当使用简单的词汇，并预先对问题进行测试，以确保问题能引出想要的信息；② 有些问题应当是直接、具体和明确的，并且应当针对单个事项或问题；③ 有些问题应当涉及更高层次的理解力，可能需要受试者综合理解几条标识信息才能得到正确的回答；④ 问题的前后顺序应当得当，以确保问题中包含的信息不会影响受试者回答后续问题；⑤ 选择题的答案应当是独立的，并且只包含正确答案；⑥ 在选择题（如评估病史的问题）的选项中，"我不知道"应当被列为选项之一，以允许受试者承认他们不知道，从而避免猜测。选项中还应当包括"其他"，以允许受试者添加一些可能未列为选项的内容；⑦ 不应当使用旨在衡量受试者行为意图的问题。行为测试超出了自主选择研究的范围。如果需要获得受试者在真实环境下的行为情况，应当开展相关的实际使用研究。

问卷可以预先进行测试，预测试人群应当与目标人群相似，以确保通过问卷能获得想要的信息。

E. 研究的实施

研究的宣传招募信息不应当包含任何有关拟用药品的信息。如果在开始阶段有电话沟通，受试者应当只收到关于如何以及在哪里参与研究的信息。个别情况下，研究地点可能需要选在医疗机构，以便获得特定人群。研究环境应当舒适，光线充足，便于阅读。受试者应当有足够的时间阅读标识，并且在整个测试期间内可以查看标识信息。但是，在测试过程中不应当提示受试者阅读标识。

应当给予受试者足够的指导，让其了解研究的形式和开展方式，以及参与研究可能所需的时间。实施问卷调查的方法主要包括两种：自行填写或由经过培训的研究者提问。使用研究者可以降低识字水平较低的受试者回答错误的概率，因为他们可能理解标识信息，但无法读懂问题。然而，使用研究者可能会导致偏倚，特别是当研究者引导受试者来获得答案时。因此，研究者应当接受充分的培训，并应当遵循既定的方案和（或）读本。任何数据收集方法都可能产生固有偏差，因此，申办者应当提供选择特定方法的理由，并应当解决所有潜在的偏倚。

F. 验证自主选择决策

自主选择问题的答案可以通过多种方式验证。有时可以通过询问病史来完成，但有时也需要收集实验室数据或进行体检。并非每项研究都需用到所有这些验证方法。

G. 数据收集和记录

对于开放式问题的回答应当一字不差地完整记录。应当事先详细规定开放式问题答案的文本编码、分类和分析的程序，并在研究方案中加以说明。此外，应当预先设定针对封闭式问题的所有正确和错误的答案。应当记录开放式问题的所有事后编码。

验证研究数据的记录完整性及准确性的方法应当在研究方案或统计分析计划中说明（即受试者的回答、数据录入、缺失数据和数据编码）。

Ⅲ . 最终报告

最终报告应当概述研究设计、研究活动及对研究结果的解读。报告应当评估是否招募了适当的人群，以充分评估自主选择决策。报告还应当描述招募工作的性质和响应率（即经筛选实际参与研究的受试者的比例）。如果可能，应当描述被排除在外或选择不参与研究的潜在受试者的人口统计学特征和不参与的原因。对于入组的受试者，应当描述其相关的人口统计学特征（包括识字水平），以及他们是否完成了完整的研究。最终报告中应当描述受试者未能完成研究的原因。

研究结果的表述应当包括总体正确自主选择率和相关亚组（例如，识字水平、性别、年龄、种族和存在高风险因素）的正确自主选择率。

正确自主选择的可接受成功标准应当基于研究开始前制定的、记录在方案和（或）统计分析计划中的成功标准。通过开放式、非引导性问题获得的用于评估自主选择的回答文本应用于加强对定量数据的解读。因此，应当提供对定量和定性数据类型的分析，以支持和解读研究成果。

附件 3

美国组合产品设计和开发中的人为因素研究和相关临床研究考虑行业和 FDA 职员指南草案

2016 年 2 月，由 FDA 局长办公室特殊医疗计划办公室的组合产品办公室与生物制品审评和研究中心、药品审评和研究中心以及器械和放射健康中心联合编写。

I. 简介和范围

本文件为行业和 FDA 工作人员在 21 CFR 第 3 部分定义的组合产品开发过程中就人为因素（HF）研究的基本原则提供指导。本指南描述了机构关于组合产品临床研究申请或上市申请中 HF 信息的建议，并阐明不同类型的 HF 研究；推荐的 HF 研究时间和顺序；以及如何将 HF 研究作为研究过程的一部分，以最大限度地提高组合产品用户界面对于预期用户、用途和环境使用的安全性和有效性的可能性。此外，该指南还描述了 HF 研究如何与其他临床研究相关联。该指南还为临床研究申请或上市申请中的 HF 信息提供了过程考虑因素，以促进安全有效的组合产品的开发和及时审评。

本指南侧重于由药物或生物制品和器械（在本指南中也称为医疗器械）组成的组合产品相关的 HF 问题，以便在提交给生物制品评估和研究中心（CBER）、器械和放射健康中心（CDRH）或药物评估和研究中心（CDER）的临床研究或上市申请中进行审查。申请类型包括研究器械豁免申请（IDE）、新药临床试验申请（IND）、生物制品许可申请（BLA）、新药申请（NDA）或上市前批准申请（PMA）。但是，这些原则和建议可能适用于根据其他类型的申请［例如上市前通知（510（k）］或简化新药申请（ANDA）审查的组合产品（视情况而定）[1]。

1　人为因素研究对 510（k）或 ANDA 计划下某些组合产品设计变更的适用性超出了本文件的范围。正在考虑组合产品设计变更是否会改变中心分配的申请人应联系组合产品办公室（combination@fda. gov）询问有关中心分配的问题。有关中心内申请类型的信息，请通过 CDERproductjurisdiction@ fda.hhs.gov、CDRHproductjurisction@fda.hhs.gov 或 cberombusmana@fda.hhs.gov 联系各自的中心管辖官员。准备提交可能包括 HF 研究的 ANDA 审查的组合产品的申请人应通过 GenericDrugs@fda. hhs.gov 联系 CDER 仿制药办公室，了解受《仿制药用户费用法案》（GDUFA）绩效目标约束的受控通信，以讨论与人为因素研究相关的注意事项。

　　相关信息可在《应用人为因素和可用性工程优化医疗器械设计指南》和《安全考虑产品设计以最大限度地减少用药错误指南草案》[2] 中获得。此外，本指南补充了 CBER、CDRH、CDER 和描述产品开发其他方面的组合产品办公室（OCP）（有关一些附加指导文件的列表，请参见第Ⅵ节）。

　　FDA 的指南，包括本指南，不具有法律效力，而是描述了 FDA 当前对某个主题的想法，除非引用了特定的监管或法定要求，否则应仅将其视为建议。在机构指南中使用"应当"一词意味着建议或推荐某事，但不是必需的。

Ⅱ. 背景

　　如 21 CFR 第 3 部分所述，组合产品由药物和器械的任意组合组成；器械和生物制品；生物制品和药物；或药物、器械和生物制品 [3]。组合产品的组成部分在组合后仍需符合监管要求（作为药物、器械或生物制品）。因此，组合产品仍需遵守与其组成部分相关的监管要求。

　　通常，进行 HF 研究是为了评估产品的用户界面。当组成部分之一是器械时，FDA 经常收到澄清 HF 概念如何应用于组合产品开发的咨询。包括：

　　（1）组合产品可能需要进行哪些类型的 HF 研究？

　　（2）何时是进行 HF 验证研究的合适时间？

　　（3）与其他类型的临床研究相比，HF 研究的作用是什么？

　　（4）当组合产品的设计发生变化时，是否需要额外的 HF 研究？

　　其他与组合产品的监管考虑有关的咨询，如 HF 研究何时需要由机构伦理委员会（IRB）[4] 审查和批准，以及如何在用户费用确认中考虑 HF 研究 [5]。

1　行业和 FDA 工作人员指南，应用人为因素和可用性工程优化医疗器械设计，可访问 http：//www.fda.gov/downloads/MedicalDevices/DeviceRegulationandGuidance/GuidanceDocuments/UCM259760.pdf。

2　产品设计以及减少用药错误的安全注意事项指南草案，可访问 http：//www.fda.gov/downloads/Drugs/GuidanceComplianceRegulatoryInformation/Guidances/UCM331810.pdf，FDA 的指导文件草案代表了 FDA 就这些主题提出的方法。

3　就本文件而言，除非另有说明，否则术语"药物"也指生物制品。

4　受 21 CFR 第 312 部分（IND 要求）或第 812 部分（IDE 要求）监管的临床研究，以及旨在支持研究或上市申请的临床研究应遵守 21 CFR 第 50 和 56 部分的适用要求。请参阅 21 CFR 50.1（a）、50.20、56.101（a）和 56.103。如本文件所用，临床研究与第 50、56、312 和 812 部分（如适用）中定义的调查或临床调查具有相同的含义。

5　有关根据《处方药用户费用法案》（PDUFA）对包含临床研究的申请进行用户费用评估的信息，请参阅 FDA 指导提交单独的营销申请和临床数据以评估用户费用，可访问 http：//www.fda.gov/downloads/Drugs/GuidanceComplianceRegulatoryInformation/Guidances/UCM079320.pdf。如该文件中所述，"临床数据"一词，用于评估使用费，包括范围广泛的研究，据称这些研究是为支持批准而提交的充分且受控的调查。这包括①申请人明确或隐晦地表示的研究报告或文献，以确保安全性或有效性是充分且控制良好的试验；或②比较活性（生物等效性和生物利用度研究除外）、免疫原性或功效的报告，这些报告对于支持具有可比临床效果的声明是必要的。适用时，FDA 将确定 HF 研究是否符合这些标准。

对于医疗器械，人为因素和可用性工程的使用（例如，将人类行为、能力和限制的知识应用于医疗器械的设计）可以最大限度地提高器械在预期用户、预期用途和预期使用环境中使用的安全性和有效性，并发挥关键作用。根据 21 CFR 820.30 中描述的医疗器械设计控制要求，设计验证必须包括适当的风险分析。作为风险分析的一部分，器械制造商应识别和分析潜在的使用相关危害，包括从类似产品报告的错误中吸取的教训，并酌情纳入并验证可以减轻或消除这些危害的设计特征。该评估通知器械设计开发，以消除或最大限度地减少可能导致伤害或影响医疗器械的使用错误。

对于药物产品，减少使用相关危害的目标反映在支持药物配方选择、产品质量保证[1]、药物风险管理活动[2]和药物质量体系原则的过程和数据中[3]。药物开发应考虑用户界面和可降低用药错误风险的因素；即增强患者安全性的功能。这些特征包括产品外观、识别标记（如固体口服剂型上的刻字印字）、容器密封体系、包装配置、标识（包括容器和纸箱上的标识）和命名法[4]。《处方药使用者费用法案 IV》（PDUFA IV）[5]规定，研发目标之一是通过前瞻性地设计药物来确保药物安全，从而最大限度地减少预期最终用户所犯错误的风险[6]。

对于包含药物和器械组成部分的组合产品，器械设计控制要求和药物开发预期均适用于整个组合产品。因此，在评估组合产品时，如果需要，应在 HF 研究中评估产品用户界面的设计，以确保消除或减轻与产品相关的使用相关危害，以减少因使用引起的患者不良事件和用药错误——相关错误。本文件侧重于组合产品的 HF 因素考虑，以促进其设计、开发和审查的一致性。

Ⅲ 人为因素

A. 词汇与概念

就本指南而言，以下定义和概念适用于 HF 研究、最终成品组合产品和主要临床

---

1 请参阅行业 Q8（R2）药物开发指南，可访问 http：//www.fda.gov/downloads/drugs/guidancecomplian ceregulatoryinformation/guidances/ucm073507.pdf。

2 请参阅 http：//www.fda.gov/downloads/Drugs/GuidanceComplianceRegulatoryInformation/Guidances/ UCM073511.pdf 上的工业 Q9 质量风险管理指南。

3 参见行业 Q10 药品质量体系指南，可访问 http：//www.fda.gov/downloads/Drugs/GuidanceComplianc eRegulatoryInformation/Guidances/UCM073517.pdf。

4 正如 FDCA 第 201（m）节所定义的那样，"标识"是指"所有标识和其他书面、印刷或图形材料①在任何物品或其任何容器或包装上，或②伴随此类物品。"根据 FDCA 第 201（k）节的定义，"标识"是指"在任何物品的直接容器上展示的书面、印刷或图形内容"。

5 参见第 Ⅸ 项下的信息，可访问 http：//www.fda.gov/ForIndustry/UserFees/PrescriptionDrugUserFee/ ucm119243.htm。

6 设计这种药物的措施可以解决以下问题：外观相似和听起来相似的专有名称；不明确的标识缩写、首字母缩略词和剂量名称；以及其他可能导致用户错误的标识和包装设计。

研究。有关这些术语的更多信息，请参阅词汇表后面的部分。相关定义，请参阅机构指南应用人为因素和可用性工程优化医疗器械设计[1]。

1. 人为因素研究（或 HF 研究）

与代表性用户进行的一项研究，以评估组合产品用户界面设计是否足以消除或减轻潜在的使用相关危害。通常，HF 研究是由组合产品的复杂性和安全考虑的性质驱动的迭代设计过程的一部分。HF 研究评估：①用户执行关键任务的能力，以及②用户理解包装和标识中信息的能力，例如产品标识或使用说明，这些信息告知用户对组合产品的安全和有效使用至关重要的措施（例如，产品制备、给药、维护和处置，或如果发生不良反应采取的措施）。两种类型的评估都可能是下面描述的 HF 形成和 HF 验证研究的一部分。

（1）HF 形成性研究：在迭代产品开发过程的一个或多个阶段对组合产品原型用户界面进行的研究，以评估用户与产品的交互并识别潜在的使用错误。HF 形成性研究是迭代的，并告知用户界面更改的需求（如产品设计或标识更改），及告知 HF 验证研究的内容。有关 HF 形成性研究的更多信息，请参见第Ⅲ.C 节。

（2）HF 验证研究：一项研究旨在证明最终组合产品用户界面可以由预期用户使用，而不会出现严重的使用错误或问题，用于产品的预期用途和预期使用条件。研究应证明最终组合产品的使用相关危害（参见下面的术语表 A.2 项）已被消除或残留风险的缓解是可接受的；即，产品使用的好处大于产品的剩余风险。研究参与者代表预期用户，研究条件代表预期使用条件。

2. 最终组合产品

最终组合产品是指拟上市并在上市申请中提交的产品。该术语适用于组合的最终设备、药物和（或）生物制品配置，包括所有产品用户界面（如建议的包装、标识，包括培训计划）。

3. 主要临床研究（主要临床试验）

与 HF 研究相反，主要临床研究是发生在组合产品开发后期阶段的更大规模的临床研究。主要临床研究为产品的安全性和有效性提供了主要支持，用于建议的适应症（如充分和良好对照的研究[2]）[3]。除了充分和良好对照的研究外，其他类型的后期更大规

---

1 对于包含器械组成部分的组合产品，必须对组合产品应用设计控制。见 21 CFR 4.4；78 FR 4307（2013 年 1 月 27 日）。可访问 https：//www.federalregister.gov/articles/2013/01/22/2013–01068/current–good–manufacturing–practice–requirements–for–combination–products 获取当前组合产品的良好生产规范要求。

2 见 CFR 314.126

3 主要临床研究一词与 "3 期临床研究" "关键临床研究" 和 "关键研究或试验" 等其他术语一致。

模临床研究可能也被认为是关键性的临床研究；例如，长期扩展研究。

B. 与使用有关的风险评估

与基于风险的设计和开发样式一致，人为因素研究设计、测试和评估的基础应该是组合产品的使用相关风险分析。与使用有关的风险分析是一个关键步骤，有助于识别与组合产品使用相关的风险，以及确定高风险的特征，以便通过改进产品界面设计来减轻或消除这些风险。与使用有关的风险分析将有助于确定应在人为因素研究中评估的关键任务，告知在人为因素研究中测试任务的优先次序，并确定是否有具体的使用场景要包括在测试中。多种方法可用于开发和分析与使用有关的危险。经常使用的两种方法是故障模式和影响分析（FMEA）和故障树分析（FTA）[1]。

与使用有关的风险分析应考虑：所有预期用途、使用者和使用环境；与使用该组合产品有关的治疗或诊断程序；在这些环境中使用的类似产品；以及可能影响该组合产品安全使用的任何相关医疗因素。此外，如果存在相同或类似组合产品，风险分析应包括这些产品的已知使用相关问题的信息。这些信息可以从申请人自己的经历中获得，也可以从文献、不良事件报告和产品安全通讯等公共来源获得。

1. 关键任务

与使用有关的风险分析应确定关键任务[2]。关键任务是指如果不正确地执行或根本不执行，将会或可能对患者或使用人群造成伤害的使用人群任务，其中伤害的定义包括损害的医疗服务。因此，是否将一项任务归类为关键任务取决于每个组合产品的独特考虑。FDA希望组合产品的风险分析包括识别使用组合产品所需的所有关键任务，未能正确执行每项关键任务的后果，以及在使用人群界面设计中为消除或减少风险至可接受水平而采用的策略。这种评估应该包括对适应症、使用人群、环境和其他可能影响特定任务重要性的条件的考虑。一些说明这一概念的关键任务的例子包括：

（1）患者能够按照标识中确定的规定剂量成功地自我给药。如果不能成功地完成这项任务，可能会因错误用药、用药不足、用药过量或无法用药而伤害患者。

（2）使用者能够安全地处理用过的注射器。如果不能成功地执行这项任务，可能会导致针头刺伤。

（3）患者能够适当地浏览控制镇痛（PCA）给药系统的使用人群界面。未能成功

1　有关 FMEA、FTA 和其他风险分析方法的更多信息，请参阅行业和 FDA 工作人员指南，应用人为因素和可用性工程优化医疗器械设计，可访问 http：//www.fda.gov/downloads/MedicalDevices/DeviceRegulationsandGuidance／指导文件／UCM259760.pdf。

2　有关关键任务的更多信息，请参阅 http：//www.fda.gov/RegulatoryInformation/Guidances/ucm259748.htm 上的应用人为因素和可用性工程优化医疗器械设计的第 7.3 和 7.4 节。

完成这项任务可能导致漏服、不适当的重复服药或过量服药。

（4）使用人群能够理解将胶囊插入吸入器以释放药品的说明，并能够完成胶囊插入。未能成功执行这项任务可能导致患者吞下胶囊而不是吸入内容物，缺乏治疗效果，或发生与药品有关的不良事件。

（5）使用人群能够将一种产品与其他类似外观的产品区分开来。如果不能成功地完成这项任务，可能会导致使用错误的药品。

（6）使用人群能够完成一系列所需的关键任务，以准备使用来自组合产品套件的重组药品，该套件包含预充式稀释剂注射器、药品瓶、空注射器、针头、转移装置和输液泵。这些任务可能包括在无菌条件下准备药品，连接系统，并将重组的药品溶液引入输液泵。如果不能成功地完成这些任务中的任何一项，都可能导致用药错误和（或）与使用有关的感染。

2. 目标使用人群和使用环境

在进行风险分析之前，必须确定组合产品的所有预期使用人群和使用环境。预期使用人群可按其不同的特点（如使用责任、执行的任务、年龄范围、技能或经验水平）分为不同的使用人群群体。对于组合产品来说，不同的使用人群群体通常是卫生保健专业人员（HCPs）和非专业使用人群（非卫生保健专业人员）。在这两个群体中，可能还有基于不同任务、角色、能力和教育的子群体。HCP 使用人群群体的子群体可以包括那些具有明显不同角色的人（如护士、药剂师、医生、紧急医疗技术人员、家庭保健提供者）。另外，在 HCP 使用人群群体中，可能有一些人有使用类似产品的经验，而另一些人则没有（如有注射器经验的人与没有经验的人），或者有或没有使用不同使用说明或不同危险性的类似产品的经验。此外，HCP 的专业角色和经验都会影响产品使用。这些不同的差异可能证明将 HCP 视为应在人为因素研究中进行评估的不同用户群体是合理的。

非专业使用人群（非卫生保健专业人员）是指那些使用该产品进行自我给药的人（患者）或那些作为护理人员给他人使用该产品的人（如家庭成员、体育教练）。在这一人群中，个别使用人群使用类似产品或正在开发的产品的经验可能有很大差异。如在考虑药品 – 自动注射器组合产品时，一些非专业使用人群可能对使用任何自动注射器都很陌生，或者对使用某些类型的自动注射器很陌生；再如那些用于单剂量的一次性产品与单患者可重复使用的产品。另外，非专业使用人群可能有使用不同产品的经验，可能会影响他们使用。由于这些差异，在使用相关的风险分析中，可能会有不同的亚群，应考虑到这些亚群。在适用的情况下，人为因素研究应纳入独立的非专业使用人群子组。

使用环境可以有不同的特点，影响使用者与产品的互动。因此，预期的使用环境是设计人为因素研究的另一个重要考虑因素。组合产品可用于各种专业保健 / 临床环境，包括急诊科、重症监护室、住院患者床边、手术室、门诊部、移动单位以及库存和储存地点。同样，它们也可用于非临床环境，包括家庭、学校、办公室和各种运输方式（如救护车、飞机）。这些环境可能在温度、照明和噪音水平、环境活动水平、附近的人数以及相关／辅助药品或器械的可用性方面有所不同。另外，供家庭使用的组合产品可能会与存放在同一地点的其他家庭成员或宠物的药品相混淆。这种环境条件可能导致使用错误。这些环境因素应在与使用有关的风险分析中加以考虑，并在出现使用危险时酌情纳入人为因素研究的设计中。

3. 培训

培训经常被提议作为减轻或控制风险的一种方式。然而，在确定培训是否适用于组合产品之前，首先要消除产品设计中固有的风险。如果有残留的风险，下一步就是确定是否需要培训。如对于开发的新产品与目前市场上的产品相似或作为其替代品，其使用技术已为使用人群所熟知，那么培训可能就没有必要。这样的例子可能是一个预填充的注射器，有一个固定的针头供医护人员使用。另一方面，如果存在适合培训的残余风险，下一步就是考虑是否有机会进行培训，如果有，是否期望在首次使用组合产品之前例行地、持续地进行培训。如果培训是适当的，但预计不会经常或持续进行，人为因素研究应在没有培训的情况下评估使用人群界面[1]。

对于组合产品，如果预期或需要进行培训以控制或减轻与使用有关的剩余危险，就必须确定培训可能包括哪些内容和如何进行，由谁负责进行培训，以及如何确保培训方法的一致性。如考虑为医院的外科手术开发一种组合产品，风险分析可能会确定，在首次使用该产品之前，需要对卫生保健专业人员进行培训，以最大限度地减少与组装所有组合产品组成部件、在开始手术前准备治疗区和手术器械组成部件、施用药品组成部件、监测患者使用产品后的反应和（或）管理手术期间多个使用人群之间的互动有关的错误风险。由于该产品的性质及其使用环境，所有使用人群在使用该产品之前都将接受培训。人为因素研究将评估培训在最小化这些潜在风险方面是否充分。在这种情况下，FDA 可能不会期望人为因素研究评估缺乏培训的情况。

此外，在考虑通过培训来降低与使用人群界面相关的残余风险时，必须考虑培训的频率，以及培训课程和产品使用之间的时间长度。对于一些组合产品，培训和首次使用产品之间有几天、几周或几个月的间隔。因此，在培训课程和产品使用之间可能会相隔相当长的时间。使用人群从第一次，也可能是唯一的一次培训中获得信息的保留会随着时间的推移而减少（即培训衰减）。如对于一个设计为每周自我注射一次的组合产品，一周后的培训信息保留率预计低于一小时后的保留率。如果风险分析显示训

---

1 适当时，如果需要用户培训，申请人应讨论适合用哪些方法提供培训。

练衰减是使用相关错误的来源，那么人为因素研究设计应评估训练衰减的影响。人为因素验证研究应模拟训练衰减可能对使用人群产生的影响；如通过将训练和模拟使用测试分开几个小时或几天来模拟训练衰减。该研究方案应证明模拟训练衰减的时间间隔是合理的。

C. 人为因素的形成性研究

考虑到已确定的与使用有关的危险，人为因素形成性研究旨在评估早期组合产品。人为因素形成性研究的结果指导设计的改变，以消除或减轻产品开发过程中发现的与使用有关的危险。迭代性人为因素形成性研究的使用优化了组合产品使用人群界面的安全设计，并最大限度地减少了在开发后期（如在人为因素验证研究中，在主要临床研究中，或在最终确定商业计划后）首次发现使用问题的风险。

迭代的人为因素形成性研究和相关的设计修改被执行，直到使用人群界面的设计看起来对安全有足够的优化并准备好进行人为因素验证测试。对使用人群界面的迭代修改可能包括对物理设计属性的改变，对包装和标识（包括使用说明）的改变以及对培训计划的改变。人为因素形成性研究的结果应指导最终成品组合产品的设计。人为因素形成性研究中的个体受试者都不应该参加人为因素验证研究，以避免潜在的偏见。

D. 人为因素验证研究

人为因素验证研究表明，最终成品组合产品的使用人群界面将最大限度地提高产品被预期使用人群在预期使用环境中安全和有效使用的可能性。有两种类型的人为因素验证研究：人为因素模拟使用和人为因素实际使用的验证。对于大多数组合产品，FDA 预计人为因素模拟使用验证研究将足以评估使用人群界面的适当性。

1. 人为因素模拟使用验证研究

人为因素模拟使用验证研究的重点是确认最终成品组合产品的设计（即在迭代原型设计修改后）使用人群界面充分减轻或消除了已确定的与使用有关的风险。这些研究的模拟方法各不相同，可能包括使用人体模型、注射垫、安慰剂和其他旨在模拟患者、程序或使用环境的因素。

人为因素模拟使用验证研究的条件应足够真实，以便人为因素模拟使用验证的结果代表产品进入市场后实际使用的相关方面。在人为因素模拟使用验证研究中执行的任务应包括那些在与使用有关的风险分析中确定的可能与使用人群界面问题有关的关键任务。研究设计应规定识别任何未预料到的危险或未预料到的使用行为，这些都是以前未确认的。

2. 人为因素实际使用的验证研究

如上所述，FDA 预计，对于大多数组合产品，人为因素模拟使用验证研究将足以评估使用人群界面设计的适当性。然而，在少数情况下，很难模拟使用条件、产品的物理特性或使用环境。因此，可能需要进行人为因素实际使用验证研究以确认使用人群界面设计的充分性。

人为因素实际使用验证研究要么①在模拟使用环境中使用最终成品组合产品（包括药品，而不是安慰剂），要么②在真实（非模拟）的使用环境中使用最终成品组合产品。

（1）当药品可能影响使用者执行关键任务的能力时，可能需要对组合产品进行人为因素实际使用验证研究，包括模拟使用环境中的实际药品。例如，对于一种在吸入时引起咳嗽的药品，可能会导致不完整的剂量，如果不使用实际药品，就无法评估吸入器的设计，以尽量减少不完整吸入的风险。否则，这种使用药品 - 器械组合产品的评估将在模拟使用环境中进行。

（2）另一种是在真实使用环境中进行的人为因素实际使用验证研究。如根据危险分析和人为因素模拟使用验证的结果，可能适合在实际使用环境中评估与拟在危机 /紧急情况下使用的复杂组合产品或具有复杂操作程序的组合产品有关的使用风险。在这些情况下，使用人群的任务可能会受到噪音、快速变化的环境、分心等因素的影响。因此，是否需要进行人为因素实际使用验证研究，要根据具体情况来决定。FDA 建议组合产品的申请人与 FDA 讨论模拟技术的可用性，以及是否需要人为因素模拟使用验证和人为因素实际使用验证研究来评估使用人群界面[1]。

无论人为因素验证研究的类型如何，如果在人为因素验证研究中发现使用错误或问题［如失败、"险情"、使用困难和（或）新的发现］，应评估这些问题，以便① 确定根本原因，② 确定潜在的危害（包括这种错误或问题的临床意义和影响医疗的可能性），以及 ③ 确定是否有必要采取额外措施来消除或减轻危害。无论人为因素验证研究的类型如何，如果人为因素验证研究表明有必要采取额外措施来解决被认为具有临床意义的故障风险，那么人为因素验证研究将被认为是失败的。可能需要改变使用人群界面以消除或减轻危险，应进行新的人为因素验证研究以评估这些变化，目的是证明这些修改将风险降到可接受的水平，而不产生额外的危险。

此外，如果产品设计改变或使用人群群体改变，那么已完成的人为因素验证研究

---

1 术语 "HF 实际使用的验证研究" 与 "用户研究" 或 "实际使用研究" 等类似术语具有不同的含义。术语 "HF 实际使用的验证研究" 仅适用于对用户界面和相关关键任务的评估。相比之下，术语 "实际使用" 或 "用户研究"（没有 "HF" 限定词）通常指临床研究，例如评估长期在家使用的安全性和有效性的主要临床研究或开放标识安全性研究。这些研究有不同的目的或混合的目的，超出了本文件的范围。FDA 建议不要将这些不同或混合目的的研究称为 HF 研究。

可能（不）适用于设计改变。应完成与使用有关的风险分析，根据风险分析的结果，可能需要进行新的人为因素验证研究，以支持修改继续将风险降到最低，而不产生额外的危险。如果产品设计保持不变，但申请人寻求增加新的使用人群，那么在适用情况下，应进行新的使用相关风险分析和新的人为因素验证研究。关于人为因素验证研究与主要临床研究的关系，见标题 V。

E. 人为因素知识任务研究

当对组合产品的标识或标识中提供的信息的理解是安全和有效使用产品的关键任务时，评估使用人群对这些信息的理解的研究（知识任务研究）是合适的。知识任务研究可以作为人为因素形成性或人为因素验证过程的一部分而发生。然而，与其他类型的人为因素研究（通过观察使用人群与产品的互动来评估关键任务性能）相比，知识任务研究侧重于对使用人群界面中重要信息的理解和解释，这些信息将被用于做出与使用有关的决定。使用人群对标识的理解是通过询问测试参与者和评估信息是否被理解来评估的。

知识任务研究可以集中在标识的特定方面。例如，一项知识任务研究可以评价：

（1）当引入组合产品作为新程序的一部分，或与涉及许多不同 HCP 的复杂医疗 / 外科程序相关时，HCP 对其角色和责任的理解。

（2）使用人群从包括不同选项的冗长指令中选择适当任务的能力。

（3）使用人群对如何识别有缺陷或过期产品的理解。

（4）使用者对使用说明中提供的组合产品的相关安全信息的认识和理解。

（5）使用人群有能力识别使用说明中指出的、能引起医疗关注的临床症状；如呼吸急促、过敏反应、虚弱、疾病进展的迹象；

（6）使用者对标识中提供的图表的理解。

某些类型的知识任务研究也被用于非处方药产品的开发[1]。一般来说，这些是定量研究，评估结果是否有统计学意义。

IV. 过程考虑

A. 提交组合产品人为因素研究数据的考虑因素

对于以下两组组合产品，一般应提交人为因素数据：①在卫生保健环境之外或由非专业人员使用的产品（如家庭使用的产品、由患者或非专业护理人员自我管理的产

1　有关非处方药产品此类研究的更多信息，请参阅非处方药产品行业标识理解研究指南，可访问 http://www.fda.gov/downloads/drugs/guidancecomplianceregulatoryinformation/guidances/ucm143834.pdf。

品）和②有器械组成部分的组合产品，应提交人为因素数据。对于不属于这两类的组合产品，应完成组合产品的风险分析，并审查与使用有关的风险，以评估是否需要进行人为因素研究（见Ⅲ.B 节）。如果与使用有关的风险分析确定需要进行人为因素研究，则应进行人为因素验证研究并将结果提交审评。

B. 人为因素验证后设计变更的考虑因素

FDA 认识到，在人为因素验证研究完成后，组合产品的设计可能在上市前或上市后发生变化。如在上市前的开发过程中，临床试验的结果可能揭示出在人为因素形成性或人为因素验证研究中没有发现的设计缺陷。同样，在上市后的开发过程中，申请人可能计划对已上市的组合产品进行设计变更，如应对与使用有关的安全报告、投诉 / 问题，解决生产企业发起的上市后纠正和预防措施，或满足扩大适应症或使用人群的需求。

对产品的内部设计或其某些外部特征的一些修改可能不需要在人为因素研究中进行验证（如不影响使用人群界面的材料变化）。然而，在人为因素验证后进行的设计变更，如果与已确定的关键任务有关，或可能导致新的与使用有关的错误或可能导致伤害的危险，应该有新的人为因素验证研究评估。

当进行设计变更时，申请人应该对新设计进行最新的使用相关风险评估。FDA 鼓励申请人遵循本指南中概述的人为因素原则。从概念上讲，这种分析应考虑以下事项。

① 设计变更是否以任何方式改变了使用人群界面（如听觉、触觉、颜色识别、使用人群适应症等）？

② 设计的改变是否改变了现有的关键任务或增加了新的关键任务？

③ 设计的改变是否改变了预期的使用人群或他们的知识基础？

为便于与 FDA 讨论，申请人应提供关于需要哪些（如果有的话）额外的人为因素测试的建议。该建议应包括详细描述为什么要进行改变，具体改变的内容，对新设计进行与使用有关的风险分析，并在适当的时候提出评估新设计的潜在风险缓解措施和改变的影响的建议。

当对组合产品进行设计变更时，FDA 鼓励申请人迅速确定变更计划，并在申请人批准设计变更前与 FDA 讨论可能适用的人为因素和其他临床或非临床研究的类型[1]。

C. 审查组合产品研究性应用中的人为因素信息

组合产品的特定用途风险分析通常会告知该机构关于组合产品的人为因素信息是否应在研究性申请中提交的预期。风险分析本身应在组合产品的研究性申请中提交。如果

---

1 使用其他类型（即非 HF）研究（例如临床、药代动力学或非临床研究）来评估组合产品设计变更超出了本文件的范围。

申请人从风险分析中确定不需要人为因素研究，申请人应提供与使用有关的风险分析，并说明这一结论的理由。如果与使用有关的风险分析表明有必要进行人为因素研究，FDA 鼓励申请人在开始人为因素验证研究之前提交以下人为因素信息以获得反馈。

① 与使用有关的风险分析和任何更新的设计变化的风险分析。

② 人为因素形成性研究结果和分析的摘要。

③ 人为因素形成性研究后对产品使用人群界面所做的改变摘要，包括如何利用人为因素形成性研究的结果来更新使用人群界面和使用相关的风险分析。

④ 人为因素验证研究协议草案；

⑤ 将在人为因素验证研究中测试的打算上市的标识和标识（包括使用说明，如果有的话）。

当这些信息被提交给调查申请时，FDA 将审查这些信息，包括与使用有关的风险分析和人为因素验证研究协议草案，并拟提供评论或建议，以增加可接受的人为因素研究设计的可能性，充分测试潜在的使用失败。此外，在 FDA 审查包括产品标识（如使用说明）的人为因素验证研究协议草案期间，FDA 将提供关于使用人群界面标识和标识的初步意见，然而，最终标识是在审查整个上市申请后确定的，其中包括人为因素验证研究以外的信息。

D. 审查人为因素研究和市场应用中的某些标识

在适用的情况下，FDA 将审查上市申请中提交的人为因素验证研究结果，以评估数据是否证实了使用人群界面和拟议标识和标识的某些方面（如使用说明）的验证。FDA 提醒利用主文件获取人为因素数据的申请人，在某些情况下，主文件数据可能仅适用于一个构成部分，但不适用于整个组合产品（如器械与特定药品 / 生物制品）。申请人应确定主文件中是否有足够的信息，或者申请人是否应该对整个组合产品开展并提交额外的人为因素研究。

在 FDA 审查上市申请中的标识时 [1]，FDA 可能决定最终的使用人群界面标识应与人为因素验证标识不同。这可能发生，如基于主要临床试验的结果、其他安全数据或用药错误数据、新的术语考虑，以及标识内容和格式要求。标识评估还考虑了当前相同或类似产品的上市后经验，这可能表明修改使用说明对减轻风险是合适的。在对上市申请进行审查后，根据所产生的标识差异对关键任务执行的潜在影响，可能需要进行额外的人为因素验证研究，以确保这些变化将与使用有关的风险降到最低，而不产生额外的危险。

1　标识审查包括考虑可能由 HF 研究提供的标识声明（如用户偏好或易用性）以及数据是否支持这些声明。

V. 人为因素与组合产品的主要临床研究的关系

如本文件前几节所述，组合产品的人为因素研究是作为产品设计控制过程的一部分进行的。适当的人为因素开发计划将最大限度地提高组合产品使用人群界面在预期使用人群、用途和使用环境中安全和有效的可能性。然而，人为因素验证研究并不足以确定组合产品对拟议适应症的安全性和有效性。具体而言，来自主要临床研究的数据确定了组合产品对拟议适应症的安全性和有效性，完整的标识总结了安全和有效使用产品所需的基本科学信息[1]。

因此，理想的情况是在进行主要临床研究之前，应该对最终的组合产品进行人为因素验证研究，包括使用人群界面（如使用说明、培训材料和任何其他使用人群标识，如适用）。然后，经过人为因素验证的产品将准备好在主要临床研究中进一步评估，这些研究将在上市申请中提交。某些情况下，在主要临床研究的同时或在临床研究之后进行人为因素研究以解决产品的变更问题可能是合适的。

FDA 认识到，在某些情况下，支持组合产品的安全性和有效性的数据可能足够，而不需要将最终的组合产品纳入主要临床研究中。对于某些产品，在临床研究之前，人为因素研究的顺序可能对我们了解产品的安全性和有效性不那么关键，相对于主要临床研究，允许在人为因素验证研究的时间上具有更大的灵活性。在其他情况下，申办方可能会遇到需要在开发项目过程中改变组合产品设计的情况，甚至在临床研究完成之后。支持这种变更的数据类型和程度取决于变更的性质、研发阶段和其他背景因素，FDA 将考虑在任何这种情况下为支持组合产品的可批准性而提供的全部数据。然而，对于某些组合产品，FDA 可能期望或鼓励在主要临床研究中使用最终的成品组合产品。在这种情况下，FDA 建议在主要临床研究之前对最终的组合产品进行人为因素验证研究。

而且，在任何情况下，都鼓励申请人与 FDA 讨论组合产品的开发计划，并将这种讨论作为开发会议的一个组成部分，包括 pre-IND 会议、IDE 和 EOP2 会议。

VI. 如何获取更多信息

FDA 鼓励申请人要求与 FDA 就其 HF 计划和 HF 研究类型进行早期沟通。此外，如果申请人预计在产品上市前的产品开发过程中会发生设计变更，FDA 强烈鼓励在早期规划阶段召开会议。讨论主题可能包括如何向开发计划添加新配置和（或）如何桥接现有数据。此类讨论应明确申请人的研发计划，并提供 FDA 对 HF 研究和研发计划

---

1 见 21CFR 201.56（a）（1）。

的建议和期望的透明度。在适当的情况下，申请人可以要求召开重点会议进行更详细的讨论。对于组合产品，申请人应按照牵头中心的流程和程序向牵头中心提交会议请求。会议请求应表明讨论是针对组合产品，并酌情要求所有相关中心和组合产品办公室参与。下面列出的最后两个指导文件中提供了有关请求会议的更多信息。

以下的 FDA 文件可能有用：

（1）应用人为因素和可用性工程优化医疗器械设计行业和 FDA 工作人员指南；http：//www.fda.gov/MedicalDevices/DeviceRegulationandGuidance/Guidance Document s/ucm259748.htm

（2）产品设计的安全考虑，以尽量减少用药错误行业指南草案；http：//www.fda.gov/downloads/Drugs/GuidanceComplianceRegulatoryInformation/Guid ances/UCM331810.pdf

（3）容器标识和纸箱标识设计的安全考虑，以尽量减少用药错误行业指南草案；http：//www.fda.gov/downloads/drugs/guidancecomplianceregulatoryinformation/guidanc es/ucm349009.pdf

（4）非处方药产品的标识理解力研究行业指南；http：//www.fda.gov/downloads/drugs/guidancecomplianceregulatoryinformation/guidanc es/ucm143834.pdf

（5）拟议的风险评估和减低策略（REMS）、REMS 评估和提议的 REMS 修改的格式和内容行业指南草案；http：//www.fda.gov/downloads/drugs/guidancecomplianceregulatoryinformation/guidanc es/ucm184128.pdf

（6）FDA 与申办者或申请人之间的正式会议行业指南；http：//www.fda.gov/downloads/drugs/guidancecomplianceregulatoryinformation/guidanc es/ucm153222.pdf

（7）对医疗器械提交的反馈请求：提交前计划和与食品和药物管理局工作人员的会议行业和 FDA 工作人员指南；http：//www.fda.gov/downloads/medicaldevices/deviceregulationandguidance/guidancedo cuments/ucm311176.pdf

附件：使用人群任务失败实例

除了这些表格中的例子外，可能还有一些知识任务需要使用人群理解那些通常或不容易通过观察模拟使用来评估的信息。知识任务来源于产品标识（包括使用人群手册、用药指南、器械本身的标识）和培训包。

如果组合产品要求使用人群执行表格中未包含的任务，如果执行不当可能会导致伤害，那么这些任务应包括在人为因素验证研究中。此外，根据产品设计，只有某些任务可能适用于特定的组合产品。关键任务可能会根据适应症、使用环境、具有独特或新风险的使用人群以及组合产品的其他特点和特征而改变。因此，在确定人为因素验证研究中评估的任务之前，应进行与使用有关的风险分析。一旦确定，这些任务应被用于构建人为因素验证研究（表 1）。

表 1　组合产品的关键任务实例

使用者任务	可能的任务失败和使用错误	故障 / 使用错误可能造成的危险 / 伤害
了解如何管理产品	• 使用时技术不当 • 不能完全吸入	• 过度用药 • 剂量不足 • 漏服 • 意外暴露到他人
了解如何计量产品	• 误解剂量说明 • 不了解剂量说明	• 过度用药 • 剂量不足 • 漏服
打开包装	• 对器械损坏 • 丢失零部件 • 不能打开包装	• 推迟治疗 • 漏服 • 错误剂量 • 使用者受伤
组装产品	• 组装不正确 • 无法组装	• 被器械部件噎住 • 推迟治疗 • 漏服或剂量错误
在投药前评估器械和药品	• 使用过期或掺假药品 • 使用没有功能的器械进行剂量递送 • 使用损坏的产品	• 疗效降低 • 推迟治疗 • 漏服或剂量错误
设置剂量	• 没有准备好递送的剂量 • 剂量设置错误	• 剂量不足或剂量太大 • 漏服 • 被胶囊噎住（如果存在的话）
用器械控制给药剂量	• 吸入技术不当 • 口腔对口罩的密封性不当	• 剂量不足或过大 • 漏服或剂量错误 • 咳嗽
等待一个特定的多次服药间隔时间	• 不要在剂量间等待过久	• 剂量不足 • 缺乏疗效
拆卸、维护、储存并清洁可重复使用的器械组件	• 没有进行清洁维护 • 在错误的温度或不正确的条件下储存	• 推迟治疗 • 疗效降低 • 感染 • 剂量不足或过大
按规定处理器械	• 未能妥善处理	• 在非使用者前暴露 • 药品转移

附件 4

欧盟人用药品标识说明书可读性指南法律框架

2009 年 1 月 12 日，由欧盟委员会企业工业总局编写。

根据法律要求，投放在市场上的所有药品都必须附有标识和说明书。说明书提供易于理解的信息，使得药品能够安全、适当地使用。

根据 2001 年 11 月 6 日欧洲议会和理事会指令 2001/83/EC 的第 54 条、第 55 条和第 59 条中关于人用医药产品的条款 [1]（以下简称为"指令 2001/83/EC"），药品必须在包装外和（或）上附上信息（标识）和说明书。

指令 2001/83/EC 第 58 条允许在所有必要的信息都可以直接在包装上说明的情况下省略说明书。

指令 2001/83/EC 第 56 条要求标识中包含的详细信息应简单易懂、清晰并不褪色。

指令 2001/83/EC 第 56a 条要求药品名称［如第 54（a）条所述］在包装上用盲文标示，并且上市许可持有人应确保说明书根据患者组织的要求及适合盲人和弱视者的格式制作。

指令 2001/83/EC 第 59（3）条要求说明书的设计应反映与目标患者群体的协商结果，以确保说明书清晰易读并易于使用。

根据指令 2001/83/EC 第 61（1）条和第 8（3）(j) 条规定，在申请上市许可时应当向主管机构报送药品内外包装的一个或多个模型以及说明书的草案。其次，还应提供与目标患者群体合作获取的评估结果。

指令 2001/83/EC 第 63（1）条要求标识和说明书以产品上市的一种或多种官方语言编写，也可以将同样的信息以其他额外语言提供。

指令 2001/83/EC 第 63（2）条要求说明书的编写和设计必须清晰易懂，使用户能够在必要时在卫生专业人员的帮助下采取适当的行动。说明书必须清晰地以药品上市的一种或多种官方语言编写。

1　1 OJ L 311, 28.11.2001, p. 67.

本指南的目的

本指南针对如何确保标识和说明书上的信息易于理解提供指导，以便药物被安全适当地使用。

本指南旨在帮助申请人和上市许可持有人起草标识和说明书以及准备销售演示文稿的模型或样本[1]。

本指南就标识和说明书的内容（根据指令的 V 章节的要求）以及设计概念提供建议，以提高信息的质量。它也包括与目标患者进行的有关于说明书的群体协商方面的指导。

本指南还包括有关如何满足盲文要求的指导以及如何以适合盲人和弱视患者的格式编写说明书。

最后，该指南包括一个测试说明书方法的示例。

本指南是根据指令 2001/83/EC 第 65（c）条发布的。该条规定包含有关标识和说明书细节易读性的指南。

本指南旨在适用于所有上市许可程序和所有医药产品，包括那些无需处方即可获得的产品。

---

1 模型是平面艺术品设计的全彩副本，其呈现方式是在必要时进行切割和折叠后，提供外部和内包装的复制品，以便标识文本的三维呈现。这种模型通常被称为纸质副本，不一定在销售演示文稿的材料中。样本是实际打印出来的外包装和内包装材料和说明书（即销售介绍）的样本。

第一章 说明书和标识的可读性

A 部分 说明书建议

一般注意事项

说明书预期供患者 / 用户使用。如果说明书设计良好且措辞清晰，将最大限度地增加能够运用信息的人数，包括大龄儿童和青少年、识字技能较差者和有一定程度视力障碍者。此指南鼓励企业在设计说明书的印刷风格时向信息设计专家寻求建议，以确保该设计有助于浏览和获取信息。

以下指南列出了与药品说明书编写相关的各个方面的建议。其目的是帮助申请人或者上市许可持有人完全遵守法律要求，并基于已证明使用这些技术可优化药品说明书可用性的经验。

其他要求可能适用于特定成员国。申请人应当检查《申请人须知》第 2A 卷第 7 章中这些要求的详细信息。

1. 字号和字体

选择易于阅读的字体。不应当使用难以阅读的风格化字体。重要的是要选择一种字体，其中类似的字母 / 数字，如"i""1"和"1"可以很容易地相互区分。

字号应当尽可能大，方便读者阅读。应当以未缩窄、行间距至少为 3mm 的 9 号"Times New Roman"作为最小值。但是，对于截至 2011 年 2 月 1 日的上市许可申请，应当以未缩窄、行间距至少为 3mm 的 8 号"Times New Roman"字体作为可接受的绝对最小值。

应当考虑使用不同的文本大小，以突出关键信息并更便于文本浏览（如标题）。

当药品专用于与视力障碍相关的适应症时，应当考虑使用较大字号（另见第 2 章第 6 节）。

不应当广泛使用大写字母。因为大脑通过字形识别书面文件中的单词，因此对于大段文本应当选择小写字母文本。大写字母应用于强调重要信息。

不要使用斜体和下划线，因为这些会使读者更难识别字形。在使用拉丁语术语时，可以考虑使用斜体。

2. 信息的设计和布局

原则上不应当使用"对齐"文本（即与左右边距对齐的文本）。

行间距应当保持清晰。行间距是影响文本清晰度的重要因素。一般来说，在实际情况下，一行和下一行之间的间距应当至少是同一行单词之间空间的1.5倍。

文本和背景之间的对比很重要。应当考虑诸如纸张重量、纸张颜色、字号和字体粗细、字体颜色和纸张本身等因素。如果文本和背景之间的对比度太小，则将对信息的可理解性产生不利影响。因此，原则上不应当将背景图像置于文本后面，因为它们可能干扰信息的清晰度，使阅读更加困难。

对文本内容进行分栏可帮助读者浏览信息。各栏之间的间距应当足够宽，以充分分隔文本。如果纸张大小有限，可以使用垂直线分隔文本。相关信息应当保持在一起，以便文本可以轻松地从一列排列到下一列。应当考虑使用可能对患者有帮助的排列布局。在拟定多语言说明书时，应当明确区分使用的不同语言；应当汇总每种语言提供的所有信息。

3. 标题

标题很重要，好的标题可以帮助患者浏览文本。因此，运用粗体字体或不同颜色的标题，可能有助于突出信息。标题上方和下方的间距在整个说明书中的应用应当保持一致。相同级别的标题出现应当一致（编号、符号、颜色、排版、字体和字号），以帮助读者阅读。

应当在仔细考虑后使用多个级别的标题，因为超过两个级别的标题可能使读者难以在说明书上找到所需信息。但是，在需要传达复杂信息的情况下，可能需要多个级别的标题。

使用线条分隔文本中的不同部分也可以有效地帮助读者浏览。

指令2001/83/EC第59（1）条涵盖的所有主要章节标题都应当被纳入说明书中。子标题和相关文本只有与特定药品相关时才应当被纳入说明书中。例如，如果没有辅料已知作用的相关信息，说明书中可以省略本章节。

4. 印刷颜色

可读性不仅取决于印刷尺寸。字符可以用一种或几种颜色打印，使其与背景明显区分。不同的字号或颜色是使标题或其他重要信息清晰可识别的一种方式。

使用的颜色之间的关系与颜色本身同样重要。一般情况下，应当在浅色背景上打印深色文本。但是，有时可能会考虑使用反向类型（深色背景下的浅色文本）来突出显示特定警告。在这种情况下，需要仔细考虑印刷的质量，可能需要使用更大的字号或粗体文本。文本和背景不得使用类似的颜色，因为这会导致易读性降低。

5. 句法

有些人的阅读能力可能较差，而有些人的健康信息认知能力可能较差。所以，应当使用较少音节的简单单词。

不应当使用长句。最好使用多个句子而不是一句长的句子，特别是涵盖新信息的句子。

长段落会使读者感到困惑，特别是在列举副作用的情况下，使用表格突出重点更为合适。在可能的情况下，建议一个表格中不超过 6 个要点。

在列举副作用时，顺序尤为重要，以便患者 / 用户可以最大限度地使用信息。一般而言，建议从最高频率开始，按发生频率列出副作用，以助于患者 / 用户理解风险水平。应当以患者 / 用户能够理解的方式解释频率术语，例如"非常常见"（超过 1/10 的患者）。但是，如果存在需要患者 / 用户采取紧急措施的严重副作用，则应当更加突出显示，并出现在章节的开头。不建议按器官 / 系统 / 类别列举副作用，因为患者 / 用户通常不熟悉这些分类。

6. 文风

在写作时，应当使用主动的语态，而不是被动的。如"服用 2 片"而不是"2 片应当被服用"；"您必须……"比"有必要……"更合适。

在告知患者应当采取的措施时，应当提供原因。首先应当给出说明，然后是原因，如"如果您患有哮喘，请注意 X 可能会导致哮喘发作"。

只要上下文明确了所指内容，应当使用"您的药品""本药品等"，而不是重复产品名称。

除非适当，否则通常不应当使用缩略语和首字母缩写。当首次在正文中使用时，应当将含义全部拼写出来。同样，科学符号（例如 > 或 <）也不是很容易理解，也不应当使用。

医学术语应当翻译成患者能够理解的语言。首先使用通俗易懂的描述，然后提供详细的医学术语，以确保翻译解释的一致性。之后可在整个说明书中使用最合适的术语（通俗或医学），以形成可读文本，视具体情况而定。确保使用的语言能够提醒读者阅读所有与他 / 她相关的信息，并提供识别可能的副作用和需要采取的任何措施所需要的所有信息。

7. 纸张

选择的纸张重量应当使得纸张足够厚，避免透明度过高使得阅读变得困难，特别是在文本较小的情况下。光面纸产生的反射光使信息难以阅读，因此应当考虑使用非涂布纸。

确保说明书折叠时，折痕不会影响信息的可读性。

8. 符号和象形图的使用

指令 2001/83/EC 第 62 条中的法律规定允许使用图像、象形图和其他图形来帮助读者理解信息，但此规定不包括宣传性质的任何要素。如果符号的含义是明确的，图形的大小使其易于辨认，该符号和象形图就是有用的。它们仅用于帮助浏览、澄清或突出显示文本的某些方面，而不应当取代实际文本。可能需要证据来证实图像的含义被普遍理解，不会产生误导或混淆。如果对特定象形图的含义有任何疑问，将被视为不适当。当符号被转移或用于说明书的其他语言版本时，需要特别小心，可能需要对这些符号进行进一步的测试。

9. 其他信息

（1）产品范围　原则上，应当根据每种规格和剂型的药品单独提供说明书。然而，根据具体情况，国家主管部门或欧盟委员会可能同意允许不同规格和（或）不同剂型（如片剂和胶囊剂）的药品使用同样的说明书，如需要使用不同规格的药品才能达到推荐剂量时，或剂量因临床反应而异时[1]。

如果治疗需要，可以简单参考相同药品的其他规格和剂型。如针对儿童口服溶液的有效性，可参考不同规格的相同药物或成人使用的片剂的说明书。

（2）对于由医疗保健专业人员给药的产品，供医疗保健专业人员使用的产品特性概要信息（如使用说明）可以包含在给患者的说明书结尾处，如可撕下的部分，并在将说明书提供给患者前撕下，或者，可在包装中提供完整的产品特性概要以及说明书。

对于在医院给药的产品，可根据要求提供额外的说明书（包装中提供的说明书除外），以确保接受药品的每例患者均可获得该信息。

10. 说明书模板

EMEA 网站上提供的所有 EEA 语言的模板反映了根据指令 2001/83/EC 必须出现在药品标识和说明书上的详细信息。它们将有助于确保信息符合指令的预期，并确保不同药品和各成员国提供的信息的一致性。

出于向国家主管部门 /EMEA 提交监管申请的目的，产品信息的文本将使用电子产品信息模板的格式和布局呈现（参见 EMEA 网站上的 "QRD 惯例"）。

当使用这些模板时，应当参考相关的欧盟指南、QRD 指南和 "带注释的 QRD 模

1　关于通过集中审批程序获得许可的不同规格药品的组合说明书，申请人可能希望查阅 EMEA 提供的指南，网址为 http://www.emea.europa.eu/htms/human/qrd/qrdplt/2509002.pdf.

板", 这些指南和模板提供了每个部分的详细指导, 参见 EMEA 网站和机构负责人网站。

使用提供的模板后, 上市许可申请人/持有人仍需将生成的文本格式化为说明书的相关全彩色模型或样本。此外, 申请人还应当记住, 使用模板并不保证符合指令第 59 (3) 条的规定, 仍需就说明书的全彩色模型或样本与目标患者人群进行咨询。

B 部分　标识建议

一般注意事项

标识涵盖外包装和内包装。虽然内包装可能包含较少的细节, 但与外包装相关的许多原则将同样适用于泡罩包装或其他小包装单位的标识。

标识确保安全使用药品所需的关键信息清晰易读, 并且有助于药品使用者掌握这些信息, 从而将混淆和错误降至最低。

在提交给主管部门之前, 参与标识设计的人员应当考虑以下部分。与说明书 (A 部分) 相关的建议可能适用于标识, 在设计和列出标识上所需的信息时应当牢记。所有药品标识上出现的细节详情应当至少以 7 号 (或小写字母 "x" 高度至少为 1.4 mm) 的字符打印, 行间距至少为 3mm。

需要特别注意的是, 小包装上提供的信息需要仔细考虑, 以便用尽可能大的字号显示文本, 以降低用药错误的可能性。

根据指令 2001/83/EC 第 57 条, 在价格、报销条件、供应和识别的法律地位以及真实性方面, 附加标识要求可能仅适用于特定成员国。申请人应当检查《申请人须知》第 2A 卷第 7 章中这些要求的详细信息。

标识必须包含指令 2001/83/EC 第 54 条要求的所有要素或同一指令第 55 条规定适用的较少要素。在指令 2001/83/EC 第 54 条中列出的信息条目中, 某一些对药品的安全使用至关重要。这些信息包括:

（1）药品名称;

（2）规格和总含量（如相关）;

（3）给药途径。

在可能的情况下, 应当在标识上使用足够大的字号将这些信息放在一起。应当考虑将这些信息置于同一视野中, 以便帮助用户。

1. 药品名称

指令 2001/83/EC 第 54 (a) 条规定了与药品名称相关的要求。外包装和内包装上应当标明药品的全称及其规格、剂型，必要时还应当标明药品是否用于婴儿、儿童或成人，以便准确识别药品。

如果药品含有多达三种活性成分，则应当在外包装和内包装上的药品全称后注明这些活性成分的 INN/ 通用名，除非 INN/ 通用名是药品名称的一部分。出于安全原因，应当适当突出 INN。如 EDQM "标准术语" 列表中所述，如果间距超出限度，则可在小型的内包装上使用剂型的缩写术语。

有关盲文的要求，请参见第 2 章。

2. 规格和总含量

在某些情况下，包装可能需要包含每单位体积的量和总体积的总量信息。出于安全原因，注射产品和其他溶液或混悬液药品的药物浓度特别重要。

相同药品的不同规格应当以相同的方式表示：例如 250 mg、50mg、750mg、1000mg 而非 1g。不应当出现尾随零（2.5mg 而非 2.50mg）。应当避免在可去除小数点（或逗号）的位置使用小数点（或逗号）（即 250 mg 是可接受的，而 0.25g 不是可接受的）。出于安全原因，必须完整拼写微克，而不是缩写。但是，在某些情况下，如果使用较小的字号也无法涵盖所有需要的信息，而且使用缩写形式合理且没有安全问题的情况下，可以使用缩写形式。

3. 给药途径

给药途径应当根据标准术语包含在产品特性概要（SmPC）中。不应当使用否定陈述：如 "不适用于静脉给药"。原则上，仅标准缩略语（i.v.、i.m.、s.c.）可以接受。此外，可用于 SPC 和标识的其他非标准缩略语列表在 EMEA 网站上发布过。其他非标准的给药途径应当全部列出。有些不常见的给药途径可能需要在药品说明书中进行解释。当药品可用于自我药疗时，这一点尤为重要。

4. 设计和布局

申请人和上市许可持有人应当充分利用可用空间，以确保在外包装和内包装的主要空间中明确提及重要信息，并以足够大的字号呈现。在空间允许的情况下，可在外包装和内包装上提供公司徽标和象形图（如果按照第 62 条规定可接受），但前提是这些徽标和象形图不得干扰强制性信息的易读性。

其他因素在使信息清晰易读方面也可能很重要，但使用较大字号是适当的。应当考虑行距和空格的使用，以提高所提供信息的易读性。对于一些小包装，可能无法在同一视野中显示所有关键信息。鼓励在包装设计中使用任何有助于识别和选择药品的创新技术。

应当确保文本和背景的颜色之间有足够高的对比度，从而提高信息的易读性。应当避免使用高度光滑、金属或反光的包装，因为这会影响信息的易读性。不建议在产品名称中使用不同颜色，因为它们可能对正确识别产品名称产生负面影响。强烈建议使用不同颜色来区分不同规格的药品。

通过在包装上适当地用颜色可以减少包装相似性，从而避免用药错误。包装上使用的颜色数量需要仔细考虑，因为太多的颜色可能会混淆。当外包装上使用颜色时，建议将其用于内包装上，以帮助识别药品。

如果使用多语言外包装和（或）内包装，在空间允许的情况下，不同语言之间应当有明确划分。

所有外包装必须包括用于标示处方剂量的空间和（或）成员国要求的"蓝框"[1]信息（见"6. 其他信息"）

5. 标识模板

EMEA 网站上以所有 EEA 语言提供的模板反映了根据指令 2001/83/EC 必须出现在药品标识和说明书上的详细信息。它们将有助于确保信息符合指令的预期，并确保信息的一致性。

出于向国家主管部门 /EMEA 提交监管申请的目的，产品信息的文本将使用电子产品信息模板以强制性格式和布局呈现（参见 EMEA 网站上的"QRD 惯例"）。

当使用这些模板时，应当参考相关的欧盟指南、QRD 指南和"带注释的 QRD 模板"，这些指南和模板提供了每个部分的详细指导，参见 EMEA 网站和机构负责人网站。

使用提供的模板后，上市许可持有人仍需将生成的文本格式化为相关的全彩色模型和包装样本。

6. 其他信息

根据指令 2001/83/EC 第 57 条的规定，成员国可要求在包装上提供关于产品识别和真实性、合法供应类别和价格的额外信息。在这种情况下，将适用国家规则，相互承认和下放程序中"蓝框"要求的详细信息，见《申请人须知》第 2A 卷第 7 章。集中程序中"蓝框"要求见《申请人须知》第 2C 卷，"欧共体授权的人用药品包装信息指南"。

7. 泡罩包装规格

对于泡罩包装规格，重要的是在取出末次剂量之前使用者都可获得药品信息。通

---

[1]　对于集中许可产品，"蓝框"是标识中包含的方框区域，带有蓝色边框，旨在包含各成员国的特定信息。

常情况下，不可能将所有信息印在每个泡罩袋上，因此，当拟定随机显示信息时，药品信息应当频繁出现在整个包装中。在所有情况下，将批号和失效日期印在泡罩条状包装的末端是可接受的。如果技术上可行，应当考虑将该信息印在每个泡罩条状包装的两端。当拟定单位剂量泡罩包装规格时，泡罩包装所需的所有信息必须出现在每个单位剂量规格上。

此外，应当使用足够大的字体印刷泡罩箔，以最大化信息的易读性。

应当仔细选择文本颜色和字体样式，因为材料性质已经损害了箔片上文本的易读性。在可能的情况下，应当考虑使用不反光材料或彩色箔片，以提高信息的可读性和药品的正确识别。

8. 小容器

如果指令 2001/83/EC 第 54 条规定的标识内容不能全部印在小容器的标识上，则至少应当印出指令第 55（3）条规定的内容。在空间允许的情况下，可酌情加入第 54 条要求的其他信息。小容器标准通常适用于公称容量为 10ml 或以下的容器。但是，可能需要考虑其他因素，例如必须包括的信息量和确保信息易读性所需的字体大小。

在空间非常宝贵的地方（如使用全包边式或六角形手风琴式标识），鼓励采用创新的包装设计。对于安瓿等容器，建议使用纸质标识，以提高信息易读性。

第二章　针对失明和视力障碍患者的具体建议

根据指令 2004/27/EC 修订指令 2001/83/EC 标识和说明书要求时，引入第 56a 条，要求加入针对提供给失明和视力障碍人士的说明书的格式要求。该指南具体化了该条款的要求。

1. 法律文本

根据指令 2004/27/EC 修订的指令 2001/83/EC 第 56（a）条：

"第 54 条（a）项提及的药品名称也必须在包装上以盲文格式表示。上市许可持有人应当根据患者组织的要求，以适合失明和视力障碍患者的格式提供说明书。"

根据指令 2004/27/EC 修订的指令 2001/83/EC 第 54（a）条：

"药品名称，之后是其规格和剂型，以及如适用，是否用于婴儿、儿童或成人；如果产品含有多达三种活性物质，则应当包括国际非专利名称（INN），如果不存在，则为通用名称。"

2. 实施

第 56a 条的规定将在实施期（2005 年 10 月 30 日）结束后适用于在该日期之后批准的所有药品。不适用于 2005 年 10 月 30 日之前获得许可的产品。

然而，公司应尽快将该条规定应当用于所有药品。关于具体的实施要求，可参考集中许可产品的相关国家立法和 EMEA 指南。

3. 盲文

盲文是国际上广泛使用的失明和视力障碍人士的阅读和写作系统。该系统由居住在法国失明人士 Louis Braille（1809—1852）于 1825 年创立。盲文不是一种语言，而只是读写一种语言的另一种方式。

盲文由组成字母、数字和标点符号的点组成。基本盲文符号称为盲文单元格。

由于不同国家盲文存在差异的原因，需要对盲文字母的字体（盲文单元格的大小）进行标准化。强烈建议使用 Marburg Medium 字体。

应当使用非收缩的盲文系统。在这个系统中，每个盲文字符（盲文单元格）组成字母、标点符号、数字等。除小体积包装（体积不超过 10ml）外，不得使用带有字母组合的收缩盲文系统，参见"4. 范围"部分。

4. 范围

"第 54a 条所述药品名称"应当可使盲人进行明确识别。根据修订版指令 2001/83/EC 第 1（20）条中的定义，"名称可以是不易与通用名混淆的商品名称，也可以是带有商标或上市许可持有人名称的通用或科学名称"，药品的（商品）名称及其规格应当在产品包装上用盲文标注。

对于仅以单一规格获得许可的药品，包装上可以只印商品名称的盲文。

公司可以自愿在更大的体积包装上用盲文表达更多信息（剂型，以及在适当的情况下，是否预期用于婴儿、儿童或成人等）。此外，最好用盲文表示失效日期，尽管这可能并不总是可行的。

对于草药药品，盲文要求仅限于药品的商品名称。如果名称包括活性物质，补充信息可能仅限于植物名称（在多个部分可用的情况下可加上植物部分），以及在有多个规格情况下的制剂类型和规格。

在空间容量有限的小体积包装（不超过 10ml）的情况下，可以考虑提供盲文信息的替代方法。如使用收缩盲文系统或某些定义的缩写或添加补充"贴标"标识。应当特别考虑可能用于高度视力受损目标人群的药品，如某些滴眼液制剂。

如果是多语言包装，必须用所有相关语言打印盲文名称。鼓励公司对同一药品使用相同的商品名称。

仅由医疗保健专业人员给药的产品包装上无需以盲文形式标注名称，如疫苗无需以盲文形式标注名称。

5. 包装

盲文名称不一定要印在直接包装上，如泡罩、安瓿和瓶子，只必须出现在外包装 / 二级包装上，通常是纸盒。如果没有外包装，如大体积瓶（500ml、1000ml 等），则可以在生产工艺期间在瓶周围固定黏性盲文标识。

在自愿的基础上，公司可以在所有包装组件上使用盲文名称。

由于存在贴错盲文标识和混淆的风险，不建议在药品的销售点 / 分发点贴上黏性盲文标识。

关于外包装上的盲文位置，无需将盲文点放在包装的空处，但下面的印刷文本必须易于辨认。

如果药品的（外部）包装上有盲文，平行进口商 / 平行分销商应当确保在目的国的语言中提供相同的盲文文本，并且原始盲文文本不会引起混淆。

6. 用于失明和视力障碍人士的包装信息说明书

应当根据患者组织的要求，为视力障碍人士提供适当的说明书，同时考虑确定可读性的所有方面（例如，字号：无衬线字体，16~20 号；对比度：白纸黑体字、字间距、文本对齐、行间距、布局，纸质）。对于盲人，必须以适当的格式提供文本，建议以听力可感知的格式提供文本（CD-ROM、盒式磁带等）。在某些情况下，适当的格式可能是盲文说明书。

应当由上市许可持有人与盲人和视力障碍人士组织的代表协商，选择适当的格式。上市许可持有人有责任根据患者组织的要求，以适当的格式提供说明书，并确保提供的版本及时更新。

用于盲人和视力障碍人士的说明书的这些要求也完全适用于进口商 / 分销商。

第三章　说明书的患者咨询信息

1. 引言

指令 2004/27/EC 修订指令 2001/83/EC 时引入第 59（3）和 61（1）条，新增了对说明书的新要求。经修订的第 59（3）条要求与目标患者人群进行咨询（"用户咨询"），以证明药品说明书对患者的可读性和实用性。

第 59（3）条规定："说明书应当反映与目标患者群体的咨询结果，确保清晰易读。"

第 61（1）条规定："与目标患者群体合作开展的评估结果也应当提供给主管部门。"

第 63（2）条规定："说明书的编写和设计必须清晰易懂，使用户能够在必要时在医疗保健专业人员的帮助下采取适当的行动。"

此外，指令 2001/83/EC 第 28（2）和（3）条要求，通过互认和非集中程序获得许可的产品将在成员国之间形成统一的说明书。

2. 范围

对于 2005 年 10 月 30 日之后授予的所有上市许可，修订后的指令 2001/83/EC 中规定的所有要求均适用。因此，必须对欧共体或国家上市许可中包含的所有说明书进行相应检查，并且必须将患者咨询信息纳入申报资料中。

对于现有上市许可的变更，在对说明书进行重大变更的情况下，也需要进行用户咨询，这涵盖了指令 2001/83/EC 第 61（3）条列举的变更或程序。

3. 患者咨询表

指令 2001/83 第 59（3）和 61（1）条要求说明书反映与目标患者人群的咨询结果，以确保其易读、清晰且易于使用，并将与目标患者人群合作进行的这些评估结果提供给主管部门。未定义要使用的详细方式。因此，这些规定允许用户测试以及其他形式的咨询。

3.1 用户测试

遵守第 59（3）条的方式之一是进行说明书的"用户测试"。

用户测试是指通过一组选定的测试对象测试样本的可读性。它是一种灵活的开发工具，旨在确定所提供的信息是否向阅读信息的人传达了正确的信息。测试本身并不能提高信息的质量，但是会指出哪里是需要纠正的有问题区域。用户测试应当作为申报资料模块 1 的一部分。

应当注意的是，用户测试是根据说明书进行的，因为它实际上是随产品一起提供的。这将需要使用与上市包装中的说明书相同颜色、样式和纸张的说明书完整模型。特别是，对于多语言说明书，供用户测试的语言版本的颜色、样式（包括字号）和纸张应当与上市包装中提供的说明书相同。

3.2 其他方法

如果可以确保信息易读、清晰和易用，以便患者可以在说明书中找到重要信息、理解重要信息并使用户能够采取适当措施，则可以接受用户测试以外的其他方法。这种替代方法必须由申请人 / 上市许可持有人证明，并将根据具体情况进行考虑。

4. 患者咨询说明

一般而言，在根据集中、互认、分散或国家程序授予或改变任何上市许可之前，进行用户测试或其他方式的咨询至关重要。

成员国和欧洲药品管理局同意对说明书的文件使用统一质量审查（Quality Review of Documents，QRD）模板，以确保法定信息符合指令 2001/83/EC 的预期。符合 QRD 模板并不免除进行用户测试或其他形式用户咨询的义务。

（1）药品的初次咨询　在下列情况下，始终需要用户咨询：

① 含新活性物质药品的首次许可；

② 法律地位发生变更的药品；

③ 具有新剂型的药品；

④ 具有特殊关键安全性问题的药品。

（2）参考根据指令 2001/83/EC 第 59（3）条和第 61（1）条已经批准的说明书，适当时，可引用类似说明书的测试证据。根据申请人 / 上市许可持有人提供的合理依据，被认为可接受的示例包括：

① 相同给药途径的扩展，例如静脉内 / 肌内或口咽 / 喉咽；

② 发现相同的安全性问题；

③ 同类药品。

申请人 / 上市许可持有人可以参考符合新法规要求的药品说明书的代表性样品。应当仔细选择说明书的类型，以代表下一个或多个考虑因素：

① 最近批准的相应药品的说明书；

② 反映风险沟通的复杂问题，可能需要谨慎处理；

③ 需要详细解释的医学术语。

但是，某些说明书可能需要进一步的用户咨询，以确保患者将从提供的信息中获益。例如，用户咨询集中于说明书的一个特定方面，可能需要特别关注患者，如副作用风险的表达或如何给药的复杂说明。

在 CMD（h）框架内，成员国在 CMD（h）/QRD 文件"与目标患者人群的咨询 – 满足第 59（3）条的要求而无需进行全面测试 – 建议概述"中发布了附加指南。

5. 多种语言版本的测试

所有 EEA 语言的说明书都应当清晰易读。原则上，用一种 EEA 语言进行患者咨询通常是足够的。对于集中审批、分散审批和相互认可程序，此类协商的结果应当以英文呈现，对于国家程序，此类协商的结果应当以国家语言呈现，以允许负责授予上市许可的主管部门进行测试评估。

在集中、非集中和相互认可程序中，在科学评估期间仅同意说明书的英文版本。

一旦对初始说明书进行了适当的测试和修改，申请人／上市许可持有人应当对翻译质量进行全面审查。

在初始说明书的起草过程中，应当尽一切努力确保说明书能够以清晰易懂的方式从初始语言翻译成各种国家语言。将用户咨询的结果正确翻译成其他语言也非常重要。对初始语言的严格直译可能使说明书包含非自然短语，导致患者对说明书难以理解。因此，同一说明书的不同语言版本应当是"忠实"翻译，允许区域翻译灵活性，同时保持相同的核心含义。

获得上市许可后，将由上市许可持有人与成员国／欧洲药品管理局协商，负责进行准确翻译。

如果就旧 QRD 模板中的说明书进行了用户咨询，则根据新 QRD 模板更新时无需重新测试。

6. 结果陈述

应当总结结果陈述[1]，解释使用的咨询方式以及由此产生的说明书如何适应任何变更的需求。总结应当放在申报的模块 1.3.4 中，并应当具有以下结构：

① 产品描述；

② 咨询或测试详情，如所用方法、咨询人群的选择说明、测试语言；

③ 问卷（包括说明和观察表情）；

④ 初始和修订后的说明书；

⑤ 结果总结和讨论（受试者的回答、发现的问题和相关说明书章节的修订）；

⑥ 结论。

所有其他详细信息应当根据需要提供。

7. 由主管部门批准

在批准说明书时，主管部门将寻找可能依赖说明书的人员能够理解说明书并采取适当措施的证据。为支持药品说明书而提交的任何咨询均需要涵盖以下内容：

① 在规定条件下从用户收集的数据；

② 如果药品通常由患者以外的其他人给药，可能依赖特定药品的说明书的人员将取决于许多因素，可能包括护理人员（如父母、伴侣、朋友以及护理助理）而不是患者；

③ 为了确保相关人员能够理解和应用信息，提供的证据必须证明他们能够挑选出

1　目标患者小组咨询结果陈述的实际经验表明，偶尔陈述的数据不够详细。需要提供全面的数据。

相关信息，进行解释并描述他们将因此采取的行动；

④ 需要在上市许可持有人进行咨询前定义关键信息，可能包括显著副作用、警告、药品的用途以及如何服用 / 使用产品。

附件　说明：对说明书进行测试的一种方法

此信息仅用于说明目的，是可用于咨询目标患者群体的方法示例。

所描述的方法涵盖了一对一、面对面、结构化的访谈集，涉及至少 20 名参与者，反映了该药物所针对的人群。如上所述，其他基于绩效的方法同样有效，主管部门将根据具体情况对申请进行判断。

1. 进行测试

说明书的测试可由上市许可持有人或签约代表其进行此类测试的公司进行。应由经验丰富、具有良好面试、观察和听力技巧的面试官进行。

理想情况下，编写说明书的人应该帮助拟定问卷，并在测试期间偶尔陪伴面试官，以共享经验。此外，让患者协会或"专家患者"参与测试设计可能是有帮助的。

必须使用市场用的说明书的全彩模型或样本进行测试。

2. 招募参与者

确保包含能够想象到的需要使用该药物的一系列不同类型的人。选择的人应当能代表接受治疗的人群。对于大多数药物来说，这个标准就足够了，因为所有新诊断的患者都需要获得说明书信息。但是，对于某些药物，需要让护理人员参与。

请务必排除与药物直接相关的人员，如医生、护士和药剂师。

请记住，能力最差的人可以使用的信息将对所有用户都有益。尝试并包括：

（1）特定年龄组，例如年轻人和老年人——特别是如果药物与他们的年龄组特别相关；

（2）新用户或通常不使用药物的人，特别是提供可能被广泛人群使用的新药物（如镇痛药或抗组胺药）的信息；

（3）在工作生活中不使用书面文件的人；

（4）觉得书面信息有困难的人。

从最相关和最实用的地方招募参与者。如您可以考虑：老年人聚会点、自助小组、患者支持小组、社区中心、家长和幼儿小组。

3. 建议的测试程序

只需要少量参与者。目标是让总共 20 名参与者（不包括试点测试）达到成功标准。重要的是不要重新测试已经测试过的参与者。您可以运用以下列举的方法：

（1）建议进行大约 3~6 名参与者的试点，以测试这些问题在实践中是否有效；随着经验的积累，您可以只使用两到三个参与者进行试点测试，或者直接进入主要测试阶段；

（2）在测试期间检查结果并对说明书进行必要的修改；

（3）重复测试，直到您从一组 10 名参与者中获得满意的数据；

（4）再进行 10 次的最终测试，看看在这另外 10 次中是否也满足成功标准（即最终提议的包装传单上共有 20 名参与者）。

4. 准备测试

建议您：

（1）为每种药物制定新方案；

（2）包括能够反映重要及困难因素的问题，并使用严格的评估标准；

（3）确保问题测试参与者发现、理解和根据信息进行适当行动的能力；

（4）包括一组预期的正确答案；

测试持续不超过 45 分钟，以避免让参与者感到疲倦。

确保这些问题反映了与被测药物相关的安全有效使用和合规性的任何具体问题。当问题涉及患者最担心的领域（例如副作用）时，测试是最有益的。不建议在用户测试说明书期间避而不谈药物出现的严重安全问题。

面试官应该：

（1）向参与者保证，正在测试的是文件而不是他们；

（2）如果他们愿意，允许参与者阅读整个传单；

（3）使用一组书面问题作为参考；

（4）口头提问；

（5）采用对话方式，这样有充足的机会与参与者互动；

（6）要求参与者在找到所需信息后，不要直接从传单中阅读，而是用自己的话表达。

除了记录问题的答案，观察每个参与者如何处理说明书和搜索信息，如注意人们是否有困惑。这是有关如何改进说明书结构的宝贵信息。

这些问题应该：

（1）充分涵盖药物的任何关键安全问题；

（2）尽量简短；通常 12~15 个问题就足够了，但在特殊情况下可能需要更多，如是否存在需要调查的重大安全问题；

（3）涵盖一般和具体问题的平衡；一般问题可能是如果错过剂量该怎么办，而具体问题可能关于该药物发生的特别副作用；

（4）措辞与传单文本不同，以避免参与者仅根据识别词组提供答案；

（5）以随机顺序出现（即不按信息在说明书中出现的顺序）；

（6）涵盖具有复杂给药装置的产品的制备／处理说明；鼓励使用虚拟容器并鼓励参与者积极示范。

协议的副本，包括提出的问题、提供的回答、面试官的书面意见和测试的说明书的不同版本，必须在申请档案的模块 m-1-3-4 中提交给主管当局审查。关于如何呈现结果的信息在第 3 章 "6. 结果陈述" 中列出。

5. 成功标准

用户测试的目的是获得清晰、清晰和易于使用的说明书，因此用户测试的所有建议都应予以考虑，或以其他方式证明是合理的。应仔细起草测试中提出的问题，以便正确测试特定于药物安全使用的关键信息可以在文本中理解和找到。不得仅仅为了确保成功而起草简单或琐碎的问题。

上述方法令人满意的测试结果是，当 90% 的测试参与者可以找到说明书中要求的信息时，其中 90% 的参与者可以表明他们理解这些信息。这意味着 20 名参与者中有 16 名能够找到信息且正确回答每个问题并采取适当的行动。但是，不必在每种情况下都是相同的 16 名参与者。每个问题都需要达到成功标准。结果无法汇总。

如果您使用不同的方法，则可能适用不同的成功标准。主管部门将根据具体情况考虑。

附件 5

加拿大非处方药和天然保健品的良好标识和包装规范指南

2018 年 8 月，由加拿大卫生部编写。

1. 指南概述

1.1. 目标

非处方药和天然保健产品的良好标识和包装实践指南的目标是为申请人、制造商和许可证持有人（在本指南中称为"申请人"）设计安全和清晰的标识和包装。

所有与标识和包装法规相关的要求必须满足。

本指南中提供的建议将帮助申请人组织（a）法规要求的信息，以及（b）对正确识别、选择和使用产品有重要意义的其他补充信息。提供这些信息是为了支持设计和开发清晰、有效的标识和包装，并将错误造成伤害的风险降至最低。

1.2. 简介

标识和包装是医药健康产品与消费者或医疗保健专业人员之间互动的首要点。用户可以是选择一瓶止痛药或者泡罩包装的过敏药的消费者，或者是从药房选择产品的自然疗法医生。标识和包装传达有关安全和正确使用健康产品的关键信息，是产品识别、选择和使用的重要辅助工具。对于消费者而言，这一点更为关键，在无法与医疗保健专业人员充分沟通的情况下，标识和包装会帮助消费者做出决策。用户是否可以正确地识别，选择和安全地使用产品，取决于能否阅读和理解标识上的信息。

通过《非处方药简明语言标识要求》（PLL）倡议，《食品药品法》修订了《人用药品的标识、包装和品牌名称》的新法规，旨在通过简化药品标识使其易于阅读和理解来提升安全用药。这些修订包括增加非处方药外标识的标准模板、在标识上添加联系信息以及申报资料提交拟定标识和包装的打样。2018 年秋季会推出一项有关天然保健产品（天然保健产品）的提案，会要求类似的标准模板。本指南中的内容与 PLL 目标一致。

1.3. 范围

本"良好实践"指南的目的是提供基于证据的信息和建议，以支持设计安全、清晰的标识和包装。本指南重点介绍非处方药和天然保健品（本指南中称为"产品"或"健康产品"）的内外标识和包装。

本指南不适用于：

（1）处方药；

（2）生物制品和放射性药物；

（3）允许在没有处方的情况下销售但仅在医疗保健专业人员的指导下获得或使用的药物（如硝酸甘油、胰岛素、用于抗过敏目的的可注射肾上腺素）；

（4）消毒剂；

（5）活性药物成分；

（6）用于临床试验的药品；

（7）兽用药品；

（8）化妆品。

该指南符合《食品药品法》《食品药品条例》和《天然保健品法规》。标识和包装的设计中必须满足所有监管要求。该指南补充了以下加拿大卫生部指导文件：非处方药标识要求、人用药品标识；天然保健产品的标识指导文件。

本指南未涵盖的产品标识方面包括保健产品的命名、用户使用的标识、产品专论、包装插页（如处方信息、消费者页）以及产品信息表格的格式和内容（如果需要）按规定。

注意：如果法规要求提供产品信息表，则必须遵循该表概述的规范（有关更多信息，请参阅指导文件：非处方药的标识要求。一旦最终确定对天然保健产品法规的拟议变更，将制定适用于天然保健产品标识的指导文件）。

1.4. 有助于指导开发的内容

关于优化保健产品标识和包装的设计和内容以支持安全使用的信息已经有过大量的报道。本指南也借鉴了该知识体系以及有关该主题的其他研究和咨询，经审查和调整后收入本指南，其中包括以下内容：

（1）适用的加拿大法规、标准、政策和指南；

（2）适用于内外标识和包装的加拿大卫生部风险通报；

（3）包装和标识更改以及从已发布的安全事件报告中获得相关经验，标识和包装被确定为促成因素；

（4）对自愿提交给加拿大安全用药实践研究所（ISMP Canada）的因申请方的标识或包装被明确确定为关注或促成因素的错误报告进行汇总分析；

（5）考虑人为因素问题和原则（参见附录 2《与标识和包装相关的人为因素原则和评估方法》）；

（6）适用的国际法规、标准、政策和指南；

（7）安全组织应用于健康产品标识和包装的概念（如英国国家患者安全局，现在是国家卫生服务的一部分）；

（8）与国际多学科专家咨询小组和其他相关利益相关方和专家的讨论（参见附录 4《致谢》）。

注意：尽管一些已发布的信息可能与处方药或隐形眼镜消毒剂有关，但所吸取的经验教训可以提供重要且有价值的信息和概念，这些信息和概念可适用于防止涉及所有保健产品的混淆或错误，例如过于相似的标识和包装。

2. 设计安全标识和包装

2.1. 简介

本指南的第 2 部分介绍了有关健康产品标识设计和布局的当前良好规范、标识上应包含的信息以及包装的选择和设计的信息。这些主题和原则涵盖了通过回顾申请人和用户报告的药物不良反应事件发现的各种促成因素。

尽管在第 2 部分中各个主题是单个介绍的，但必须将它们一起考虑以实现标准化和差异化之间的平衡（如在申请人的产品线）。产品标识和包装选择的标准化有利于人类处理信息，并通过固定模式识别来减少错误。但是，产品具有的标识或包装特征标准化元素越多（如字体样式、字体大小和颜色、容器，或包装的大小和形状、信息的布局），越容易让产品看起来过于相似。标识和包装特征中单个元素相似累积后即可能导致产品外观过于相似的问题，使用户难以区分一种产品与另一种产品。在产品标识和包装的设计阶段应考虑潜在的过于相似的问题。同样，对现有产品标识和包装的更改也应在标准化和差异化之间取得平衡，以防止引入新的过于相似问题。实现标准化和差异化之间的平衡对于防止（或解决）申请人高风险产品的过于相似问题尤为重要。

除了指南中讨论的所有主题外，强烈建议申请人在标识和包装的设计中，考虑产品选择、使用和处理中的人为因素，以及根据基于风险的方法（参见附录 2《与标识和包装相关的人为因素原则和评估方法》）开展消费者使用研究。

2.2. 策划标识和包装的设计

在设计产品标识和包装时，强烈建议申请人通过一系列步骤来完成。以下是申请人可以纳入现有产品开发的步骤的概述。

（1）在开发过程中尽早考虑保健产品标识和包装的设计。

①包装的开发应该尽早开始。影响包装选择的因素应该超越稳定性的维护、制造的便利性或营销方面的考虑。包装设计也会影响内标识和外标识的尺寸。

②对于在加拿大获得批准的产品，申请人可能已经在其他市场有经验。仔细审查投诉和事件数据，以确定是否需要对加拿大市场保健产品的计划标识或包装进行更改。

（2）确定产品的用户及其使用环境。

①设计一个可保证安全使用的标识和包装需要在整个产品开发过程中始终将用户和其使用环境的考量放在首位。

②作为最基本的要求，应通过研究附录2《与标识和包装相关的人为因素原则和评估方法》中的问题，以确定用户和使用环境。这些问题旨在引发广泛的考虑，他们的答案可以提供机会了解对安全设计很重要的因素。

③在计划基于人为因素的用户测试时，产品使用过程图会很有帮助，因为此类图将有助于确定使用范围和主要用户。（请参阅附录3《产品使用流程图》示例。）

④需要考虑可能与感兴趣的产品同时使用的其他产品，因为产品很少单独使用。

（3）可考虑消费者使用研究。各种消费者使用研究和其他方法已成熟应用于标识的设计和重新设计（参见附录2《与标识和包装相关的人为因素原则和评估方法》）。

（4）准备标识和包装包括外包装的小样。小样可以有多种用途（如消费者使用研究、消费者讨论小组和在法规要求的情况下用于提交批准）。

（5）使用持续改进的方法。审查投诉和事件数据，以在设计过程的早期和营销之后识别挑战和意料之外的标识或包装问题。申请人应监测趋势并实施风险缓解措施以改进标识和包装。在整个产品生命周期中收集信息是一种积极主动的方法，有助于包装和标识设计。

2.3. 设计与布局

2.3.1. 字体样式和大小

背景

印刷信息的难以辨认是保健产品使用错误的一个促成因素。消费者和标识上印刷元素（如字体样式、大小、间距、粗体或斜体的使用、颜色、对比度）的互动或这些元素的变化会影响易读性和理解。标识信息必须在产品使用的真实环境或情境中对用户清晰易读。

建议

对于适用于药品信息表中要求的内容的类型规范，请参阅指导文件：非处方药的标识要求。一旦对天然保健产品法规的拟议修改最终确定，将制定适用于天然保健产品标识的指导文件。

以下建议不适用于商标、受版权保护的文本和徽标。

字体样式（字体）

（1）在选择字体样式时，请考虑相同大小但样式不同的字体，在大小上看起来并不相同。

Calibri	9 point
Arial	9 point
Arial Black	**9 point**
Univers	9 point
Verdana	9 point

（2）对于关键信息，首选使用非压缩、扩展或装饰的无衬线字体（例如 Helvetica、Univers）。无衬线字体没有装饰性扩展，更清晰、更简洁，并且通常看起来比相同字体大小的衬线字体更大。压缩或压缩字体即使用更大的字体也可能更难阅读。

（3）选择字母之间（以增强易读性）和单词之间（以增强可读性）有足够间距的字体样式。窄的字母和单词间距会导致单词明显合并，而极宽的间距可能会干扰读者。充分的间距还可以避免墨水渗出造成的模糊。

（4）避免使用全部大写字母（例外：简短的品牌名称、标题和警告可能全部大写）（请参阅"2.4.3 警告"）。使用全部大写字母会降低易读性，并且比任何其他因素对可读性产生更大的不利影响。小写字母在其特征中具有更多变化（例如字母形状），从而提高了易读性。

（5）避免使用斜体，除非是为了强调文本的特定部分。

字号

（1）在使用产品的环境（如在光线较暗的房间）中，使用各种用户（如老年人、视力障碍者）可以轻松阅读的字号。以下示例显示了不同大小的一种字体样式，以说明字体大小的微小变化会影响可读性：

this is Verdana 4.5 point
this is Verdana 6 point
this is Verdana 8 point
this is Verdana 9 point
this is Verdana 10 point
this is Verdana 12 point

（2）一般来说建议使用尽可能大的字号。然而，字体小于 6 号不应用于关键信息，包括内部标识上的关键信息。关键信息包括法规要求的关键要素（参 "2.4.1 主显示面板上的关键要素"）和标识信息。

（3）为提高使用较小字体尺寸的易读性（如在小容器上），请考虑使用与字体颜色类型显著不同的背景颜色（有关详细信息，请参阅 "2.3.4 颜色和对比度"）。

与其他特征（如字体、颜色、空白、粗体等）结合使用时，可以使尺寸非常小的字体更易于阅读。

（4）《食品药品条例》要求专有名称或通用名称的字体大小至少是品牌名称的一半。

一般格式

（1）为提高可读性，请使用多行文本的左对齐、右对齐（如本文档中所示）。这种对齐形式提供了视觉参考点，引导读者的眼睛从一条线到另一条线平滑地引导。由于每一行都比下一行短或长，因此眼睛会从一行提示到下一行。

（2）为了提高信息的可读性，如果可能的话可使用项目符号列表，项目以点的形式而不是完整的句子。

（3）提供逐步指导时，使用编号列表，并尽可能将每个单独步骤的所有文本保留在一行中。这使用户更容易按照说明进行操作，并让他们在被打断时能够再次找到自己的位置。

（4）使用对比特征（如字体大小、重量、粗体、颜色和间距）帮助用户区分产品，并突出显示重要信息以促进产品的安全使用，且使用户能够快速找到需要的信息。例如，如果需要以段落的形式呈现信息，使用粗体字及词组或使用副标题可以使用户更容易和更快地找到他们需要的信息。以下示例显示如何在产品标识上使用粗体或副标题：

注意：请放在儿童接触不到的地方。这个包装中的药物总量对儿童有严重伤害。使用最小的有效剂量。除非您的医生建议，否则不要服用超过推荐剂量。

2.3.2. 主显示面板信息的接近性和兼容性

背景

邻近相容性原则规定所有与相同任务或脑部活动相关的信息操作应紧密展示。例如，名称、规格和剂型是不同但密切相关的元素，用于识别保健产品，应紧贴在产品标识上。相反，包装中的净数量与此信息无关或不需用于识别产品，因此将放置在单独的位置。曾有过产品浓度（一个数值）和单位或包装尺寸（另一个数值）非常接近，导致混淆错误的报道。

接近度和兼容性可能会受到其他标识和类型属性的影响，如颜色、类型样式以及类型大小。使用相同的颜色、字体样式、大小、标记或图形可能会无意中链接信息（如数值），即使标识上它们之间存在物理距离。

建议

（1）在产品标识上将与同一任务或脑部活动相关的项目（如保健品名称、浓度、剂型、给药途径）彼此靠近放置。

（2）考虑标识的各种元素如何作为一个整体呈现。除了在主显示面板上将密切相关的信息组合在一起之外，还要考虑颜色、字体样式、字体大小如何在视觉上分离或连接不同的信息。例如，如果包装中的片数（单位包装尺寸）正好与产品规格以相同的颜色显示，但片数字体外观更显眼（如以粗体字或更大的字号），则片数可能被误解为浓度或剂量。

（3）将包装中的净含量与产品浓度分开列出，但不那么突出。将这些信息一起显示（如 10 毫克 /7 片）是导致用药错误的一个因素。包装中药品数量可以保留在主显示面板上，但应在空间上或通过设计特征分开，以减少它被误解为产品的浓度而发生用药错误的机会。

（4）避免将不相关的信息与可能被误解的标记分开。例如，如果一个点或破折号位于容器中的剂量和总体积之间，则该体积可能会被误解为剂量的一部分（如"1000个单位·25 毫升"，其中"25 毫升"是指容器中的总体积，而不是总含量，可以解释为"每 25 毫升含 1000 个单位"）。

（5）尽可能避免在产品名称和浓度之间放置不相关的信息（包括图形）。

（6）为确保关键信息清晰易读且不会被误解，请避免叠加文本和图像（或徽标）。

（7）在产品专有名称附近列出适用的制造标准［如美国药典（USP）、英国药典（BP）］。

2.3.3. 空白

背景

空白是设计的一个重要方面，在设计阶段需要仔细考虑。它应尽可能多地使用以增强健康产品标识的可读性，以便消费者和医疗保健专业人员能够快速找到他们需要的信息，以促进产品的安全使用。

术语"空白"不一定指标识上显示为白色的空间。根据背景颜色，使用另一个术语可能更准确，例如"空白空间"。保健品标识或包装上的此类空白区域是指未被印刷、标记、彩色图形、水印或标识的其他元素覆盖的任何空间。

文本周围的空白可以创造一种开放的感觉。它还可以帮助读者专注于他们正在阅读的内容。重要的是，它可以提高读者的阅读意愿以及他们查找和处理所呈现信息的能力，因为它有助于减少所需的注意力和脑力工作量。

建议

（1）在设计过程中尽早将空白作为健康产品标识信息设计和布局的一部分。空白应用于以下目的：

（2）框定特定的文本组（如项目符号列表）并分隔不相关的信息；

（3）将一个句子与另一个句子分开；

（4）分开段落（帮助区分一个想法与另一个想法）；

（5）围绕标题和关键信息（如警告）强调其重要性。

（6）当使用较小的字号时，最大限度地使用空白以避免标识上的信息拥挤。增加行间距可能对老年用户特别有帮助。

2.3.4. 颜色和对比度

背景

保健品内外标识上的颜色必须仔细应用，以帮助而不是阻碍用户选择合适的产品。颜色的应用只是保健品标识设计中要考虑的众多因素之一，不应孤立考虑。

只有当颜色并排放置时，具有正常色觉的人才能检测到相似颜色之间的差异。如果没有并排比较，就无法轻易区分相似的颜色，如果颜色是健康产品标识上使用的唯一变量，则可能会出错。例如，如果通过使用一种特定颜色的变化来区分同一产品的不同浓度，则可能会出现问题。

此外，在不太理想的条件下，例如，当打印出现在小容器或标识上时，查看时间很短（如紧急情况、分心）时，使用照明水平，或相似产品的颜色在物理上分开（即不一起查看）时，辨别颜色的能力会进一步降低。

标识设计中的颜色效果可能会受到色盲的影响。某些类型的色盲比其他类型更常见。色盲用户可能对特定颜色的感知有限制（如红绿色），或者可能难以阅读特定颜色组合或特定颜色背景的文本。

对比

对比度是一项基本设计原则，用于帮助用户检测所见内容的差异。它是文本可读性的重要因素，尤其是在具有彩色背景的包装上。例如，建议在浅色背景上使用深色文本，以确保足够的对比度以获得最佳可见度。

颜色区分

虽然商业外观和标志可以帮助选择过程，但必须注意适当区分产品线中的产品，以增加用户理解并减少混淆的可能性。颜色区分通常用于突出产品标识上的特定特征或帮助区分一种产品与另一种产品。但是，重复使用这种特殊技术可能会导致产品标识看起来过于相似，反过来又会使用户倾向于确认偏差（即，用户看到他们期望看到的内容）。如果使用不当，颜色区分也会降低关键信息的显著性。

按照惯例，某些颜色通常被认为传达了某些含义（如红色可能表示危险，橙色可能表示警告，黄色可能表示需要小心）。这种惯例通常用于危险或易发生危险的环境中的标志，如交通标志或装有危险化学品的容器。除了这些例子之外，颜色的主观含义也可能存在于特定的用户群体中。

建议

对于适用于药物信息表中要求的内容的颜色和对比度规范，请参阅指导文件：非处方药的标识要求。一旦对天然保健产品法规的拟议修改最终确定，将制定适用于天然保健产品标识的指导文件。

颜色的应用

（1）颜色的应用只是保健品标识设计中要考虑的众多因素之一，不应孤立地考虑。

（2）颜色选择应考虑以下一般原则：

①色调：色轮上彼此相对的颜色（如蓝色和橙色、黄色和紫色）被认为比色轮上靠得更近的颜色（如紫色和蓝色、橙色和红色）具有更大的对比度，因此提供更大的对比度色调差异化。

②饱和度：完全饱和（明亮）的颜色与低饱和度（暗淡）的颜色相结合，提供了比饱和度相似的颜色组合更大的对比度。

③明暗度（浓淡）：与明暗度相近的颜色相比，明暗度低的颜色（深色）与明暗度高的颜色（浅色）并排或与之相对具有更大的对比度。

（3）将颜色用于以下目的：

①提请注意重要的标识信息，如保健产品的名称及其浓度；

②引起注意或提高警告声明的重要性。

③区分一种产品与另一种产品，或区分产品线中的不同浓度的产品。虽然商业外观和标识有助于选择过程，但必须注意适当区分产品线中的产品，以减少混淆的可能性。

（4）为增强产品浓度之间的差异化，使用具有不同色调的颜色，而不是相同颜色的不同饱和度或明暗度。如避免对不同含量使用不同深浅的蓝色，而应使用明显不同的颜色。

（5）考虑不仅仅使用颜色来区分产品。其他区分技术包括色带、框架或关键线（即文本周围的框）。

（6）在选择标识和包装颜色时，考虑色盲的潜在影响（如避免同时使用红色和绿色，因为红绿色盲可能不容易区分它们）。计算机模拟程序，如 Vischeck，可用于确定具有不同形式色盲的个体如何感知颜色。

（7）匹配内包装和外包装标识的样式，以使其视觉外观（包括颜色的使用）相同或相关。这种方法有助于确保用户（重新）将内容器放入正确的外包装中，如需要。它还可以帮助用户在需要时，识别相应的仅存在于外（二级）包装上的信息（如与小容量容器中的保健产品相关的说明）。容器标识与其外包装或盒子标识之间的这种匹配减少了用户需要同时处理的信息量。

对比

（1）通过确保文本和背景之间的良好对比来最大化文本的易读性（如在浅色背景上应用深色文本）。避免使用已知很难阅读的字体和背景颜色组合（如红色背景上的黑色或黄色字体）。

（2）在透明或半透明容器上使用不透明标识，以确保类型清晰易读且不会从容器中显示出来。确保在贴上标识后保留足够的透明区域，以便用户查看容器中的内容物。

（3）如果不能选择纸质标识，请在半透明容器的不透明背景上使用对比型墨水以保持可读性。

（4）在容器上刻字（即压花和浮雕）本身可能无法提供足够的对比度；因此，如果使用此类方法，请考虑使用墨水突出显示类型。

（5）确保法规要求的任何符号与背景颜色有足够的对比。

容器

（1）口服给药装置（如口服注射器）上的刻度应易于辨认。如在白色视野中使用黑色墨水。

（2）对于泡罩包装，背衬使用不反光材料，以便信息清晰易读。

（3）对于透明容器中的液体，用无色胶水贴上标识，以防止容器内容物被误认为变色。

2.3.5. 缩写、符号和剂量名称的使用

背景

使用某些缩写（如 OD）、符号（如 μ）和剂量名称（如 1.0mg）来传达与健康产品相关的信息已被确定为导致严重甚至致命错误的根本原因。缩写可能有多个含义，因此可能容易被误解，尤其是在用户不熟悉预期含义的情况下。实践和术语可能因不同的个人或群体（如消费者、医生、药剂师、自然疗法医生和顺势疗法医师）而异。

建议

一般情况

（1）尽量减少在保健品包装和标识中使用缩写、符号和剂量名称。

（2）避免使用容易出错的缩写、符号和剂量名称。有关详细信息，请参阅加拿大 ISMP 的"请勿使用"列表。该列表（改编自 ISMP US 51 的列表）考虑了自愿向加拿大 ISMP 报告中的错误，报告者将缩写、符号或剂量指定确定为造成伤害或可能造成伤害的事件的潜在促成因素。

（3）确保所使用的任何缩写提供的信息对用户（如消费者、医疗保健专业人员）有用且易于识别。

（4）缩写不应含糊不清，否则可能会被用户误解。尤其要避免使用表示给药方案的缩写。

（5）使用国际或国家标准的缩写（如将"毫升 mililiter"缩写为"毫升 ml"）。注符号"μg"（意为"微克"）符合国际单位制（SI），常用于科学文献中。但是，出于标识目的，应使用缩写"mcg"。希腊字母"μ"在某些印刷和尺寸格式中可能难以看到，并且可能被误读为字母"m"（即"毫克 mg"，而不是的预期"微克"）。

（6）保健产品的专有名称或通用名称，以及产品中的任何活性或药用和非活性或非药用成分不得缩写。

（7）定义在所提供的任何产品量器上使用的缩写。确保量器上使用的缩写与产品标识和包装上使用的缩写一致，如标识说明、外包装（纸箱标识）、容器和任何随附的书面材料。

（8）强烈建议对任何新缩写进行理解测试（请参阅附录 2《与标识和包装相关的人为因素原则和评估方法》）。

给药途径

如果标识上出现给药途径，请完整说明，以便为消费者提供安全和适当使用的明确信息。

2.3.6. 双语标注

有关可能有助于在药品信息表中容纳两种语言信息的建议，请参阅指导文件：非处方药的标识要求。一旦对天然保健产品法规的拟议修改最终确定，将制定适用于天然保健产品标识的指导文件。

背景

由于信息拥挤的可能性，双语标识可能会对内标识和外标识的可读性构成挑战。在指南制定过程中收集的消费者和医疗保健专业人士的反馈强调了以下问题。

（1）确保英文和法文文本都有足够的空间，同时保留空白，尤其是在空间受限时（如小容器）；法语文本往往比相应的英语略长。

（2）确保以两种语言保证健康产品信息的准确性和意义。

（3）确保保健产品标识上双语文本格式的标准化和一致性（如产品名称、活性成分或药用成分的盐形式、某些信息的位置、特定信息的突出程度）。

（4）识别英语和法语在信息呈现和解释方式上的细微差别（如使用句点［English］或逗号［French］来表示小数）。

建议

一般原则

（1）在标识和包装开发过程的早期考虑双语标识，以准确确定容纳所需产品信息所需的标识空间。

（2）注意：非处方药和天然保健品不接受单独的一种语言包装。至少应为非处方药提供足够的英语和法语使用说明。（关于天然保健品，请参阅《天然保健品条例》第87节）一些省法规可能对标识有额外的语言要求，如魁北克法语宪章。

（3）如果在空间有限的同一面板上包含英语和法语，请考虑如何以一致的方式最好地在产品线内和跨产品线显示关键信息（有关"关键信息"的定义，请参阅附录1"术语表"）。

信息组织

（1）对于具有多个面板或侧面的产品包装或容器（如一个外盒），最好将一整个标识面板用于英文信息，另一整个用于法文信息。

（2）如果包装只有一个或两个面板或包装空间有限，请考虑使用不同类型的标识或创新标识（如剥离标识）以适应两种语言的信息。新型标识格式应符合适用的法规和指导文件（请参阅"2.5.2 小容器和小容量容器"）。

（3）确定关键信息的英语和法语的共同点，并确定是否可以组合这些信息以节省空间。当英语和法语的信息（即药物名称）相同时，考虑将其结合起来，而不是用两种语言重复所有细节。

浓度和含量的表达

（1）对于大数字（大于 9999），使用细空格而不是逗号将数字分成三个一组（如 10 000）（请参阅 "2.4.2 含量的表达"）。

①虽然在英语中，逗号经常用于分隔大数（如 10 000）的数字组，但在法语中，逗号可用于表示小数点。因此，某些用户可能不清楚逗号的含义。

②根据 SI 单位制，十进制或十进制标记 "点或逗号" 和 "对于多位数的数字，可以用细线将数字分成三个一组空间，以方便阅读。三个数字一组之间的空格中既不插入点也不插入逗号"。

③确保数字之间的差距足够表明数字被分成三个一组，但间距不能太大才能被解读成一个数字。

（2）当两种语言的计量单位不同时（例如，英语中的 "units"，法语中的 "unités"），考虑如何标准化产品浓度的显示。考虑关键信息的共性可能有助于组合信息。

（3）对于没有明显面板或侧面的产品包装（如眼药水），请考虑关键信息的可用视野。

2.3.7. 标志、品牌和商业外观

背景

尽管标识、商业外观和品牌有助于区分来自不同制造商的产品，但事件报告表明它们有可能导致错误并阻碍健康产品的安全使用。已发现的因素如下。

（1）商业外观可能是外观过于相似的标识和包装中的一个因素，特别是对于：

①来自同一申请人的产品；

②同产品线中的商品，其商业外观和品牌名称相似，尽管使用了 "加号" 等修饰语。

（2）图形元素和 "品牌" 文字可能会干扰对用户重要的信息的清晰呈现。特别是标识的这些方面可能会在消费者选择和用药中无法将重要信息（如含量、成分、适应症）的差异明显地展示。

重新设计知名产品标识后也有可能出现问题。重新设计的原因可能包括在国内或国际上实现产品外观标准化，实现营销目的，或修改标识的某些方面以帮助确保错误不再发生。标识重新设计需要平衡，为维护用户的利益，因保留所有现有设计的优势。有人指出，"虽然并非总是可行，但重新测试标识设计非常重要，因为它们会出于各种目的进行修改，以确保更改不会对系统和用户性能造成干扰"。

建议

（1）产品标识上的标志和商业外观不应分散用户注意力或妨碍向用户有效传达关键信息。

（2）力求在企业商业外观的使用与标识上关键信息的呈现之间取得平衡。虽然突出商业外观和品牌可能有助于在零售环境中定位特定产品，但它可能使用户难以区分不同产品或同一产品线中的不同含量的产品。

（3）考虑徽标所需的空间量以及标识其余部分的产品信息可用空间量。

（4）确保产品线中的关键信息在产品之间清晰区分，以避免看起来过于相似造成混淆和潜在的选择错误。

（5）明确区分同一保健品的不同浓度含量或同一制造商的不同保健品的介绍。考虑使用颜色以及标识和包装的其他元素，如容器封盖的尺寸、形状或特征。

（6）更改标识或包装时，在投放市场之前考虑消费者使用研究，以帮助减少意外后果的可能性（如重新命名或添加到产品线时）。

2.3.8. 永久性

背景

健康产品的安全标识可确保在产品的保质期内所有信息都是可读的。曾经有过产品标识上的重要信息可能会在处理和使用时被无意中删除的情况。

建议

（1）考虑到运输和储存条件以及使用环境，确保产品上的印刷在产品的整个生命周期内都清晰易读。

（2）考虑特殊技术，如防污纸和含有粘合剂的墨水，它们可以粘合到各种表面，包括塑料。

（3）使用足够耐用以经受正常处理的墨水。

2.4. 标识信息

2.4.1. 主显示面板上的关键元素

标识的主显示面板是用户与健康产品之间的第一个界面。它是产品识别和选择的重要因素。加拿大卫生部法规规定了需要出现在产品主显示面板上的信息［《食品药品条例》C.01.004；17 天然保健产品法规 93（1）］。

申请人应熟悉其特定产品的监管要求。

除了法规要求的信息外，由消费者、医疗保健专业人员和监管机构组成的专家咨询小组在本指南的制定过程中提供了意见，还确定了八个关键要素。这些关键要素帮助用户正确选择产品并适当使用。它们符合国家和国际标准以及安全文献，但并未包含每种保健产品的法规或指南要求的所有信息。例如，法规要求的药物识别号（DIN）或天然产物编号（NPN）未列在八个关键要素中。

专家咨询小组确定的八个关键要素是：

①保健品品牌；

②保健品的非专有名称（专有或通用名称）；

③浓度／含量；

④剂型；

⑤给药途径（除口服固体外，如片剂）；

⑥警告，视情况而定；

⑦人群，如相关（如儿科）；

⑧存储说明（视情况而定）。

注意：重要的是要考虑每个特定产品、其用户、使用环境和法规要求，以确定主显示面板上可能需要八个关键元素中的哪一个以确保安全使用。如口服液体产品有可能因为是液体产品而被用于静脉注射，如医院或家中，或出现口服摄入栓剂，重要的是要在此类产品的标识上显示预期的给药途径（液体为口服，栓剂为直肠或阴道）。

相反一些产品，如咳嗽和感冒药以及许多天然保健品，含有多种成分。列出每种成分的正确名称及其浓度可能会挤满主展示面板，特别是对于小容器。使用标准化的药品信息表将有助于消费者能够选择和正确使用产品（有关更多信息，请参阅指导文件：非处方药的标识要求。一旦最终确定对天然保健产品法规的拟议变更，将制定适用于天然保健产品标识的指导文件）。

本指南的单独部分中未涉及的关键要素之一是存储条件。如果产品的储存要求不是室温，则应在主显示面板上列出。如需要冷藏的产品不太常见，因此需要在主显示面板上显示需要低储存温度的产品的冷藏说明，以提醒用户。

2.4.2. 含量的表达

背景

含量的表达（也称为天然保健品的药用成分的量）是一种保健品标识上的关键信息。含量表达不明确，或含量表达缺失，会妨碍产品的正确选择和使用。单个产品可能有多种含量，含量可以用多种单位表示；因此，产品含量很容易被误解。

下表列出了可能由于保健产品含量的表达方式而引起混淆的标识做法示例：

（1）对体积使用不同的单位（如"每毫升""每茶匙"）；

（2）将药物浓度（一个数值）和单位或包装尺寸（另一个数值）放在接近的位置

（请参阅 "2.3.2 主显示面板上信息的接近性和兼容性"）；

（3）使用尾随零（如 "2.0" "2.50"）或裸小数（如 ".2"）（如果没有正确识别小数点，可能会出现 10 倍的过量或不足错误）；

（4）使用某些容易被误读的 SI 单位缩写（如对于 "微克"，在某些印刷和尺寸格式中使用 "μg" 而不是 "mcg" 可能难以辨别，并且可能被误读为 "mg"）；

（5）标示的产品含量与使用说明不一致。

其他与产品含量表达相关的重要问题可能会增加混淆和错误的可能性。关于盐形式的保健品，各种以盐形式的活性成分的效力和含量可能有很大差异。因此，信息的呈现方式和用户参考（或理解）含量的方式可能存在不一致。用户可能会发现很难区分活性成分盐形式的剂量和活性部分本身的剂量。区分相同活性成分的两种或多种制剂也很重要，尤其是当剂量显著不同时。

释放量或输出不同于产品含量的剂型可能需要仔细考虑。如尼古丁吸入器，每个药筒含有 10 毫克，但仅输出 4 毫克。由于处方剂量的传达方式与标识上的含量显示方式不匹配，这种差异可能会导致处方者和使用者产生混淆。此外，如果可用药物被解释为每个药筒含 10 毫克尼古丁，那么当从吸入器转换为长效透皮尼古丁贴片时，这也可能导致更高的剂量和不必要的尼古丁治疗升级。

建议

一般原则

（1）以适当的公制单位表示保健产品的剂量含量（在天然保健产品的情况下为 "药用成分的量"）。有些例外情况需要接受和要求使用其他测量单位，如效力单位（如国际单位）、局部制剂的百分比含量、顺势疗法药物的稀释表达以及益生菌的菌落形成单位（缩写为 "CFU"）。不应使用没有计量单位的数字来表示产品含量。

（2）"微克" 使用 "mcg" 而不是 "μg"。

加拿大卫生部建议使用缩写 "mcg"。"μg" 的使用在某些印刷和尺寸格式中可能很难看到，希腊字母 "μ" 可能被误读为 "m"，这可能是剂量误差的一个促成因素（请参阅 "2.3.5 缩写、符号和剂量名称的使用"）。

（3）对于五位或更多位的数字，用细空格将数字分成三组，以帮助防止误读（如 1000 毫克，10 000 毫克）。这种格式与两种官方语言兼容（逗号或者句号）并且是 SI 系统和加拿大公共工程和政府服务部推荐的格式。

（4）考虑文本字符之间的间距以提高清晰度。如在斜杠字符（"/"）周围留出足够的空间以优化易读性，因为该字符可能被误解为数字 "1"（一）或字母 "l"（L）。

（5）不要使用斜线字符（"/"）来表示单词 "或"，并尽可能减少将其用于分隔不同信息的用途。已报告因使用此字符而导致错误的误解。

（6）避免使用尾随零（如"2.0""2.50"）和裸小数（如".2"）。

（7）尽可能确保表示产品含量的单位与用于剂量说明的单位之间的一致性。

（8）避免将含量靠近其他数字信息，如包装中的单位数量（请参阅"2.3.2 主显示面板上信息的接近性和兼容性"）。

（9）当类似产品或同类产品准备上市时，应考虑先前采用的含量表述形式。

含量表述形式的变化，尤其是关键产品和特殊产品，可能会引起问题。在将产品的含量表述更改为不同的单位或不同的格式之前，建议让新标识和包装经过用户测试（请参阅附录 2《与标识和包装相关的人为因素原则和评估方法》中的"消费者使用研究"）。

表述含量应

（1）避免同时使用公制（SI）单位和其他单位（如毫克与国际单位的组合）在标识的主显示面板上表述特定成分的含量。不同单位的含量表述可以呈现在侧面或背面板上。

（2）对于透皮贴剂、吸入器等剂型，在内标识和外标识上都包括药物成分的总量（每个贴剂或吸入器）和单位时间内递送的剂量和使用持续时间。

①用药物的输送速率（如"x mg / d"）标记剂型或输送单元本身（如贴剂、药筒）。

②如果给药单元中的总量与给药剂量不对应，则该单元中的药物总量可以显示在药品信息表（如果存在）中，或者在包装的侧面或背面，而不是在主显示面板。这是为了减少对剂量的混淆，并使信息在误用时易于获得（请参阅"2.5.5 透皮贴剂"）。

（3）对于盐形式的矿物质补充剂，请遵循以下建议。

主显示面板上可能需要元素的含量以及化合物、盐或来源的含量，以确保与医疗保健专业人员对消费者的指示一致。盐的形式不仅会影响元素含量，还会影响吸收特性（如对于铁和钙产品）。

矿物质补充剂的含量表达示例：

铁 35 毫克

（在每个葡萄糖酸亚铁 300 毫克片剂中提供）

钙 500 毫克

（每片碳酸钙 1250 毫克片剂中提供）

表述浓度

（1）对于拟用于口服给药的液体，声明每毫升（如 5 毫克 / 毫升）或按通常服用量（如 25 毫克 /5 毫升）的每种药物成分的量。供不同年龄消费者使用的产品最好标明每毫升药用成分的数量。这允许用户计算跨年龄范围所需的剂量，并在药品信息表（如果存在）或标识上提供具体说明（请参阅指导文件：非处方药的标识要求）以及在适用的产品专论中。口服给药装置是帮助正确给药的重要工具（请参阅"2.5.1 一般包装注意事项"中的"剂量输送装置"）。

（2）使用"2.3.1 字体样式和大小"中描述的一种或多种技术（如首先显示信息，以更大的字体打印信息，使用粗体，以更大的对比度显示信息），和本指南"2.3.4 颜色和对比度"。

（3）对于总体积小于1ml的容器，将浓度表示为所提供体积中活性成分的数量（如3mg/0.5ml）。

（4）含量的表达应与处方信息中描述的测量单位相匹配，以避免错误。

重新配制和稀释

（1）对于需要在使用前重新配制或稀释的保健产品，请在内外标识的主展示板上包含相关的警告声明（请参阅"2.4.3 警告"）。

（2）对于需要重新配制或以其他方式处理的产品（如口服给药需要重新配制的粉末、口服摄入前需要混合或浸泡的粉末或茶），须在内标识和外标识主展示面板上显示主容器中粉末或干燥产品的总量。确保这个数字是最突出的，并且它在标识上的位置和配置后浓度含量的位置不要靠得很近（请参阅"2.3.2 主显示面板上信息的接近性和兼容性"）。

儿科产品的含量表达

（1）对于供成人或儿童使用的产品，应在主显示面板上以尽可能简单的计算方式表述儿童剂量计算。请记住，剂量的计算表述可能需要适用于两个人群。如通常以1克剂量给予成人的产品可作为基于体重的剂量给予儿童（如毫克每千克［mg/kg］）。因此，如果产品在10毫升中含有1000毫克（100毫克/毫升），最好将主要规格表述为"1克/10毫升"以帮助成人剂量，而二级规格表述为100毫克/毫升，便于计算小于1克的剂量。

（2）对于成人和儿童给药需要不同稀释度的产品，可能需要在药品信息表（如果存在）或侧面板上的警告，以指明为预期消费者人群配制即用剂量所需的特定稀释度。

2.4.3. 警告

背景

警告是在产品使用之前必须突出显示并传达给每个用户的声明，以促进正确的产品使用并防止可能导致伤害的错误。警告必须引起用户的注意，并且必须在明确和简洁之间取得平衡。他们的目标是确保用户注意到、阅读、理解和遵守警告信息。

建议

以下建议并非旨在整体应用于（药品信息表的）警告部分，而是应用于可能出现在内部或外部标识其他地方的警告声明的各个组成部分（关于药品信息表中与警告声明相关的规范，请参阅指导文件：非处方药的标识要求。一旦对天然保健产品法规提出修改建议，将制定适用于天然保健产品标识的指导文件定稿）。

一般原则

（1）有关适用于特定产品的警告声明和符号要求，请参阅相关的加拿大卫生部法规、政策、专论和标识标准。

（2）理想情况下，警告应具有以下特征。

①它应该出现在保健产品的内标识和外标识上，如果有与产品一起分发的包装插页或消费者传单则应该在警告中予以引用。

②它应该位于用户在使用产品的过程中一定可以看到的区域。对于多次使用的产品，警告不应位于第一次使用后会被丢弃的区域。最明显和最有效的警告的位置是在消费者操作过程中必须会被打断且在用药前必须停下来阅读的地方。

③应适合预期用户并考虑用户中可能出现的最低的知识能力水平、培训和经验的情况。

（3）警告不应该：

①被其他信息（如徽标、背景文本图形）分解；

②仅放置在外包装的内侧面板上（如印在包装盒内侧）。

警告声明

（1）使用尽可能简短的陈述，使用尽可能明确的词语。以这种方式提供的警告可以有效地吸引用户的注意力，符合通俗易懂的语言原则，适应双语标识的要求，并且可以帮助避免标识上的混乱（有关在警告声明中使用简明语言的信息，请参阅指导文件：非处方药的标识要求。一旦对天然保健产品法规提出修改建议，将制定适用于天然保健产品标识的指导文件定稿）。

（2）使用信号词（如"警告"或"提醒"）是有效警告的一个组成部分，有助于引起对重要信息的注意。

（3）如果空间允许，请考虑以下有助于有效传达警告的附加组件：

①危害描述（如"含有过氧化氢"）；

②不遵守规定的后果（如"可能导致灼伤和刺痛"）；

③要求或期望的行为（如"不能直接用于眼睛"）。

（4）使用肯定性陈述，如"仅供局部使用"肯定性陈述比非肯定性陈述（例如"不用于口服"）更不容易混淆，其中"不"一词可能会被忽略。

突出

（1）避免以大写字母或斜体显示整个句子，因为这些格式难以阅读。

（2）在警告周围使用空白以帮助强调信息。

（3）谨慎使用颜色以引起对警告声明组成部分的注意，并将其与其他文本区分开来。红色通常用于传达最高级别的危险，其次是橙色和黄色。

①单词和背景的特定颜色组合与以下三个信号词相关联：红色背景与白色字母表示"危险"，橙色背景与黑色字母表示"警告"，黄色背景与黑色字母表示"小心"。

②考虑结合以下特征来引起对警告声明组成部分的注意，因为这种结合可能比单独使用任何一个属性更有效。

大写字母强调信号词；

大号粗体字；

高对比度；

颜色；

边界；

框框或关键设计线；

图形符号。

符号

（1）在警告中应使用加拿大卫生部要求的符号；或者那些已证明在增强用户理解和产品使用方面有效的符号。如果警告声明包含粗体的符号或图片，则可以更快地识别相比之下，形式简单，并且紧密地代表了预期的信息。

（2）为确保满足这些标准，请考虑对新的或不熟悉的符号进行用户测试，尤其是产品标识和包装有可能被不同文化群体使用的情况下。

2.4.4. 有效期

背景

效期的表达方式存在许多差异，包括日期格式、顺序的差异，各种细节和信息的分组。这些变化可能会给用户带来挑战。既往事件的分析显示理解和可读性为两个主要关注点。

和理解相关的问题

（1）以 2 位数格式表示年份会导致年份和月份之间的混淆（如"03-04"可能被解释为"2004 年 3 月"或"2003 年 4 月"）。

（2）如果仅显示到期日期的年份和月份（如"2014-02"表示"2014 年 2 月"），用户（包括消费者）可能不知道效期为该月的最后一天。

（3）当月份的日期为 12 或以下时，如果同时使用 2 位数的月份和日期格式，可能会导致日期的这两个元素之间出现混淆（如"2015-01-09"可能被解释为"2015 年 1

月 9 日"或"2015 年 9 月 1 日")。

（4）如果没有包括介绍性词或描述符（如 EXP）来区分有效期和批号，特别是如果这两个数字很靠近或并排放置在产品标识上，用户可能会将其混淆。

可读性问题

（1）由于对比度差（如深色背景上的黑色打印），用户可能无法识别日期。压花，尤其是当颜色对比很少或没有对比时，可能会严重影响用户在标识上查找和阅读信息的能力而影响可读性。

（2）如果墨水缺乏持久性，可能会出现问题。

（3）有光泽和反光的背景可能会影响可读性。

建议

提高理解力

（1）在适用且空间允许的情况下，日期的三个组成部分（年、月、日）都要包括在标识上。如果到期日必须包括月份中的某天，则使用 4 位数字格式表示年份并使用字母表示月份（如下所述）。

①在三个元素之间使用连字符（如 YYYY–MM–DD 表示年、月和日）以增加清晰度。

②对于月份，使用以下缩写（与英语和法语兼容）：JA、FE、MR、AL、MA、JN、JL、AU、SE、OC、NO、DE。

（2）注意："JN"可能被误解为"January"而不是"June"；然而，这种潜在的误解会导致产品被过早丢弃，而不是在过期后使用，因此不会带来健康风险。如果"MA"被解释为"March"，而不是"May"，这同样适用。

如果可用空间不允许包含日期的所有三个组成部分，请以 4 位数字形式显示年份，以 2 个字母形式显示月份，如下例所示。

（3）在日期前添加描述符以提醒用户注意信息的含义：如"EXP""EXPIRATION""EXPIRATION DATE""DATE D'EXPIRATION""EXP DATE""EXPIRY""到期日"或"到期"。

例如：

当日期的所有组成部分都适用时：

YYYY–MM–DD：2024–OC–31

如果只有年份和月份的空间：

YYYY–MM：2024–OC

增加可读性

（1）将有效期与批号分开，留出足够的空间，以防止混淆，并防止将它们作为单个信息组合阅读。如果可能，到期日期和批号应分行显示。

（2）使用正常情况下不易从产品或包装上涂抹或擦掉的墨水（如耐用于消毒酒精）（请参阅"2.3.9 持久性"）。

（3）避免对导致对比度很小或没有对比度的信息进行压印或浮雕。在容器上雕刻（即压印和浮雕）文本本身可能无法提供足够的对比度。因此，如果使用此类方法，请考虑用墨水突出显示文本。

位置

（1）将有效期放在所有产品的内外标识上，放在易于找到的区域。这可以避免信息被忽视的可能性。如考虑将有效期放在产品包装的侧面或后面板上。

（2）将有效期放置在容器打开时不会被移除或破坏的区域。

（3）另请参阅"2.5.4 泡罩包装"以了解此类包装上的有效期。

其他注意事项

在为包含多个具有不同有效期的产品贴上标识时，请标注最短的有效期在成品外部标识上。

2.4.5. 批号

背景

批号可以是任何字母、数字或两者的组合，通过这些组合可以追溯药品的原产地、制造商 / 申请人，如果适用，分销商或进口商。当批号被误解为有效期或由于批号与有效期相结合而引起的混乱时，人们担心会出现混淆。之前有用户报告压花、文本和背景之间缺乏对比以及印刷墨水缺乏持久性时，难以阅读某些标识上的批号，可读性会受到影响。

建议

减少歧义

（1）在批次信息之前使用术语或指示词，例如"批号""批号"或"批次"，以便在召回时提醒用户注意此信息。

（2）将批号与有效期分开，留出足够的空间，以防止混淆，并防止将它们作为单个信息组合阅读。如果可能，请将批号和有效期分行显示。

增强可读性

（1）使用不易从产品或包装上涂抹或擦掉的墨水（如耐用于消毒酒精）（请参阅"2.3.9 持久性"）。

（2）避免对导致对比度很小或没有对比度的信息进行压印或浮雕。在容器上雕刻（即压印和浮雕）文本本身可能无法提供足够的对比度。因此，如果使用此类方法，请考虑用墨水突出显示文本。

位置

（1）将批号放在所有产品的内外标识上，放在易于找到的区域。这可以避免信息被忽视的可能性。例如，考虑将批号放在产品包装的侧面或后面板上。

（2）根据 USP 标准，如果适用，避免将批号放在样品瓶套圈的顶（圆形）表面。

（3）将批号放在容器打开时不会被移除或破坏的区域（如不要放在可撕下的标识上）。

（4）另请参阅"2.5.4 泡罩包装"以了解此类包装上的批号位置。

其他注意事项

当标记包含多个组件的产品时，每个组件都有自己的批号，可采用新的批号标记组合产品。

2.4.6. 自动识别（例如条形码）

背景

自动识别"是使用条形码、射频识别（RFID）和其他机器可读代码来快速准确地识别物品或过程"。虽然在加拿大不是强制性要求，但自动识别系统提供了在产品使用过程的各个阶段（包括采购、库存管理、储存、制备、分配和管理）提高卫生产品使用的安全性和效率的机会。自动识别系统还可以支持产品可追溯性（如在召回期间）和在通过药物使用系统时验证保健产品的真实性。

建议

（1）在自动识别系统中应含有确保选择和安全使用产品所需的关键信息。自动识别中包含的信息不应被视为直接在内部和外部标识上提供所有必需信息的替代品。

（2）标识上关键信息的易读性和可读性不应受到自动识别的影响。

（3）嵌入在自动识别中的信息不应包括除批准的产品信息之外的任何内容。它还应该关注用户的需求，并且本质上是非促销性的。该建议适用于出现在健康产品标识或包装上的任何类型的自动识别码，包括可以用便携式设备读取嵌入式 QR（快速响应）码或微芯片。

（4）自动识别中包含的信息必须符合保健产品标识的监管要求。此外，申请人必须确保质量保证流程到位，包括验证准确性（如正确的条形码出现在正确的标识上）和健康产品标识上自动标识符的可读性。对于加拿大药品的自动识别，请考虑加拿大药品条码项目采用的信息和标准。

2.5. 包装

2.5.1. 一般包装注意事项

背景

保健品包装是促进产品按照预期正确使用的重要因素。容器的种类或形式通常会为用户提供有关预期给药途径和方法的提示。如果保健产品容器、其格式或外观看起来与其他产品相似，但要以不同方式处理，则可能会出现错误发生，并可能造成严重伤害。如一些含有过氧化氢的隐形眼镜消毒剂需要一个关键的中和步骤。在这些情况下，可能会无意中按照类似包装的 0.9% 氯化钠溶液的方式使用该产品，而无需中和步骤。

外包装

外包装是展示产品重要信息的良好媒介。它还可以提供一种可靠的方式将产品组件（如保健产品、量器和消费者宣传单）保持在一起。但是，在使用这种类型的包装时必须小心，因为外包装也会阻碍正确识别和使用产品。如用于外部标识或外包装本身的反光材料可能会降低标识上关键信息的可见度。

组合产品

由多个组件组合使用的保健产品可以包装成一个包装提供所有组件；也可以将各组分单独包装。当标识或包装不支持用户正确使用单独的组件时，可能会发生错误，如下例所示。

（1）标识没有清楚地表明产品有多各组件并且必须一起使用。

（2）组合包装中的一个组件的可见性差（如模糊或不清晰导致），导致用户认为只需要可见组件。

（3）产品特定稀释剂的关键信息不突出。

尽管上述示例与处方药有关，但吸取的经验教训可以提供重要且有价值的信息和概念，这些信息和概念可适用于所有保健产品，防止未来出现任何混淆或错误。

剂量和给药装置

许多健康产品和药品，特别是针对儿科人群的，都以口服液体剂型提供，以便于给药。其中许多产品都附有一个量杯或剂量输送器，旨在帮助消费者准确地准备和给定特定的容积或剂量。口服剂量输送器的这种呈现形式旨在为使用者提供一种准确的准备和给药的方法。

（1）应将剂量给药装置包含在旨在口服摄入的所有液体保健产品中，剂量单位以与剂量给药装置的校准匹配（请参阅 "2.5.3 儿科产品"）。

①剂量给药装置应具有最小推荐单剂量标记，以允许测量此类剂量。

②剂量给药装置不应明显大于产品标识上推荐的最大单剂量。

③当预期使用的产品的含量发生变化时，应重新校准计量装置。

（2）提供关于如何测量和使用精确剂量的明确和具体说明。添加显示时间、方法和给药途径的图纸可能对某些用户有所帮助。图纸应经过用户理解测试。注意：药品信息表中不允许绘图。请参阅指导文件：非处方药的标识要求。一旦最终确定了对天然保健产品法规的拟议变更，将制定适用于天然保健产品标识的指导文件）。

（3）在口服剂量给药装置和其他标识信息中使用 SI 和公制单位。

（4）对剂量给药装置上的刻度或标记使用足够的颜色对比度，以防止在将液体产品添加到装置中时标记被遮盖。如在白色视野中使用黑色墨水。

（5）避免在小数点后使用尾随零（"2"而不是"2.0"），以帮助避免 10 倍剂量错误。

（6）在小数点前使用前导零（"0.2"而不是".2"）有助于避免 10 倍剂量错误。

（7）为防止无意中将拟用于口服的液体作为静脉注射药物使用，作为给药装置提供的口服注射器不应该提供针头。

（8）确保用作口服液体剂量输送装置的容器盖具有足够的尺寸和设计，不会对儿童造成窒息危险。

（9）对于治疗窗窄或剂量小于 5ml 的口服液体制剂，勺子或杯子不被认为是可接受的。

2.5.2. 小容器和小容量容器

背景

术语"小容器"和"小容量容器"用于对产品标识或包装上可显示的信息量有明显限制的容器。这包括太小而无法容纳完整标识的特殊容器。

由于难以阅读或理解产品上的标识，使用小容器可能会导致错误。

建议

以下建议不适用于需要药品信息表的产品（有关更多信息，请参阅指导文件：非处方药的标识要求。一旦最终确定了对天然保健产品法规的拟议变更，将制定适用于天然保健产品标识的指导文件）。

（1）在产品开发的早期阶段考虑容器尺寸和标识设计。

（2）在提交产品申请之前以及在产品开发阶段尽早与加拿大卫生部讨论确定什么是可接受的小容量容器。

（3）为提高用户对关键信息的可读性，请考虑小容器上文本的大小和方向。文本的方向应与视野相同，以便不受小容器物理方面的限制，比如曲率。

（4）在空间有限时考虑使用更大的容器、更大的标识或创新的包装和标识设计（如使用比容纳眼药水或药片总体积所需更大的容器或使用标识、折叠式或剥离式标识）。新型标识格式应符合适用的法规和指导文件。

2.5.3. 儿科产品

背景

儿科人群天生就有因用药错误而受到伤害的高风险。该人群中可预防的用药错误比在医院接受治疗的成年人高出三倍。当用药错误发生时，婴儿和儿童因此受到伤害或死亡的风险高于成人。以下标识和包装因素可以增加儿科人群的风险。

（1）要求根据年龄、体重（如 mg／kg）或体表面积进行个体化剂量计算。

（2）对剂量给药装置上的标识或标记的误解，导致剂量不足或过量。

（3）在可供自行选择的产品正面出现与儿童或婴儿有关的图形和文字，这可能会对护理人员对幼儿用药适当性的看法产生不利影响。产品包装的以下三个特征最常影响护理人员对年龄适宜性的看法：

①包装上的"婴儿"字样；

②与婴儿相关的图形（如婴儿、泰迪熊、滴管的描绘）；

③包装上的特定文字（如要治疗的症状，"儿科医生推荐"字样）。

建议

（1）如果儿科配方与类似成人产品显著不同，请考虑使两种明显不同产品的标识和包装。

（2）将产品包装和容器封口设计成可以防止或限制儿童接触内容物。

（3）如果合适，将双语信息分开，以防止对针对儿童而非婴儿的儿科产品的详细信息产生任何误解。例如，在法语中，"enfants"这个词的意思是"儿童"，但这个词与英语单词"infants"只有一个字母不同。

（4）使用插图和图形帮助用户根据视觉提示缩小相关产品的数量，从而避免在不知情的情况下选择成人配方并将其施用于儿童。如供年龄较大的儿童或青少年使用的产品不应包含描绘婴儿的插图，反之亦然。

（5）提供关于如何测量和使用精确剂量的明确和具体说明。添加显示时间、方法和给药途径的图形可能对某些用户有所帮助。插图和图形应经过理解测试（参见附录2《与标识和包装相关的人为因素原则和评估方法》）。

（6）为供儿科使用的液体制剂提供测量或给药装置。

（7）所提供的说明应与供儿科使用的液体制剂配套的测量或给药装置匹配。

2.5.4. 泡罩包装

背景

泡罩包装可以有多种形式，有单个泡罩单元周边穿孔可以从泡罩板上作为单位剂量撕下来的形式，或包含多个剂量的泡罩板，或以根据需要或预期用于特定治疗持续时间（如 3 天、2 周、1 个月）。由于泡罩包装可以从外包装盒中取出，切成更小的单位，或沿穿孔撕开，因而导致产品信息不明确或不完整，从而影响产品的安全使用。关于泡罩包装的设计须考虑以下问题：

（1）保健品名称或含量难以辨认，原因包括使用反光膜以及类型和背景之间缺乏对比；

（2）从泡罩包装中取出一些片剂、胶囊或锭剂后，无法识别剩余片剂名称和剂量；

（3）名称和含量跨过两个泡罩单位，从而不清楚标记的含量是由两个泡罩的内容物提供还是仅由一个泡罩提供；

（4）泡罩包装上的信息显示与打孔的位置不匹配；

（5）一旦从外包装盒中取出泡罩包装，产品的识别力就会降低（即，泡罩包装与外盒难以匹配），当消费者拥有不止一种以这种形式包装的保健产品来说，就会是一个问题；

（6）难以从泡罩包装中取出产品；

（7）以与产品批准的常用剂量不匹配的方式呈现和排列剂量：

①不必要地对应标记剂量和一周中某一天；

②按顺序编号每一个泡罩；

③提供比通常单一疗程所需更多的剂量。

建议

通常情况下

（1）选择不会影响泡罩单元关键信息易读性的泡罩材料。如箔片的反光特性可能会降低印刷信息的易读性。

（2）每个泡罩单元需考虑提供以下信息：

①品牌名称，如无品牌则标识产品名称；

②既定的（通用的、专有的）名称，或者对于含有一种以上药用成分的药物采用品牌名称；

③保健产品的含量，产品名有特定的对应含量的产品（如对于具有一种以上药用成分的产品）除外；

④给药途径（除了口服固体，如片剂）；

⑤批号；

⑥到期日。

（3）如果无法在每个泡罩上放置所有信息，则应保证药物或产品名称（至少是品牌名称）和含量不会因为撕去部分泡罩单元后而无法辨识。如考虑对角线或随机重复显示名称。可以将批号和有效期放在泡罩包装板的一端或两端。

（4）避免因打孔而造成分离泡罩单元的同时不恰当地破坏某些信息（如品牌名称和含量）。

（5）设计泡罩包装以符合产品信息和使用说明：

①避免将产品信息直接放在两个泡罩单元上，以防止用户认为两片或两粒胶囊相当于一粒或胶囊中实际提供的剂量；

②每个泡罩单元中仅包含一个剂量单位（如一粒药片、一粒胶囊、一粒锭剂）；如果指示将多个剂量单位作为单次剂量服用，则应在剂量说明中说明；

③如果在泡罩单元之间使用穿孔，它们应允许将每个单独的泡罩单元可以与原始包装分开；包含多个泡罩单元的穿孔有可能传递与正确剂量不同的信息（如一个穿孔单元内有两个单元，而不是一个，可能会被消费者解释为每剂要服用两个泡罩单元的内容物）；

④考虑使用新技术，将内部标识粘贴到泡罩包装上，以便在产品使用期间保留关键信息。

（6）在使用过程中标识可能脱落的情况下，在每个泡罩单元上打印关键信息

按特定顺序使用的保健品

（1）避免在此类产品的泡罩上穿孔，因为药物或产品应按特定顺序服用，并且单个泡罩可能包含不同的产品和产品剂量。

（2）确保泡罩包装上所需信息的易读性不会随着剂量的移除而受到影响。如所需信息可以放置在一个单一的位置，在产品使用期间不会被移除或销毁。

（3）到期日和批号

①理想情况下，在每个泡罩单元上打印有效期和批号，以便在只剩下最后一剂时仍然清晰可见，尤其是在单个泡罩可拆卸的情况下。

②将有效期和批号放在"赛道"泡罩包装（如口服避孕药）上的一个位置，这样它们在使用过程中不会被撕裂（如在包装的热封端）

③如果存在打孔的泡罩，将有效期和批号与打孔对齐（印在穿孔之间的区域，以便在撕掉单个水泡时信息不会丢失）。

2.5.5. 透皮贴剂

背景

透皮药物这种给药系统独有的特性曾经导致过用药错误，在使用透皮贴剂时报告了以下一般问题：

（1）由透明、半透明或皮肤色材料制成的透皮贴剂（以使它们在使用时不那么显眼）会使皮肤上的贴剂难以看到。如果消费者或其护理人员无法从视觉上识别现有的贴片，并且在没有移除第一个贴片的情况下使用了第二个贴片，则存在过量服用的可能性。如果护理人员、儿童或宠物接触到脱落或被不当丢弃的贴片，贴片可见度差也可能导致意外的药物暴露。

（2）关键信息，如药物名称和含量，应清楚地显示在贴片上。这一规定对于无法沟通药物使用情况的消费者以及不熟悉或以前未与消费者接触过的护理人员和医疗保健专业人员（如医院的急诊科工作人员、紧急医疗服务人员）尤其重要。医疗保健专业人员必须能够识别贴片，以便他们可以针对该疗法（如疼痛管理、血压控制、戒烟）或潜在的禁忌疗法采取适当的措施。

建议

这里提出的建议对于任何透皮形式都很重要。

（1）确保透皮贴剂上所需的信息清晰易读，并且墨水持久。

（2）对于透皮贴剂上的任何文字，使用的颜色应确保贴剂贴在皮肤上时的可见性。

（3）透皮贴剂使用的颜色，应该是无论消费者的肤色如何，在使用时都能增加它的可见度。"如果它们过早地从消费者身上脱落，也可能很难找到透明或半透明的贴片；从而增加了二次或意外接触药物的可能性。

（4）根据事故报告的发现，透皮贴剂上应显示以下信息：

①品牌名称；

②专有或通用名称；

③药物的输送速率（例如，"X mg/ 小时"）。

3. 非处方药药物成分表和天然保健品产品成分表

非处方药和天然保健品（天然保健产品）的安全使用取决于消费者是否能够识别所需产品并理解产品提供的信息并采取行动。在实施 PLL 倡议之前，加拿大的一般做法是在产品标识上的文本块中显示关键信息。这种做法有时会让消费者难以简单地通过必要的信息来正确选择和使用产品。在某些情况下，信息以小字体出现，标识文本和背景之间的对比度较差。此外，这些健康产品标识上的各种信息没有标准位置。

所有这些因素都会妨碍消费者及时找到做出明智决策所需的信息，尤其是在选择产品时。重要的产品信息应放置在标识上一致的位置，并且易于阅读和理解。人口老龄化和市场上非处方药数量的显着增加更增加了解决这些问题的重要性。

作为加拿大卫生部 PLL 倡议的一部分，法规要求非处方药的外部标识显示包含特定信息的表格。2018 年秋季即将提出的一项提案，要求某些天然保健产品使用类似的表格。非处方药的药物信息表和非处方药的产品信息表的目的都是以标准化、易于阅读的格式显示法规要求的信息，以提高这些信息的安全和有效使用产品。该概念类似于加拿大食品的营养成分表和美国食品药品管理局要求的非处方（OTC）药物的药物成分表。

药品信息表必须使用一致的顺序和格式。信息应以 6~8 年级的阅读水平书写，避免使用技术语言，并尽可能使用短句形式。这将使消费者能够：

（1）比较不同的产品，特别是在名称、包装或成分可能相似的地方，以帮助其选择最适合自己需求或症状的产品；

（2）在多种产品中识别相同的药用成分，以避免意外过量服用的可能性；

（3）快速找到安全使用说明和相关警告；

（4）快速定位产品成分列表，避免潜在的过敏反应。

有关加拿大大药物药品信息表的设计规范和所需部分的完整信息，请参阅指导文件：非处方药的标识要求。该指导文件还为申请人、市场授权持有人和许可证持有人提供了非处方药药品信息表的简明语言内容开发的指导。

一旦对天然保健产品法规的拟议变更最终确定，将制定适用于天然保健产品标识的指导文件。

附录 1　词汇表

活性成分　是指一种药物，当作为原料用于制备药物剂型时，可提供其预期效果（《食品药品条例》C.01A.001）。

聚合分析　参见"多事件分析"。

品牌名称（药物）　就药物而言，是指英文或法文名称，无论是否包括任何制造商、公司、合伙企业或个人的名称：

（a）由制造商分配给该药物的；

（b）用于药品销售或广告；以及

（c）用于区分药物"（《食品药品条例》C.01.001）

品牌名称（天然保健产品）　指英文或法文名称，无论是否包含制造商、公司、合伙企业或个人的名称：

（a）用于区分不同天然保健品的；和

（b）用于销售或宣传天然保健产品。（《天然保健品法规》第 1 节）

位置接近　就通用名而言，是指与通用名直接相邻，没有任何中间的印刷、书面或图形材料（《食品药品条例》B.01.001）

通用名　就药物而言，指该药物的英文或法文名称：

（a）众所周知；和

（b）法案附表 B 中提及的出版物除外的科学或技术期刊上指定名称（《食品药品条例》C.01.001）。

确认偏差　一种"个人'倾向于看到'和自己预期一致的信息，而不是看到与预期相矛盾的信息的现象（人为因素和替代错误。ISMP Can Saf Bull. 2003；3（5）：1–2.）。

危急事件　对患者造成严重伤害（生命、肢体或重要器官丧失）或其重大风险的事件。当明显需要立即调查和响应时，该事件被认为是关键事件。调查旨在确定促成因素，应对措施包括降低再次出现类似事件可能性的各种方案（Davies J 等人。加拿大患者安全词典。2003）。

剂型（天然保健产品）　天然保健产品［天然保健产品］的最终物理形式，消费者无需进一步制造即可使用［获得许可的天然保健产品数据库（L 天然保健产品 D）– 术语指南。

药物　包括制造、销售或用于：

（a）人类或动物诊断、治疗、缓解或预防疾病、紊乱或病态或其症状；

（b）恢复、纠正或改变人类或动物的有机功能；或

（c）对生产、制备或保存食品的场所进行消毒（《食品药品法》第 2 条）。

剂型药物　指一种形式的药物，可供消费者使用，无需进一步制造［《食品药品条例》C.01.005（3）］。

到期日　指下列情况中的较早日期：

（a）药物保持其标识效力、纯度和物理特征的日期，至少以年和月表示；以及

（b）制造商建议不再使用该药物的日期，至少以年和月表示（《食品药品条例》C.01.001；《天然保健产品法规》第 1 节）。

字体　在一个设计、大小和样式中的一整套字符。在传统的金属字体中，字体意味着特定的大小和样式。在数字排版中，字体可以输出多种尺寸，甚至可以改变字体设计的风格（Carter R, et al. Typographic design：Form and Communication，第五版 . 2012）。

医疗从业者　指根据省法律合法有权在其提供服务的地方提供医疗服务的人（《加拿大卫生法》R.S.C.，1985，c.C–6）。

人为因素工程　关注理解人类如何与周围世界互动的学科。它利用生物力学、运动功能学、生理学和认知科学等许多领域的应用研究来定义影响人类表现的参数和限制。这些知识可用于设计系统，使它们与人类特征兼容。相反，如果系统与人类特征不兼容，则性能可能会受到不利影响［加拿大安全用药实践研究所。故障模式和影响分析（FMEA）：主动识别医疗保健风险的框架．第 1 版．2006］。

直接容器　指与药物直接接触的容器（《食品药品条例》C.01.001）。

内部标识（药品）　指食品或药品直接容器上或贴在容器上的标识（《食品药品条例》A.01.010）。

内部标识（天然保健品）　指天然保健产品直接容器上或贴在容器上的标识（《天然保健产品法规》第 1 节）。

关键要素　就本指南而言，专家咨询小组确定了八项要素，作为健康产品标识主要展示板上包含的关键信息。这些元素帮助用户正确选择产品并适当地使用它。它们旨在补充国际监管建议，并与国家和国际标准以及安全文献保持一致。它们并未包含各种健康产品的法规或指南要求的所有要素。例如，法规要求提供药物识别号（DIN）或天然产物编号（NPN），但均未列在八个关键要素中。

关键信息　就本指南而言，关键信息包括法规要求的关键要素（有关详细信息请参阅"2.4.1 主显示面板上的关键要素"）和标识信息。

标识　包括任何附于、包含、属于或伴随任何食品、药品、化妆品、设备或包装的图例、文字或标记"（《食品药品法》第 2 条）。

易读性　易于识别每个字母或字符；影响单词和句子的可读性。

批号（药品）　指字母、数字或两者的任意组合，通过这些组合可以追踪任何食品或药品的制造过程并在分销过程中进行识别（《食品药品条例》A.01.010）。

批号（天然保健）　指任何字母、数字或两者的组合，通过这些组合可以在制造过程中追踪天然保健产品并在分销过程中进行识别（《天然保健产品法规》第 1 节）。

主面板　见"主显示面板"。

制造商或分销商　指以自己的名义，或以其控制的商标、设计或文字商标、商品名称或其他名称、文字或商标，销售食品或药品的人，包括协会或合伙企业（《食品药品条例》A.01.010）。

用药错误　见"用药事故"。

药物事件　在药物由医疗保健专业人员、患者或消费者控制的情况下，可能引起或导致药物使用不当或患者伤害的任何可预防事件。用药事件可能与专业实践、药品、程序和系统有关，包括处方、订单沟通、产品标识/包装/命名、配制、配药、分销、管理、教育、监控和使用（加拿大安全用药实践研究所．术语定义）。

药用成分（天然保健产品） 是天然保健产品 R 附表 1 中列出的一种物质，具有生物活性并包含在天然保健产品中，用于诊断、治疗、减轻或预防疾病、紊乱或异常人体的身体状态或其症状；恢复或纠正人类的有机功能；或改变人类的有机功能，例如以维持或促进健康的方式改变这些功能。药用成分的特征在于其物理形态、化学属性、来源、制备方法以及剂量和药理作用（颁发现代健康声明的天然保健产品许可途径，第 1.5 节，定义）。

微克 百万分之一克，1×10^{-6} 克。

标识打样、小样 在药物标识和包装的语境中，可代表即将用于销售药物的包装，具有全色彩和实际尺寸一致的副本（例如照片），包括所有演示和设计元素、建议的图形、字体、颜色和文本（带有一个用于有效期、DIN 和批号的占位符）。

多事件分析 一种通过将多个事件按主题分组（根据组成或起源）一次而不是一个一个地审查的方法……这种分析方法可以产生有价值的组织和（或）系统范围的学习，无法通过其他方式获得（加拿大事件分析框架 .2012）。

天然保健产品（天然保健产品） 指附表 1 所列物质或所有药物成分均为附表 1 所列物质的物质组合、顺势疗法药物或传统药物，其制造、销售或代表用于：

（a）诊断、治疗、缓解或预防人类疾病、紊乱或异常身体状态或其症状；

（b）恢复或纠正人类的器官功能；或者

（c）改变人体的有机功能，例如以维持或促进健康的方式改变这些功能。

但是，天然保健产品不包括附表 2 所列物质，包括附表 2 所列物质的任何物质组合或属于或包括附表 2 所列物质的顺势疗法药物或传统药物（《天然保健产品法规》第 1 节）。

非药用 / 非活性成分（药物） 指在生产过程中添加并存在于成品药中的除药理活性药物外的物质（《食品药品条例》C.01.001）。

非药用 / 非活性成分（天然保健产品） 添加到天然保健产品配方中以赋予药用成分合适的稠度或形式的任何物质。符合常规药物法规要求，非药用成分本身不应表现出任何药理作用，不应超过制剂所需的最低浓度，并且使用量应安全。非药用成分的存在不得对药用成分的生物利用度、药理活性或安全性产生不利影响。同样，非药用成分不得干扰药用成分的化验和测试，如果存在，则不得干扰抗菌防腐剂的有效性。非药用成分应该是适用于配方的毒性最小的可用成分。

非药用成分可以包括但不限于配制剂型所必需的稀释剂、粘合剂、润滑剂、崩解剂、着色剂、香料和调味剂。还指出了仅适用于局部产品的非药用成分用途，如表面活性剂。抗菌防腐剂和抗氧化剂将被视为非药用成分，但不应用作良好生产规范的替代品［获得许可的天然保健产品数据库（L 天然保健产品 D）– 术语指南］。

非处方药 加拿大卫生部处方药清单中未列出且无需处方即可获得的药物。

非品牌名称 描述原料药通用名。国际非品牌名称是唯一的、普遍适用的和全球公认的名称。非专有名称是成分的专有名称（如果成分没有专有名称，则为通用名称）（《食品药品条例》C.01.001）。

外部标识（药品） 指食品或药品包装上或贴在外部的标识（《食品药品条例》A.01.010）。

外部标识（天然保健产品） 指贴在印在天然保健产品包装外部的标识（《天然保健产品法规》第 1 节）。

包装 包括全部或部分包含、放置或包装任何食品、药品、化妆品或设备的任何物品（《食品药品法》第 2 条）。

注射用药物 指通过皮下注射器、针头或其他器械通过或进入皮肤或黏膜给药（《食品药品条例》C.01.001）。

简明语言 是一种清晰的写作风格，旨在让目标受众易于阅读和理解。它包括如何在空间内组织和显示信息，例如使用空白、字体、"主动"而不是"被动"的指示声音、设计元素和颜色（指导文件：非处方药简明语言标识法规问答）。

点 主要用于排版的大小度量，最常用于表示字体的大小或行间添加的前导数量（Carter R，et al. Typographic design：Form and Communication，第五版 . 2012）。

点大小 从大写字母的顶部到小写字母的底部的大致距离（例如，'j' 的底部）（Singer JP 等人 . 制造商开发消费品说明指南 .2003）。

效力 标准化成分的每剂量单位的量，进一步表征了成分的数量。仅当标识上需要声明效力或特定产品（即当文献支持具有该标准化成分的产品时）才需要。在顺势疗法药物的补充良好生产规范中，效力是指顺势疗法药物的稀释程度［获得许可的天然保健产品数据库（L 天然保健产品 D）– 术语指南］。

主显示面板（也称"主面板"） "指：

（a）对于安装在展示卡上的容器，容器的全部可见部分和展示卡的正面或在正常的销售或使用条件下可见的侧面部分；

（b）就装饰容器而言，贴在容器底部的全部或部分标识，或在主要展示表面的全部或部分，或贴在容器上的全部或部分标识；

（c）在所有其他容器的情况下，贴在全部或部分主要展示表面上的那部分标识（《消费者包装和标识法规》第 2 节）。

专有名称（Drug） 指药物的英文或法文名称：

（a）C.01.002 节中的药物名称；

（b）在法规中以粗体字显示的药物，如果药物以本部分所述以外的形式配药，配药形式的名称；

（c）加拿大许可证中规定的药物附表 C 或附表 D 中的药物；或

（d）在（a）（b）或（c）段中未包括的药物的情况下，在该法案附表 B 中提到的任何出版物中的命名"（《食品药品条例》C.01.001）。

专有名称（天然保健产品）　就天然保健产品的成分而言，指以下之一：

（a）如该成分是维生素，则附表 1 第 3 项中列出的该维生素的名称；

（b）如果成分是植物或植物材料、藻类、细菌、真菌、非人类动物材料或益生菌，其属的拉丁命名法，如果有的话，其特定加词；和

（c）如果成分不是（a）或（b）段中描述的成分，该成分的化学名称（《天然保健产品法规》第 1 节）。

可读性　可读性是指一篇文章阅读和理解的难易程度（简明语言委员会 . 可读性报告）。

推荐用途或目的，健康声明　指天然保健产品在按照推荐使用条件下使用时可预期的有益效果的声明。术语"推荐用途或目的"通常与"健康声明"或"使用说明"互换使用［获得许可的天然保健产品数据库（L 天然保健产品 D）– 术语指南］。

根本原因分析　一种分析工具，可用于对关键事件进行全面的、基于系统的审查。它包括确定根本和促成因素、确定风险降低策略、制定行动计划以及评估计划有效性的衡量策略（加拿大患者安全研究所 . 加拿大根本原因分析框架 .2006）。

安全包装　是指具有安全特征的包装，可以向消费者合理保证该包装在购买前未被打开（《食品药品条例》A.01.010;《天然保健产品法规》第 1 节）。

替代错误　选择了错误产品而不是预期产品。

Le Système international d'unités（国际单位制，也称为"SI"）由一组基本单位、前缀和派生单位组成：

（1）SI 基本单位是从七个定义明确的单位中选择的，这些单位按照惯例被认为是尺寸独立的：米、千克、秒、安培、开尔文、摩尔和坎德拉。

（2）派生单位是通过根据连接相应量的代数关系组合基本单位而形成的。这样形成的一些单元的名称和符号可以用特殊的名称和符号代替，这些名称和符号本身可以用来形成其他派生单元的表达式和符号。

SI　不是一成不变的，而是不断发展以适应世界日益苛刻的测量要求（Bureau International des Poids et Mesures. 国际单位制（SI）. 第 8 版 .2006）。

商业外观　产品包装的材料质量或外观，主要功能是用来展现品牌。这包括公司包装和标识药物或生物产品的方式，包括使用配色方案、尺寸、设计、形状以及容器标识和（或）纸箱标识上文字或图形的位置。在加拿大，就本指南而言，商业外观也

适用于天然保健产品。

字体大小 通常以磅为单位。请参阅"点"和"点大小"。

用户 将在持证商的原始容器中使用带有原始标识的健康产品的团体或个人。用户可以通过产品的使用目的来推导出来，可以包括申请人、持证商的内部员工以及整个供应链的用户，包括健康产品的使用场景。

警告 警告是在产品使用之前必须突出显示并传达给每个用户的声明，以促进正确使用产品并防止伤害。

（1）"选择点"警告：消费者在选择要购买的产品时需要的"药品事实"表的"警告"部分中的信息。

（2）"使用点"警告：药物成分表的"警告"部分中的信息，在服用产品时对消费者很重要，但在选择时不一定需要。

空白区域 字母周围的空白区域（Carter R 等人．印刷设计：形式和沟通．第五版．2012）产品标识或包装上的此类空白区域是指印刷品未覆盖的任何空间，标记、彩色图形、水印或标识的其他元素。

附录 2 与标识和包装相关的人为因素原则和评估方法

人为因素 概述

人为因素（人因）工程是一门关注理解人类特征以及人类如何与周围世界互动的学科。这些特征和相互作用可以称为"人为因素"。该学科利用许多领域（如认知科学、生理学、运动功能学、生物力学）的应用研究来定义影响人类表现的事物。然后，这些知识可用于设计人类使用或与之交互的流程、系统或对象，从而提高性能并最大限度地减少错误。

设计产品标识和包装时要考虑到用户，并考虑产品使用的环境和过程（存货、选择和管理），这一点很重要。用户不是设计师，设计师也不是用户。虽然设计过程主要由设计师负责，但从一开始就应该考虑让用户参与到产品设计的各个方面。特别是设计师不能只是简单地询问用户他们可能需要或想要什么。

标识和包装设计也可能受益于持续回顾和评估，也称为迭代设计逐步更改标识或包装设计并跟踪每个设计更改的基本原理有助于优化设计过程。该过程的一部分可能包括提出以下问题。标识上的信息是否以用户可以理解的方式进行分组？什么信息最突出？容器是否告诉用户如何使用产品？产品的外观和信息的呈现方式是否能够为用户推断出适当的含义？

以下小节介绍了可用于定义用户和使用环境的示例问题。

用户

大多数产品将拥有多种类型的用户，他们的视力、潜在疾病或状况以及已经使用的保健产品数量不同。每个类别的用户会有不同的要求。为了优化安全性，标识和包装设计特征可能需要适应这些不同的要求。理想情况下，测试应该涉及新手用户（对产品几乎没有经验或知识的人）、临时用户（以前经验有限的人，可能不记得以前使用的细节）、转移用户（以前的经验只涉及类似健康产品，而不是该产品的人）和专家用户（对所考虑产品具有丰富经验和知识的人）。

（1）消费者是否会在医疗保健专业人员的帮助下使用该产品？

（2）预计哪些年龄组的消费者会与保健产品互动？

（3）在产品设计中是否应该考虑视力问题（如部分视力、颜色感知缺陷）？视觉能力可能与旨在治疗眼部问题或支持眼部护理的产品以及用于可能损害视力的疾病（如糖尿病）的产品特别相关。计算机软件可用于处理健康产品标识和包装的数字图像，以模拟常见颜色缺陷的影响。

（4）典型用户的知识水平如何？

（5）用户可能具有哪些可能影响其正确使用产品的能力的特征（如体力、灵巧性、协调性、视力、听力、记忆力、疾病状态、精神清晰状态、吞咽能力、对令人不快的药物的耐受性或难以吞咽或摄取）？

（6）使用该产品有多简单或多复杂，使用该产品是否需要多个步骤或过度操作？

（7）用户需要同时做哪些关键操作？

健康素养

健康素养是药物事故的潜在风险因素。有几种评估素养的工具可用，包括成人医学素养快速评估（REALM）测试、确定青少年识字水平的 REALM-Teen 测试、成人功能健康素养（TOFHLA）、Flesch-Kincaid 测试，和材料适用性评估（SAM）仪器。

（1）产品用户的健康素养范围是多少？请参阅以下有关健康素养的信息。

（2）用户的母语是什么？

使用环境

保健品可用于零售药店、天然保健品零售店、医院、长期护理机构、医疗保健专业人员办公室、药房或专业药房、紧急交通设施和消费者家中。虽然理想情况下，健康产品标识和包装的使用都应在最佳环境中，但健康产品也时常在光线不足的房间中使用和储存或具有多个高风险变量，导致选择和使用产品的复杂性。

（1）用户可能与保健产品互动的所有可能环境有哪些？

（2）这些环境中是否已经使用了类似的产品？如果是，它们的使用方式是否与建议的产品相似？

（3）环境中的同类产品是否存在错误？

（4）颜色和对比度的选择是否会对在弱光环境中选择和使用产品的能力产生负面影响？

（5）还有哪些其他类型的产品可以存储在附近？

任何形式的评估，无论是内部的还是外部的，都需要很好地了解用户是谁、如何使用产品、使用产品的环境以及用户将如何与产品的各个方面进行交互，如容器、内外标识、包装本身和计量装置。

消费者使用研究

什么是消费者使用研究？

术语"消费者使用研究"是指一组用于评估可用性、识别消费者遇到的问题并帮助开发解决方案来消除或减少这些问题导致的后果的方法。消费者使用研究模拟产品使用情况，提供标识和包装在预期环境中如何发挥作用的真实视图。消费者使用研究不是质量保证测试，也不是市场研究。它们在受控条件下进行，以确定消费者是否完成对特定产品或系统设定的特定目标。

消费者使用研究如何提供帮助？

消费者使用研究有助于确定消费者是否能够安全、有效地执行选择和使用保健产品所涉及的关键任务，或者他们是否会犯错误、遇到困难或根本无法使用该产品。这对非处方药或天然保健产品是有益的，因为消费者必须能够理解标识才能在没有健康专业人员支持的情况下安全、有效地使用产品。可能还需要考虑不正确的使用是否会导致延误就医，如果是，消费者是否会因此遭受严重的健康后果。消费者还应该能够识别禁忌症并了解基本的预防措施和警告。他们应该能够区分使用该产品时可能出现的不良反应，以及何时应该停止服用该产品并寻求医疗建议。

消费者使用研究可用于发现有关用户对产品体验的更具体信息，并有助于识别超出本指南中概述的一般原则的问题。

何时应考虑消费者使用研究？

尽管不是强制性的，但鼓励申请人在以下情况下考虑标识和包装设计中的消费者使用研究：

（1）新的标识或包装设计（如新颖的或通常与产品无关的设计）；

（2）增加产品线（如增加缓释制剂）；

（3）改变当前销售的产品（如新的包装配置、新的使用指示、新的递送系统、新的目标人群）；

（4）对标识的布局或颜色进行重大更改（如可能影响关键信息的可读性或重组的更改）；

（5）药物转换（如从处方药变为非处方药。在某些情况下，可能需要进行消费者使用研究）；

（6）产品标识或包装的上市后安全问题。

消费者使用研究需要承担一定的成本，但这些前期投资通常远低于纠正设计不佳的包装和标识的经济成本，因为这些包装和标识会增加产品投放市场后造成严重伤害的风险。精心设计的包装和标识可以提高用户满意度，并且最终可以降低成本，原因有很多。

消费者使用研究方法

下面提供了一些可用于评估标识和包装的方法的信息和链接。对于更高级别的风险，通常建议使用额外和更严格的测试方法。产品使用过程图的开发是这些方法的一个组成部分。

理解测试

理解测试根据语言、布局和图形评估用户对标识的沟通元素的理解。理想情况下，它应该应用于产品标识上的所有关键信息。理解测试包括让面试官展示健康产品或小样给参与者并要求他们说明标识内容的含义（如缩写）。然后，采访者提出额外的问题，以评估预期含义和解释含义之间的任何差异，并确定这些差异的潜在解决方案。

自选研究

自我选择研究测试消费者是否可以将标识信息应用于他们的个人医疗情况并做出正确的决定使用或不使用产品（自我选择决定）。需要解决的关键问题是：消费者能否确定产品的用途，以及根据他们的健康状况，他们能否对产品是否适合他们做出良好判断？因此，自我选择研究根据产品的推荐用途、建议的产品标识上指定的预防措施 /警告和他们的个人健康史。

认知演练

认知演练涉及引导少数用户完成一个过程或任务，通常在设计过程的早期，以检查心理活动和所经历的挑战。它可以用作 FMEA 的一部分，并且可以应用于任何环境。认知演练可用于评估在特定人群中禁用的保健产品。

用户通过分配的任务，一边思考一边说出来自己的想法，让调查员详细了解用户的期望和挑战。然后应用通过认知演练确定的潜在设计解决方案来改进保健产品标识和包装的设计。

通过让用户参与他们自己的环境（现实生活或“高保真模拟”）来准确了解情况，将提高认知演练发现的价值和益处。

失效模式和影响分析

FMEA 是一种主动风险评估，可用于系统地评估产品使用的更广泛系统（用户、环境）内与产品相关的危害和风险点。它代表了一种方法来识别和优先考虑这些风险，确定减轻或解决问题或潜在错误的策略（如降低错误发生的可能性，降低错误后果的严重性，或增加发生错误的可能性）错误将被注意到，并评估缓解策略。

实际使用研究

实际使用研究结合了自我选择研究和标识理解研究的要素，还提供了有关消费者对推荐剂量和给药方案的依从性的信息，并提供了对产品潜在滥用的洞察力。实际使用研究确定产品在建议的非处方和天然健康产品使用条件下的安全性和有效性，基于消费者对警告、剂量说明和构成非处方和其他建议的遵守情况天然保健产品标识。这些研究旨在展示消费者在日常生活中使用产品的方式。

附录3　产品使用流程图

产品使用流程图根据其适应症以及可能接触到产品的人员概述了产品的使用地点和方式。它们旨在提供对产品的使用方式、使用环境以及用户将如何与之互动的完整和准确的理解（如使用容器封盖、容器标识、包装和包装标识、剂量给药装置）识别并做出有关使用产品的决定。

当计划基于人为因素的用户测试时，产品使用流程图会很有帮助，因为这样的地图将有助于识别使用范围和主要用户。

下面给出了一个产品使用过程图的例子。选择和管理是用户与产品（特别是标识和包装）互动过程中的关键点。在下面的示例中，这些互动点以红色斜体文本显示。

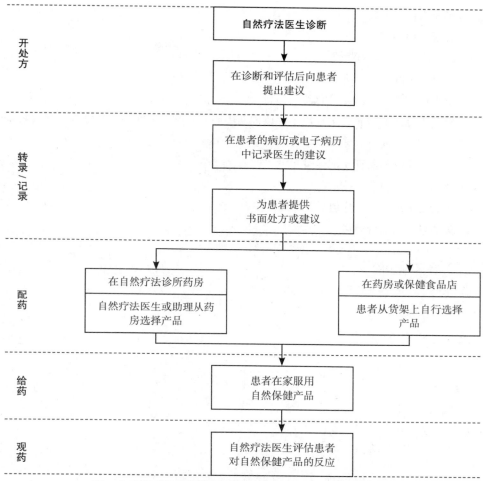

图 自然疗法医生推荐的天然保健产品的使用流程图范例

注意：法规要求自然疗法医生通过张贴通知告知患者，他们可以从自然疗法医生或他们选择的药房或健康食品商店购买推荐的天然保健产品。以红色斜体文本显示的信息突出了选择和管理所涉及的过程——用户与产品互动过程中的关键点。

附录 4 致谢

加拿大 ISMP 和加拿大卫生部特别感谢专家顾问小组成员对本指南的指导、意见和支持：

加拿大麻醉医师协会

加拿大自然疗法医生协会

加拿大护士协会

加拿大药剂师协会

加拿大医院药剂师协会

加拿大标准协会集团

欧洲药品管理局，英国伦敦

医疗保健人类因素，全球电子健康创新中心，大学健康网络，多伦多，安大略省安全用药实践研究所（美国）

药品和保健品监管局，英国

药品评估委员会，荷兰

患者安全加拿大治疗用品管理局，澳大利亚

美国食品药品管理局

参考文献（略）